溯源知流　鉴往开新

脈氣味滑　鑒診平脈

主编◎赵琰　张贵民

荆防

颗粒求真

——源流与应用

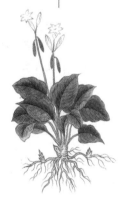

全国百佳图书出版单位

中国中医药出版社

·北京·

图书在版编目（CIP）数据

荆防颗粒求真：源流与应用 / 赵琰，张贵民主编 . —北京：中国中医药
出版社，2021.12

ISBN 978 - 7 - 5132 - 7293 - 3

Ⅰ . ①荆⋯　Ⅱ . ①赵⋯ ②张⋯　Ⅲ . ①败毒散—研究　Ⅳ . ① R286

中国版本图书馆 CIP 数据核字（2021）第 237221 号

中国中医药出版社出版

北京经济技术开发区科创十三街 31 号院二区 8 号楼
邮政编码　100176
传真　010-64405721
廊坊市晶艺印务有限公司印刷
各地新华书店经销

开本 710×1000　1/16　印张 14.75　字数 232 千字
2021 年 12 月第 1 版　2021 年 12 月第 1 次印刷
书号　ISBN 978 - 7 - 5132 - 7293 - 3

定价 73.00 元
网址　www.cptcm.com

服 务 热 线　010-64405510
购 书 热 线　010-89535836
维 权 打 假　010-64405753

微信服务号　zgzyycbs
微商城网址　https://kdt.im/LIdUGr
官 方 微 博　http://e.weibo.com/cptcm
天猫旗舰店网址　https://zgzyycbs.tmall.com

如有印装质量问题请与本社出版部联系（010-64405510）

编委会

前言

　　荆防败毒散来源于"治疫第一方"人参败毒散。人参败毒散首载于北宋《太平惠民和剂局方》，列为伤寒门之首方，是一首流传、应用历史久远的经典治疫名方。人参败毒散去人参，加荆芥、防风，成为荆防败毒散，其组方配伍精妙，对后代影响深远，沿用至今，依然是现代临床中常常加减应用的方剂，这与其确切的临床疗效密不可分。

　　荆防败毒散组方中以"辛"味药为主，以透散疏利见长，对表证初起尤为适宜；其气则又以"平"性为主，实为"辛平之剂"。荆防败毒散的辛散平和，无过温热、过寒凉之弊，既无引邪入里化热之虞，又可疏散邪气于外，因此不拘于风寒、风热，俱可用之。其组方思路体现出治疫思想的长足进步，对后世温病学说的出现有一定的启发。

　　荆防败毒散"平而不凡，卓而有度"，可用于风热、风寒、风湿为病者，可用于呼吸系统疾患、消化系统疾患、皮肤科疾患等多种临床常见病（如感冒、疮疡、温毒、斑疹、水痘、肠风下血等）。荆防败毒散被称为"四时感冒之神剂"，适合外感风寒湿邪引起的恶寒发热、肢体疼痛，是治疗瘟病初起的良剂；除善治疫病外，同样适合疮疡、痘疹、大头瘟等毒在肌表的皮肤外科病，是荆防败毒散的应用拓展；人参败毒散作为"逆流挽舟"治痢之法的代表，荆防败毒散与人参败毒散一脉相承，俱可疏表救里，升内陷之邪气，逆挽下陷之清阳，使邪气从肌表而散，亦有逆流挽舟治泄痢之用；荆防败毒散不仅可透利邪气，疏畅气机，还可对结节等毒蕴肌表的病证有消散作用。

　　荆防败毒散的功用妙在"败毒"二字，瘟疫初起为毒在肺卫、膜原，肌肤疮疡初起为毒在肌表，时毒为病乃四时邪毒感于头面，大头瘟乃为天行邪毒客于三阳之经发于头目，痢疾、肠风下血为毒陷于里。其处方之妙在于外散肌表郁闭之风毒，内除在里之湿邪，畅气机郁滞，消痰瘀血郁，是疏利消散"毒邪"的妙剂。其"败毒"之功即体现在其疏散透利"毒邪"的特点上，可宣散邪气、疏风、除湿、理气、解郁、和血、祛痰，可从多方面、多层次给邪气以出路，对于风、寒、热、湿、郁、痰等邪郁毒蕴而为病者均收效甚佳，故名"败毒"。

荆防败毒散在此次新冠疫情防控中发挥了积极作用，是中医药"传承精华，守正创新"的生动实践。现今，临床常将荆防败毒散用于流行性及传染性疾病的治疗，如急性病毒性上呼吸道感染、登革热、甲型 H1N1 流感、水痘、流行性腮腺炎等。因此，荆防败毒散可作为疫病群体性预防用方在临床上推广应用。

荆防败毒散是一首非常值得深入研究与应用的经典名方，但目前关于荆防败毒散研究的文献资料较为零散，尚无专篇著作。基于此，我们系统梳理了现有相关文献，整理编撰成册，全书内容分为理论与文献研究、临床应用、实验研究进展、现代成方制剂荆防颗粒的应用与研究，共 4 篇 11 章，着力复现荆防败毒散"平而不凡，卓而有度"的特点。希望本书能够为大众提供较全面和系统的荆防败毒散研究文献，增进大众和专业人员对荆防败毒散的认识和理解，为拓展其临床应用，深入开展科学研究奠定基础，为以荆防败毒散为代表的中医经典方剂现代应用的基础研究贡献一份力量。

"荆防颗粒"是依据《摄生众妙方》所载荆防败毒散研发的现代成方制剂，其生产销售历史已达 30 余年，多年的临床应用也证明了其有效性和安全性，是源于经典、遵古制剂的现代中成药的典范。相信通过我们持续的努力和研究，在荆防颗粒的疗效和适应证上一定会有更多的发现。特别是其在调节人体免疫力方面的出色表现，与中医学的"营卫之气"有着异曲同工之妙，期待通过荆防颗粒升华对"营卫之气"的更深刻理解，让身边的中药经典名方更多、更广地造福患者，造福社会！

溯源知流，鉴往开新，故本书取名为《荆防颗粒求真——源流与应用》。全书共分为四篇。第一篇主要介绍荆防败毒散的源流及组方配伍特点；第二篇主要介绍荆防败毒散在临床中的应用，同时本篇选录了古籍验案并对其进行解读；第三篇主要介绍荆防败毒散的实验研究进展；第四篇主要介绍荆防败毒散的现代应用剂型——荆防颗粒的应用与研究，同时着重介绍了其在妊娠期妇女及儿童疾病上的安全性及疗效，对市场上应用荆防颗粒的不良反应做出监测，以便评估药物效用。本着继承创新的本意，本书的最后对荆防颗粒的药材选择及生产工艺优化进行介绍，以期该方剂后续能更好地应用于临床，服务于人民。

由于学识所限，不足之处敬请广大读者指正，以便再版时修订提高。

《荆防颗粒求真——源流与应用》编委会
2021 年 11 月

目录

第三篇 实验研究进展

第四篇 现代成方制剂荆防颗粒的应用与研究

第一篇

理论与文献研究

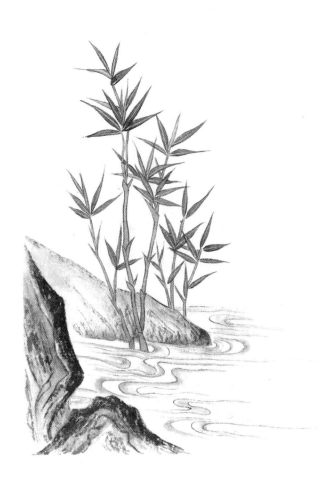

第一章　荆防颗粒溯源

　　荆防颗粒是根据古代经典名方荆防败毒散，采用现代制药工艺提取、加工、浓缩制成的中成药颗粒制剂，组方含有荆芥、防风、羌活、独活、柴胡、前胡、川芎、枳壳、茯苓、桔梗、甘草11味中药，具有发汗解表、散风祛湿之效，用于风寒感冒，头痛身痛，恶寒无汗，鼻塞清涕，咳嗽白痰。荆防败毒散的方剂应用距今已四百多年，荆防颗粒的生产销售历史已达30余年，多年的临床应用证实了该方剂的临床疗效和安全性，是源于经典，遵古制剂的现代中成药典范。荆防败毒散来源于"治疫第一方"人参败毒散，由人参败毒散去掉人参，加荆芥、防风化裁而来。该方组方配伍精妙，对后代影响深远，沿用至今。

第一节　人参败毒散

　　【组方】羌活、独活、柴胡、前胡、甘草、桔梗、人参、川芎、茯苓、枳壳、生姜、薄荷。

　　【功能主治】益气解表，散风祛湿。治伤寒时气，头痛项强，壮热恶寒，身体烦疼，及寒壅咳嗽，鼻塞声重，风痰头痛，呕哕寒热。

　　人参败毒散现存最早的记载可见于三处：①《太平惠民和剂局方·治伤寒》（1087年）："治伤寒时气，头痛项强，壮热恶寒，身体烦疼，及寒壅咳嗽，鼻塞声重，风痰头痛，呕哕寒热，并皆治之。"②宋·朱肱《类证活人书·卷十七》（1108年）："治伤风、温疫、风湿，头目昏眩，四肢痛，憎寒壮热，项强，目睛疼，寻常风眩、拘倦、风痰，皆服，神效。"③宋·钱乙《小儿药证直诀》（1119年）："治伤风、瘟疫、风湿，头目昏暗，四肢作痛，憎寒壮热，

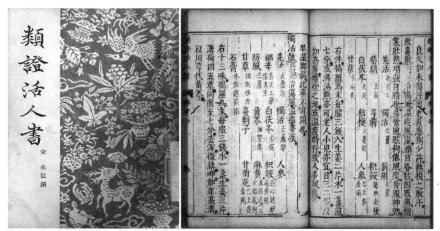

图 1-1 《类证活人书》

项强睛疼，或恶寒咳嗽，鼻塞声重。"

　　从原文记载可见，三书均以"伤寒时气、伤风、瘟疫"为主证，《太平惠民和剂局方》及《小儿药证直诀》中药物组成均为羌活、独活、柴胡、前胡、枳壳、桔梗、茯苓、人参、川芎、甘草、生姜、薄荷，而《类证活人书》（图1-1）中无薄荷。从成书时间看，人参败毒散最早出自《太平惠民和剂局方》，在《类证活人书》及《小儿药证直诀》中以"败毒散"简称收录转载。从主治行文特点亦可发现《太平惠民和剂局方》中的"治伤寒时气"，较《类证活人书》及《小儿药证直诀》的"治四时伤风、温疫、风湿"更为古拙简朴。

第二节　荆防败毒散

　　【组方】荆芥、防风、羌活、独活、柴胡、前胡、枳壳、茯苓、桔梗、川芎、甘草。

　　【功能主治】疏风解表，败毒消肿。治风寒感冒初起，恶寒发热，头疼身痛，苔白，脉浮者；疮肿初起，见表寒证者。

　　荆防败毒散由人参败毒散加减而成，荆防败毒散的方名直至明代方有记载，最早见于：①明代吴绶《伤寒蕴要全书》（1505年）："大头者，一曰时毒，一曰疫毒也。盖天行疫毒之气，人感之而为大头也……若发于头上，并脑后下项，并目后赤肿者，此属太阳也，宜荆芥防风败毒散主之。"药物组成即人参败毒散去生姜，加荆芥、防风、牛蒡子。②明代虞抟《医学正传》（1515年）："（伤寒时气发斑附）温毒发斑，宜玄参升麻汤；重，用荆防败毒散。"又"热毒流于三阳之后经，则腮项结核肿痛，宜荆防败毒散……"药物组成即人参败毒散去生姜、薄荷（或不去薄荷），加荆芥、防风。③明代张时彻《摄生众妙方》（1550年）："治疮肿初起。"药物组成即人参败毒散去人参、生姜、薄荷，加荆芥、防风。

三首荆防败毒散方较人参败毒散药味变化不多，三者主要区别在于《伤寒蕴要全书》《医学正传》中有人参，《摄生众妙方》中无人参，后世所用荆防败毒散多遵张时彻《摄生众妙方》中方，去人参不用，如《方剂学》《中华人民共和国药典临床用药须知·中药成方制剂卷》《中国临床药物大辞典·中药成方制剂卷》等。从所载主治看，荆防败毒散为"大头瘟、温毒发斑（伤寒时气发斑附）、疮肿"，与人参败毒散所主"伤寒时气、瘟疫、风湿"之类相比，功用进一步扩充、发展。

人参败毒散与荆防败毒散的出处与药物组成见表 1-1，二方渊源明确，药物组成虽在人参、薄荷等药物上略有差异，但核心药物较为固定。后世以"荆防败毒散"为名的方剂较多，据《方剂大辞典》记载有十九首，药物组成稍有加减，但核心药物基本保持不变。

表 1-1　人参败毒散与荆防败毒散的最早记载

方名	出处	原文	药物组成及用法
人参败毒散	宋·《太平惠民和剂局方·治伤寒》（1087年）	治伤寒时气，头痛项强，壮热恶寒，身体烦疼，及寒壅咳嗽，鼻塞声重，风痰头痛，呕哕寒热，并皆治之	柴胡，甘草，桔梗，人参，川芎，茯苓，枳壳，前胡，羌活，独活。上十味，各三十两，为粗末，每服二钱，水一盏，入生姜、薄荷各少许，同煎七分，去滓，不拘时候，寒多则热服，热多则温服

续表

方名	出处	原文	药物组成及用法
人参败毒散	宋·朱肱《类证活人书·卷十七》（1108年）	治伤风、温疫、风湿，头目昏眩，四肢痛，憎寒壮热，项强，目睛疼，寻常风眩、拘倦、风痰，皆服，神效。烟瘴之地，或温疫时行，或人多风痰，或处卑湿脚弱，此药不可阙也	羌活、独活、前胡、柴胡、川芎、枳壳、白茯苓、桔梗、人参、甘草。上件捣罗为末，每服三钱，入生姜三片，水一盏，煎至七分；或沸汤点末服亦可。老人、小儿亦宜，日三二服，以知为度
	宋·钱乙《小儿药证直诀》（1119年）	治伤风、瘟疫、风湿，头目昏暗，四肢作痛，憎寒壮热，项强睛疼，或恶寒咳嗽，鼻塞声重	柴胡、前胡、川芎、枳壳、羌活、独活、茯苓、桔梗（炒）、人参各一两，甘草半两
荆防败毒散	明·吴绶《伤寒蕴要全书》（1505年）	大头者，一曰时毒，一曰疫毒也。盖天行疫毒之气，人感之而为大头也……若发于头上，并脑后下项，并目后赤肿者，此属太阳也，宜荆芥防风败毒散主之	羌活、独活、前胡、柴胡、人参、茯苓、川芎、枳壳、桔梗、甘草、荆芥、牛蒡子、薄荷各一钱，防风一钱五分。上作一服，煎法同前，若内热加酒炒黄芩一钱，盛更加酒炒黄连，口渴加天花粉一钱
	明·虞抟《医学正传》（1515年）	"（伤寒时气发斑附）温毒发斑，宜玄参升麻汤；重，用荆防败毒散。"又"热毒流于三阳之后经，则腮项结核肿痛，宜荆防败毒散……"	柴胡、甘草、人参、桔梗、川芎、茯苓、枳壳、前胡、羌活、独活、荆芥穗、防风各四分。上细切，作一服，水一盏，煎七分，温服。或加薄荷五叶
	明·张时彻《摄生众妙方》（1550年）	治疮肿初起	羌活、独活、柴胡、前胡、枳壳、茯苓、防风、荆芥、桔梗、川芎各一钱五分，甘草五分。上用水一钟半，煎至八分，温服

第二章　荆防败毒散的组方配伍特点

第一节　荆防败毒散的组方分析

荆防败毒散组方中以"辛"味药为主，以透散疏利见长，对表证初起尤为适宜；其气则又以"平"性为主，实为"辛平之剂"。据《方剂学》所载，荆防败毒散出自《摄生众妙方》，为人参败毒散去人参、生姜、薄荷，加荆芥、防风而成。但通过阅读文献，发现在实际中以含有人参的应用居多。方中药物除去人参皆为普通常见之品，以荆芥、防风、羌活、独活祛风解表、除湿止痛为君，除外感寒湿。川芎、柴胡行血祛风、解表邪、止头痛；桔梗开提肺气，枳壳降气行痰，一升一降，宽胸利气，善治胸膈痞闷，为臣。前胡疏风祛痰，配桔梗、枳壳宣肺祛痰，治咳嗽有痰，升清降浊，使体内气机恢复正常；茯苓渗湿健脾化痰，使补而不滞，共为佐。甘草调和诸药以为使。诸药合用，具宣疏肌表风寒湿邪之效。

故本方可宣散邪气、疏风、除湿、理气、解郁、和血、祛痰，对于风邪夹寒、热、湿、郁、痰之毒而为病者其效甚佳，故名"败毒"。荆防败毒散以透散疏利见长，性辛平，对于一切表证初起尤为适宜，非如麻黄之类强发其汗，无麻黄、桂枝过温之弊，无引邪入里化热之虞，不拘于风寒、风热俱可用之。若久病体虚，则加人参合甘草以鼓邪外出，又散中寓补。若表邪甚，则加重荆芥、防风以增散邪之力。

第二节　荆防败毒散的药对分析

荆防败毒散的处方之妙在于可透散疏利全身各处蕴结不散的邪气。方中多个经典的药对表现出组方技巧的进步，药物多两两相对：荆芥-防风，羌活-独活，柴胡-前胡，桔梗-枳壳，桔梗-甘草，川芎-茯苓。或透散相辅，或表里相应，或上下相因，或气血兼通，重在疏通气机，透邪外出。

荆芥-防风药对是解表剂中常用的药对，二者常常相须为用，对于外感风邪较盛者，不仅对风寒外感有很好的疗效，同时适用于风热外感，或里证合见外有风邪袭表者。荆芥又称假苏，《本草约言》言荆芥："发玄府，疗邪风之首痛；通血脉，治血风之眩晕。性凉而轻，能凉血疏风，诸疮疡风热，皆当用之。"李时珍言："荆芥入足厥阴经气分，其功长于祛风邪，散瘀血，破结气，消疮毒。"防风善于除风邪，《神农本草经》言："主大风眩痛，恶风，风邪目盲无所见，风行周身……"张元素言："防风，治风通用。身半以上风邪，用身，身半以下风邪，用梢，治风去湿之仙药也，风能胜湿故尔。"李杲言："防风，治一身尽痛，随所引而至，乃风药中润剂也。"可以看出，荆芥、防风二药均擅祛风除邪，且性平温和，可用于各类风邪为病者，不拘于风寒风热。二者常共同使用，《本草求真》言："荆芥……不似防风气不轻扬，驱风之必入人骨肉也，是以宣散风邪。用以防风之必兼用荆芥者，以其能入肌肤宣散故耳。"《本草约言》："不知风在皮里膜外者，非荆芥不能发泄，非若防风之入肉骨也。"施今墨认为："若属外感证，用麻桂嫌热、嫌猛，用银翘嫌寒时，荆防用之最宜。"

羌活-独活药对是祛风散寒除湿的常用药对，二者合用可除周身风寒湿气。独活首载于《神农本草经》，而羌活则作为独活之异名被列于独活的条目之中。《神农本草经》言："味苦，平。主风寒所击，金疮，止痛，贲豚痫痓，女子疝瘕。久服，轻身耐老。一名羌活，一名羌青，一名扩羌使者。生川谷。"到隋唐时期甄权的《药性论》已将二者的临床功用分列叙述。将二者的本草来源明确分列的则是《本草品汇精要》，指出："旧本羌、独不分，混而为一，然其形色功用不同，表里行经亦异，故分为二，则各适其用也。"《本草约言》指出："羌活……散肌表八风之邪，利周身百节之痛，排巨阳肉腐之疽，除新旧风湿之症……或挟风湿者，血药中兼用。治风邪在表、在上，此要药也。""独活……去风寒湿气，两足拘挛，疗诸风掉眩，颈项难伸。"同时指出"羌活主上行，其气雄；独活主下行，其气细"，明确了二者功用的区别，即羌活除上半身之风寒湿，独活则去下半身之风寒湿。《本草汇言》亦是指出："羌活气雄入太阳，外行皮表而内达筋骨，气分之药也。独活气细入少阴，内行经络而下达足膝，血分之药也。"《得配本草》言："羌活治游风，独活理伏风。羌活散营卫之邪，独活温营卫之气。羌活有发表之功，独活有助表之力。"可以看出二者虽功用相似，但偏向不同，二者合用则功效倍增。

柴胡－前胡药对升降结合，柴胡疏泄开郁主升，前胡下气平逆主降。《本草征要》言柴胡："祛时疾内外热不解，治邪气半表复半里。寒热往来，伤寒疟疾，胸胁满痛，热入血室。"《本草正义》言："柴胡主治，止有二层：一为邪实，则外寒之在半表半里者，引而出之，使还于表，而寒邪自散；一为正虚，则清气之陷于阴分者，举而升之，使返其宅，而中气自振。"《本草便读》言："前胡辛苦而寒，专入肺经，能解散外感风热，外邪解则肺气自降，痰火自除，故又能降气下痰耳。"二药相伍，一升一降，一疏一宣，善宣肃肺气，而奏祛痰散风、下气止咳之功。正如《本草正义》指出："陶弘景谓似柴胡而柔软，治疗殆同，《本经》无此，而近来用之，则古时似与柴胡无别。石顽谓柴胡、前胡，同为风药，但柴则主升，前则主降耳。"

桔梗－枳壳药对亦是升降结合，二者一升一降，一宣一散。《本草衍义》言桔梗："治肺热，气奔促，咳逆，肺痈，排脓。"缪希雍言："洁古用以利窍除肺部风热，清利头目咽嗌，胸膈滞气及痛，除鼻塞者，入肺开发和解之功也。好古以其色白，故为肺部引经，与甘草同为舟楫之剂，诸药有此一味，不能下沉也。"张元素言："枳壳破气，胜湿化痰，泄肺走大肠。"《本草逢原》言："枳壳性浮兼通肺胃气分，而治喘咳，霍乱水肿，有乘风破浪之势。与桔梗同为舟楫之剂。"二者相伍，桔梗开肺气之郁，并可引苦泄降下之枳壳上行入肺，枳壳降肺气之逆，又能助桔梗利膈宽胸，具有升降肺气、开郁化痰、宽中利膈之效。《南阳活人书》中桔梗、枳壳合用，治胸中痞满不痛。

桔梗－甘草药对则出自《伤寒论》桔梗汤，桔梗味辛苦而性平，味辛则宣则散，味苦则降则泄，有宣通肺气、祛痰排脓之功。《药征》谓其"主治浊唾肿脓也，旁治咽喉痛"。甘草甘平，生用泻火解毒、润肺祛痰，并能缓急止痛。二药配伍，则有宣肺祛痰、解毒利咽、消肿排脓之用。

川芎－茯苓药对可利气血，可行水液。《雷公炮制药性解》言川芎："上行头角，引清阳之气而止痛；下行血海，养新生之血以调经。"《本草通玄》言其"主一切风、一切气、一切血"。《本草新编》言:"川芎于散中能补,既无瘀血之忧,又有生血之益,妙不在补而在散也。"《本草详节》言:"白茯苓,气味淡而渗,上行心脾,下入肾经,先升后降,乃通行三焦之药。"《本草述钩元》言茯苓:"上行导气,下行利水。"川芎行气行血,除周身气血郁滞,茯苓行气行水,除周身水液留滞,二者相伍则气、血、水通行三焦,周身气机畅行无碍。

以上药对分析可以看出,荆防败毒散不仅体现出中医治疗思想的进步,同时展现出遣药组方技巧的发展。从麻黄、桂枝类发汗重剂,到荆防败毒散的轻巧透散平剂,以轻轻灵动之性拨动周身气机而驱邪外出,突显出其性虽平,但针对复杂病因病机意高法巧,组方思想弥足珍贵。

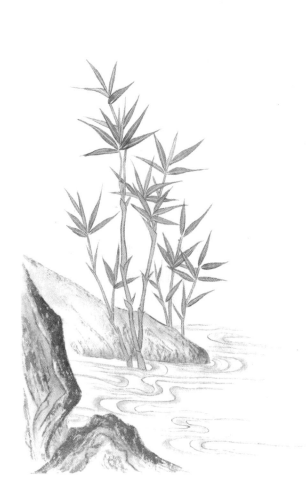

第二篇

荆防败毒散的临床应用

第三章　荆防败毒散的古代临床应用

第一节　传染性疾病

　　荆防败毒散在瘟疫预防及治疗中的应用和记载较多，该方剂适宜"瘟疫初起"，疫毒邪气在表，或尚未入里之时，同时亦称其为"瘟疫通治剂"。古代医家常将其用于流行性及传染性疫病的预防和治疗。如瘟疫、赤膈伤寒、捻颈瘟、羊毛瘟、水痘、痘疹等诸多疫病疾患。

一、瘟疫

　　瘟疫指感受疫疬之气造成的一时一地大流行的急性、烈性传染病。相当于西医学中的急性传染病，甚至烈性传染病。

　　1. 明·徐春甫《古今医统大全》

　　瘟疫通治剂

　　(《伤寒蕴要全书》) 荆防败毒散，治天行时疫，发散瘟邪。

　　荆防败毒散：荆芥、防风、羌活、独活、前胡、枳壳、人参、茯苓、薄荷、甘草、川芎、牛蒡子、桔梗（各等份），水煎服。内热加黄连，渴加天花粉。

　　2. 明·张介宾《景岳全书》（图 3-1）

　　若感四时瘟疫，而身痛发热，及烟瘴之气者，宜败毒散，或荆防败毒散。

　　荆防败毒散（三一）亦名消风败毒散。发散痘疹俱可用，及时气风毒邪热。

　　荆防败毒散：柴胡、荆芥穗、防风、羌活、独活、前胡、川芎、枳壳、人参、甘草、桔梗、茯苓等份，上切细，加薄荷叶，水一盏，煎七分。去滓，温服。

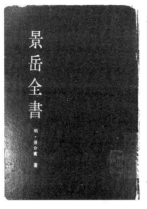

图 3-1 《景岳全书》

3. 清·戴天章《广瘟疫论·卷之四·汗法》

"时疫贵解其邪热，而邪热必有着落。方着落在肌表时，非汗则邪无出路，故汗法为治时疫之一大法也……故方疫邪传变出表时，轻者亦可得表药而汗散，若重者，虽大剂麻黄、羌、葛，亦无汗也，以伏邪发而未尽之故。亦有不用表药而自汗淋漓，邪终不解者。盖此汗缘里热郁蒸而出，乃邪汗，非正汗也，必待伏邪尽发，表里全彻，然后或战汗，或狂汗而解。所谓汗不厌迟者，此也。辛凉发汗，则人参败毒散、荆防败毒散之类是。"又言："总之，疫邪汗法不专在乎升表，而在乎通其郁闭，和其阴阳。"

荆防败毒散：荆芥、防风、柴胡、羌活、独活、前胡、川芎、枳壳、人参、甘草、桔梗、茯苓（等份），加薄荷叶煎。

4. 清·吴谦《医宗金鉴·幼科心法要诀·瘟疫门》（图 3-2）

风瘟复感春风发，汗热身重睡鼾眠，汗少荆防败毒治，汗多桂枝白虎煎。

荆防败毒散：荆芥、防风、羌活、独活、柴胡、前胡、甘草（生）、川芎、枳壳（麸炒）、桔梗、茯苓，引用生姜，水煎服。

天行厉气瘟疫病，为病挨门合境同，皆由邪自口鼻入，故此传染迅如风。当分表里阴阳毒，因时取治审重轻，古法皆以攻为急，荆防普济救苦攻。

5. 清·郑玉坛《彤园医书（妇人科）·卷三·妊娠感冒·四时瘟疫》

荆防败毒散，治孕妇初染瘟疫，脉症类伤寒者。凡感冒时气，瘅疟鬼疟，暇暮嗽症，赤眼口疮，腮肿喉痹，湿毒流注，脚肿毒痢，诸疮斑疹，皆用此方加减。

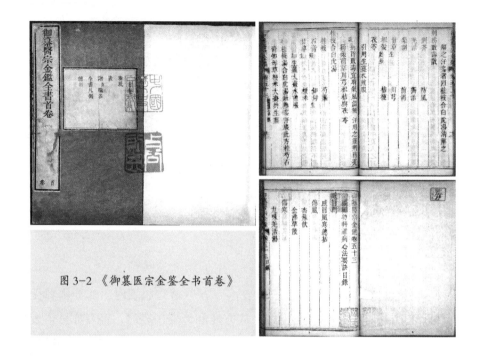

图 3-2 《御纂医宗金鉴全书首卷》

荆防败毒散：荆芥穗、防风、羌活、独活、柴胡、全胡（前胡）、枳壳、桔梗、茯苓、甘草、川芎、薄荷（等份），生姜、葱引。寒甚再加豆豉，恶寒自汗，引用生姜、大枣，取微汗。

二、赤膈伤寒

赤膈伤寒为温热胸肿之别称，是风温时毒陷入胸膈，以致胸膈赤肿、热痛，因其由暴寒搏动而发，故名。症见发热，胸痛，痰嗽气急。

1. 清·刘奎《松峰说疫·卷之三·杂疫·赤膈类伤寒》（图 3-3）

（松峰曰：是皆疫症，实非伤寒也。）凡胸膈赤肿疼痛，头痛身痛，发热恶寒，名赤膈伤寒，宜荆防败毒散。

荆防败毒散：荆芥、防风、羌活、独活、柴胡、前胡、桔梗、枳壳（麸炒）、川芎（酒洗）、茯苓、人参、甘草，生姜、葱煎，食远服。

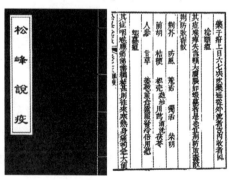

图 3-3 《松峰说疫》

发冷倍用葱。

2. 清·蔡贻绩《医学指要·卷五·伤寒类症凶症指要》

凡症有类伤寒者，如胸膈赤肿疼痛，头疼身痛，发热恶寒，宜荆防败毒散加瓜蒌子、黄连、黄芩、元参、紫金皮、赤芍、白芷、升麻。

三、捻颈瘟（虾蟆瘟、大头瘟、大头伤寒、时毒）

捻颈瘟，又别称虾蟆瘟、大头瘟、大头伤寒、时毒等，以喉痹失声，颈大，腹胀如蛤蟆等为常见症的瘟疫。相当于西医的流行性腮腺炎。

1. 明·丁凤《医方集宜》（图3-4）

治时毒法，一时毒表症者宜用，解毒升麻汤，荆防败毒散。

大头病（附虾蟆瘟）

东垣云，阳明邪热太盛，资实少阳相火而为之也。湿热为肿太盛为痛，此邪见于头，多在两耳前后。肿此其病也治不宜速，速则过其病，所谓上热未除，中寒复生，必伤人命，宜用缓药缓服，徐徐少与，当视肿在何部，随经治之。

一邪在三阳经，头面俱肿发热者宜用荆防败毒散加酒黄芩、大黄。

丹溪云，虾蟆瘟属风热，宜用防风通圣散加减用或荆防败毒散。

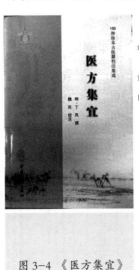

图3-4 《医方集宜》

治时毒法

凡时毒，头面红肿，先用通气散擤鼻中，取嚏十余，以泄热毒。若不嚏者，不治。

时毒表症者，宜用解毒升麻汤、荆防败毒散。

气实之人，宜用化毒丹。大便不利者，宜用大黄汤。

经三四日，不解毒不可下，犹宜和解，宜用犀角散、连翘饮、鼠粘子散。

风　温

风温复感春风发，汗热身重睡鼾眠，汗少荆防败毒治，汗多桂枝白虎煎。

〔注〕风温，冬受寒邪，复感春风而发为病也。其证身重睡葱，发热自汗。汗少者，以荆防败毒解之；汗多者，以桂枝合白虎汤清解之。

荆防败毒散
荆芥　防风　羌活　独活　柴胡　前胡　甘草生　川芎　枳壳麸炒　桔梗　茯苓
引用生姜，水煎服。
〔方歌〕荆防败毒宜时气，风温无汗用之灵，荆防羌独柴前草，川芎枳桔与茯苓。

桂枝合白虎汤
桂枝　芍药　石膏煅　知母生　甘草生　粳米
引用生姜、大枣，水煎服。
〔方歌〕桂枝汤合白虎汤，壮热多汗服此方，桂芍石膏知母草，粳米大枣共生姜。

荆防败毒散：荆芥，防风，柴胡，前胡，羌活，甘草，桔梗，人参，川芎，茯苓，枳壳。生姜三片，大枣一枚，煎服。

2.明·徐春甫《古今医统大全》（图3-5）

大头瘟候：大头瘟为天行邪气客于太阳、阳明、少阳之经，头目俱肿

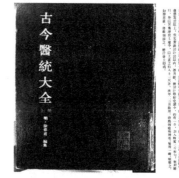

图3-5 《古今医统大全》

而为病也。太阳病发于头上，并脑后下项，及目后赤肿者是也，治宜荆防败毒散，羌活、藁本行经。

荆防败毒散：荆芥、防风、羌活、独活、前胡、枳壳、人参、茯苓、薄荷、甘草、川芎、牛蒡子、桔梗各等份。

3.明·陈实功《外科正宗·时毒论第二十九》（图3-6）

夫时毒者，天行时气之病也。春当温而反寒，夏宜热而反凉，秋当凉而反热，冬宜寒而反温，此四时不正之气，感于人而为疾也。宜分别阴阳、表里、寒热、虚实分治。初起与风寒相类，惟头、面、耳、项发肿为真，此九字徐圈。其患寒热交作，体强头眩，脉浮紧数者，为邪在表，以荆防败毒散或万灵丹，发汗以散之。

治时毒初起，头眩恶寒，腮、项肿痛，脉浮者服之。

荆防败毒散：荆芥、防风、羌活、独活、前胡、柴胡、川芎、桔梗、茯苓、枳壳各一钱，甘草、人参各五分，生姜三片，水二盅，煎八分，食远服，

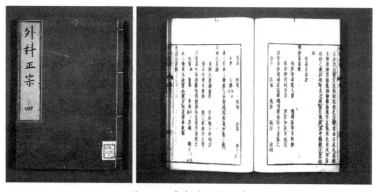

图3-6 《外科正宗 四》

寒甚加葱三枝。

4. 明·张介宾《景岳全书》

大头瘟证治（共三条）

徐东皋曰：大头虾蟆之候，因风热湿邪在于高颠之上，宜先用败毒散加羌活、黄芩、酒浸大黄，随病加减，不可峻用降药，虽有硝黄之剂，亦必细细呷之。盖凡治大头瘟者，不宜速攻，若攻之太峻，则邪气之在上者自如，而无过之中气反受其害而伤人也。且头乃空虚之地，既着空虚，则无所不致，所以治法当先缓而后急，则邪伏也。缓治以清热消毒，虚者兼益元气，胃虚食少者，兼助胃气；内实热甚，大便秘结者，以酒浸大黄下之，乃宣热而泄其毒也，此为先缓后急之法。若先从鼻肿，次肿于目，又次肿于耳，渐至头上，络脑后结块则止，不散，必出脓而后愈。又曰：大头瘟太阳病，发于头上，并脑后下项，及目后赤肿者是也，治宜荆防败毒散，羌活、藁本行经。阳明病，发于鼻颔，并目不能开，及面部者是也。或内热气喘，口干舌燥，咽喉肿痛不利，脉数大者，普济消毒饮。若内实而热者，防风通圣散间服之。少阳病，发于耳之上下前后，并头角红肿者是也。若发热，或日晡潮热，或寒热往来，口苦咽干，目痛，胸胁满闷者，小柴胡加消毒之药。

荆防败毒散：柴胡、荆芥穗、防风、羌活、独活、前胡、川芎、枳壳、人参、甘草、桔梗、茯苓等份。上切细，加薄荷叶，水一盏，煎七分。去滓，温服。

5. 清·沈金鳌《杂病源流犀烛·卷二十·瘟疫源流》

"一曰大头瘟，俗呼为狸头瘟，又雷头风，亦谓之时毒，头痛肿大如斗，此天行厉气也，因湿热伤高巅之上……若发于头脑项后，并耳后，赤热肿痛，此太阳也（宜荆防败毒散去人参，加芩、连，甚则砭针刺之，沈氏头瘟汤）。一曰捻头瘟，喉痹失音，项大腹胀，如蛤蟆状，故亦名蛤蟆瘟（宜荆防败毒散）。"

又"《入门》曰：疫疾，如有鬼疠相似，故曰疫疠……表症，宜荆防败毒散。半表里症，宜小柴胡汤。里症，宜大柴胡汤。"

荆防败毒散（捻头）：羌活、独活、柴胡、前胡、人参、桔梗、枳壳、茯苓、川芎、荆芥、薄荷、人中黄、大力子（牛蒡子）各一钱，防风一钱半，缓服。加金汁一匙尤妙。

6. 清·日本丹波元简《伤寒广要·卷十一·别证·时毒大头病》

荆防败毒散，治时毒初起，头眩恶寒，腮项肿痛，脉浮者，服之。即败毒散，加荆芥、防风。

7. 清·林佩琴《类证治裁·卷之一·疫症论治·伤寒时疫辨》

"（大头瘟）天行疠气，染之多死，乃邪热客于心肺，上攻头面而为肿也……发于脑顶后，并耳后赤热肿痛，属太阳，荆防败毒散去人参，加芩、连。"又"（捻颈瘟）喉痹失音，项大腹胀如虾蟆状，亦名虾蟆瘟，宜荆防败毒散。"

四、羊毛瘟

羊毛瘟为瘟疫的一种，以背有红点，挑破红点，中有羊毛一缕为特征。《伤寒指掌·卷四》言："邵评：有羊毛瘟，起病必有红点在背，挑破，中有羊毛一缕，无得活者，死有数百万。"

清·随霖《羊毛瘟证论·备用诸方》

荆防败毒散：治四时瘟邪，伏有羊毛，头目眩痛，四肢软倦，忽寒忽热，腰背强痛，胸闷不宽。羌活二钱、独活一钱、荆芥二钱、防风三钱、柴胡八分、前胡二钱、甘草一钱、桔梗二钱、薄荷二钱、川芎一钱、枳壳一钱、云赤苓三钱、鲜姜一钱，水煎去渣温服。如瘟毒甚重，加生大黄五钱，蝉蜕十二枚，僵蚕三钱。

五、麻疹

麻疹是一种由麻疹病毒引起的发疹性急性呼吸道传染病。即西医学中的麻疹，多见于婴幼儿，以体表皮疹状如麻粒故名。

1. 明·王肯堂《幼科证治准绳·集之六·心脏部四·痘疮（下）》（图3-7）

疹子出没，常以六时为准，假如子后出者，午时即收，午后出者，子时即收，乃阳生阴成，阴生阳成，造化自然之数也。凡此旋出旋收者轻。若一出连绵，三四日不收者，乃阳毒太甚，宜大青汤解之，逡巡不出者，乃风外束，皮肤闭密也，宜荆防败毒散主之（夹疹）。

荆防败毒散：柴胡、甘草、人参、桔梗、川芎、茯苓、枳壳、前胡、羌活、独活、荆芥穗、防风（各等份），上锉细。加薄荷五叶，水一盏，煎七分，

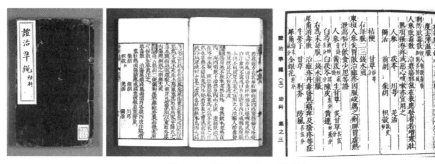

图 3-7 《证治准绳·幼科》

去滓温服。

2. 明·张介宾《景岳全书》

疹出没（八）

疹子出没，常以六时为准。假如子后出，午后即收，午后出，子后即收，乃阳生阴成，阴生阳成，造化自然之数也。凡此旋出旋收者轻。若一出连绵三四日不收者，乃阳毒太甚，宜大青汤，或用荆芥、牛蒡子、甘草、玄参、石膏、桔梗主之。若逡巡不出者，乃风寒外束，皮肤闭密也，宜荆防败毒散主之。

疹子只怕不能得出，若出尽则毒便解。故治疹者，于发热之时，当察时令寒暄，酌而治之。如时证大寒，以桂枝葛根汤，或麻黄汤发之。时证大热，以升麻葛根汤，或合人参白虎汤发之。不寒不热，以荆防败毒散发之。如兼疫疠之气，以人参败毒散发之。如尽一剂，不出，再作本汤服之，外用胡荽酒，又以苎麻蘸酒遍身戛之，务令亟出。如三四作更不出，加腹中胀痛，气喘昏闷，则死证也。

荆防败毒散（三一）亦名消风败毒散。发散痘疹俱可用，及时气风毒邪热。

荆防败毒散：柴胡、荆芥穗、防风、羌活、独活、前胡、川芎、枳壳、人参、甘草、桔梗、茯苓（等份），上切细，加薄荷叶，水一盏，煎七分。去滓，温服。

3. 清·谢玉琼《麻科活人全书·卷之二·岁气第二》（图 3-8）

是以治麻者，务须先明岁气……如时令时寒时暖，以辛平之药发之，用荆防败毒散或葛根解毒汤。倘兼疫疠之气，则以人参败毒散主之。

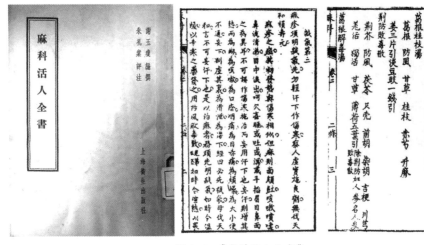

图 3-8 《麻科活人全书》

荆防败毒散：荆芥、防风、茯苓、枳壳、前胡、柴胡、桔梗、川芎、羌活、独活、甘草，薄荷五叶引。

4. 清·陈复正《幼幼集成·卷六·万氏痘麻·麻疹证治歌》（图 3-9）

"麻疹只怕不能得出，若出尽，毒便解矣……不寒不热，以荆防败毒散发之。如兼疫疠时行，以人参败毒散发之……逡巡不出，乃风寒外束，皮肤闭密，宜荆防败毒散。"

又"荆防败毒散，治天时不寒不热，以此平解之。"

荆防败毒散：上拣参（人参）、北柴胡、正川芎、芽桔梗（桔梗）、荆芥穗、白云苓（白茯苓）、陈枳壳、信前胡、川羌活、川独活、北防风、炙甘草，薄荷五片为引，水煎，热服。

5. 清·罗国纲《罗氏会约医镜·卷二十·痘科》（图 3-10）

荆防败毒散，治麻疹发热，二三日间发散通用。

荆防败毒散：柴胡、荆芥穗、防风、羌活、独活、前胡、川芎、枳壳、人参、甘草、茯苓（等份），薄荷叶（减半），水煎服。或加牛蒡子、连翘以解毒，淡竹叶以清热，更妙。如天气大热，加黄芩（炒）八分。大寒，加麻黄（蜜炒）八分，水煎，热服。

6. 清·日本池田独美《痘科辨要·卷三·辨发热三日顺险逆证·险证宜加治》

"大抵疹子出没，常以六时为准。……如逡巡不出，皮肤无松润者，乃风

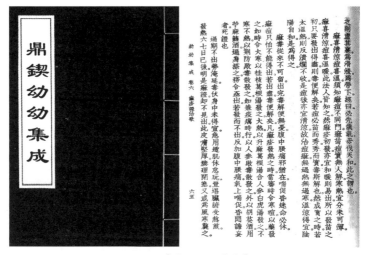

图 3-9 《鼎锲幼幼集成》

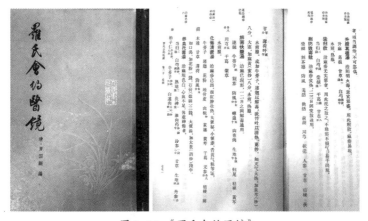

图 3-10 《罗氏会约医镜》

寒紧束皮肤，毛窍闭密，不得出汗也，急宜荆防败毒散主之。"又"荆防败毒散，治风寒袭皮肤，难出者。前胡、防风、桔梗、柴胡、川芎、荆芥穗、枳壳、羌活、独活、茯苓、人参、甘草，上共十二味，锉细。加薄荷五叶，水一盏煎七分。"

六、水痘

水痘是水痘-带状疱疹病毒感染所致的急性传染病，相当于西医学中的水痘，全年均可发病，以冬、春两季较多。临床以发热，皮肤及黏膜分批出现斑疹、丘疹和疱疹为特征。

1. 清·吴谦《痘疹心法要诀·卷四·痘中杂证（下）·水痘》

水痘发于脾、肺二经，由湿热而成也……初起荆防败毒散主之，继以加味导赤散治之。

荆防败毒散：羌活、独活、柴胡、前胡、荆芥、防风、生甘草、川芎、枳壳（麸炒）、桔梗、赤茯苓，引用生姜，水煎服。

2. 清·郑玉坛《彤园医书（小儿科）·卷后篇·痘中杂症·水痘症治》

水痘发于脾肺，由湿热酿成……初起宜发表，服荆防败毒散。

荆防败毒散：荆芥、防风、羌活、独活、柴胡、全胡（前胡）、枳壳、桔梗、川芎、茯苓、薄荷、甘草、生姜、葱白。

七、痘疹（天花）

痘疹为天花病毒引起的急性、烈性、发疹性传染病，相当于西医学中的天花。由于发病有强烈的传染性，故名天行。因先见点，起胀，灌浆，如花发蕾；七日后收靥，脱痂，如花之萎谢，故又名天花。或以其疮形似痘，故又名痘疮。

1. 明·徐春甫《古今医统大全》

治痘疹始终热毒之甚者。

荆芥、防风、羌活、独活、柴胡、前胡、川芎、桔梗、枳壳、天麻、地骨皮（各等份），上水煎，初出不快加紫草、紫苏、僵蚕、葱白；泄泻加猪苓、泽泻，去紫草，微汗热退为佳；热盛谵语烦渴，辰砂六一散调服。

2. 明·王肯堂《证治准绳》

夹疹

〔万〕疹一名麻子，君火所为也。（或曰脾为疹）经曰：少阴所至，为疡疹，在人则心火主之。夫心火亢甚，则制已所胜，焚灼肺金，肺主皮毛，故疹毒见于皮肤之间，如蚊蚤所咬之状。痘疮只出一般者善，若与疹毒并出，谓之夹疹，其候极恶，惟痘本稀疏而夹疹者，庶乎可治。疮本稠密，与疹并出，彼此相混，琐碎莫辨，急用辛凉之药发而解之，如疹毒渐消，疮本磊落者，亦可治也。疹痘相并，毒不少减，此危恶之疾，孰能料其生乎。疮出夹疹者，荆防败毒散主之，疹毒消者，可治。如疮收靥后复出疹者，此余毒解散之兆，不须治之。

〔薛〕夫疹乃风邪外患，痘为胎毒内发，二证并作，脏腑俱病也。二者相杂，赤晕发焮，痘疮愈盛，误谓痘出太密，多不可救，然此乃夹疹痘也，当治以人参羌活散，疹毒即解，痘势亦退，其元气亏损，不能结痂，当补脾胃为急也。〔翁〕痘内夹出丹疹者，不必治之，当以托痘为主，痘出，而疹自消矣。

荆防败毒散：柴胡、甘草、人参、桔梗、川芎、茯苓、枳壳、前胡、羌活、独活、荆芥穗、防风（各等份），上锉细。加薄荷五叶，水一盏，煎七分，去滓温服。

第二节　呼吸系统疾病

荆防败毒散味辛性平，乃"辛平之剂"。对于一切表证初起均可使用，常常作为感冒防治的一线用药。《本草正义》言其为"四时感冒之神剂"；《医宗说约》亦言"如看病人纯是表证，用荆防败毒散汗散之"。荆防败毒散不仅可以用于治疗风寒湿气袭表导致的外感之邪，同样适用于风热为病，亦可用于风寒、风热引起的咳嗽。现代诸多医家同样发现荆防败毒散对于多种呼吸系统疾病疗效显著，如急性上呼吸道感染、急性支气管炎、咳嗽变异性哮喘等。

一、感冒

1. 明·程云鹏《慈幼新书》

感冒轻于伤寒，得之浅易，不必用寒门重剂。凡头痛发热恶寒者，阳气不得舒伸也，薄荷汤、八宣汤消息之。兼痰嗽气壅者，半夏散、藿香散。兼鼻塞声重者，神术散。兼停食吐泻者，藿香和中散（见吐泻）。体虚者，参苏饮。里气郁结者，指迷汤（见胎热）。平素有疮癣，皮肤燥痒，忽兼感冒者，荆防败毒散（见痘）主之。因感冒痰热而发搐者，护子汤。

荆防败毒散：荆芥、防风、柴胡、前胡、人参、甘草、桔梗、川芎、茯苓、枳壳、羌活、独活、薄荷。

2. 清·郑玉坛《彤园医书（小儿科）》

人参败毒散，去人参，加芥穗、防风各一钱，名荆防败毒散，治感冒、瘟疫、麻疹、外科之主方。

荆防败毒散，天气平和，用此发表。芥穗、防风、茯苓、川芎、羌活、独活、柴胡、前胡、枳壳、桔梗（各一钱），甘草、薄荷（各五分），生姜（引）。

二、咳嗽

1. 清·魏鉴《幼科汇诀直解》

荆防败毒散，四时咳嗽皆治。

荆防败毒散，治乍凉乍热，面色青白。

荆防败毒散：防风、荆芥、桔梗、川芎、茯苓、枳壳、前胡、柴胡、羌活、独活、甘草，其或乍凉乍温，加南木香、当归。上用生姜煎服。

2. 清·程文圃《医述·卷十四·幼科集要·杂病》

凡乳子百日内有痰嗽者，谓之百晬嗽……先用荆防败毒散二小剂，母子同服；更令乳母忌口，以清其乳，虽嗽至重，不过旬日自愈。（《幼幼集成》）

三、风热

风和热相结合的病邪。临床表现为发热重、恶寒较轻、咳嗽、口渴、舌边尖红、苔微黄、脉浮数，甚则口燥、目赤、咽痛、衄血等。

（1）乳子中风热，表现为喘鸣肩息（出《素问·通评虚实论》）。

（2）风邪外感，表现为身热而口中气热（出《小儿药证直诀》卷上）。

（3）风邪伤于皮毛，入于脏腑，则令恶风壮热，胸膈烦闷，目涩多渴，故曰风热也（出《太平圣惠方》）。

1. 清·汪昂《医方集解·发表之剂第二》（图3-11）

人参败毒散（《活人》），有风热，加荆芥、防风，名荆防败毒散，亦治肠风下血清鲜（血鲜者为肠风，随感而见也；血瘀者为脏毒，积久而发也）。

人参败毒散：人参、羌活、独活、柴胡、前胡、川芎、枳壳、桔梗、茯苓（一两），甘草（五钱）。每服一两，加生姜三片、薄荷少许煎。

2. 清·齐有堂《齐氏医案·卷一·人参败毒散论》

人参败毒散，有风热，加荆芥、防风，名荆防败毒散。

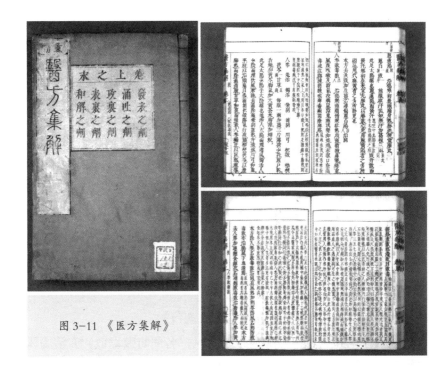

图 3-11 《医方集解》

第三节 消化系统疾病

荆防败毒散升清阳、散邪气、止下痢。古代医家善用其治疗肠风下血之证，现代医家亦发现其对于多种消化系统疾患疗效显著，如痢疾、肠易激综合征等。

一、痢疾

荆防败毒散亦是"逆流挽舟"之法。喻昌将人参败毒散作为"逆流挽舟"之法治疗痢疾，《医门法律》曰："痢疾一证……至夏秋热暑湿三气交蒸，互结之热，十倍于冬月矣！外感三气之热而成下痢，其必从外而出之，以故下痢必从汗，先解其外，后调其内……失于表者，外邪但从里出，不死不休，故虽百日之远，仍用逆流挽舟之法，引其邪而出之于外，则死证可活。"主张治痢疾不可只着眼于清利湿热，"当从少阳半表之法，缓缓逆挽其下陷之清气"，用人参败毒散扶正散邪以求逆挽之功。清·李用粹《证治汇补·痢疾》言："初痢身热脉浮者，可解表；初痢身热脉沉者，可攻下。"痢疾初起，兼见身热恶寒、身疼痛、脉浮，病在表者，当以解表之法，从表而解外邪，表气疏通则内滞可除。荆防败毒散与人参败毒散二者一脉相承，俱可疏表救里，升内陷之邪气，逆挽下陷之清阳，使邪气从肌表而散。

二、肠风下血

肠风下血，即肠风，相当于西医学中的各种下消化道出血类疾患。

（1）指大肠久积风冷所致的便血。

（2）泛指内痔、外痔、举痔、脱肛、肛瘘出血。

（3）指因风邪而便纯血鲜红的病症。

（4）指以湿热为主因的下血。

1. 清·吴仪洛《成方切用·卷三上·散表门》

人参败毒散，如有风热，加荆芥、防风，名荆防败毒散，亦治肠风下鲜血（血鲜者为肠风，随感而见也，血瘀者为脏毒，积久而发也）。

2. 清·郑玉坛《大方脉·伤寒杂病医方·卷五·医方发表门》

荆防败毒散，前方去人参，加芥穗、防风。治前症脉浮数而兼风热。通治疮疡初起，发热恶寒；亦治肠风，下血清鲜。

荆防败毒散，前方［人参、甘草（各五分），羌活、独活、柴胡、前胡、枳壳、桔梗、川芎、茯苓（各一钱），薄荷（三分），生姜（三片）］去人参，加芥穗、防风。治前症脉浮数而兼风热。通治疮疡初起，发热恶寒；亦治肠风，下血清鲜。

第四节　泌尿系统疾病

荆防败毒散长于疏风解表以散风湿之邪，对于风水、皮水这类水汽弥漫肌肤导致的水肿，可使用荆防败毒散通过发汗之法从表而解。

水肿

水肿指体内水湿停留，面目、四肢、胸腹甚至全身浮肿的疾患。本病证可见于心源性水肿、肾病性水肿、肝病性水肿以及营养不良性水肿等疾患。

清·喻昌《医门法律》（图 3-12）

消风败毒散，此即人参败毒散合荆防败毒散并用也。[人参、独活、柴胡、桔梗、枳壳（麸炒）、羌活、茯苓、川芎、前胡、甘草、荆芥、防风（各一钱）。水二盅，生姜三片，煎八分，食远服。]并指出："此方治风水，皮水，凡在表宜从汗解者必用之剂。"同时强调"虚人"用汗法需加人参、黄芪固护元气，"元气素虚，腠理素疏，参芪合用，允为当矣。"

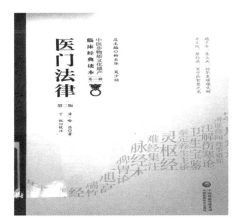

图 3-12 《医门法律》

第五节　外科疾病

目前临床中，荆防败毒散多被用于治疗外感风寒湿邪引起的表证，如感冒、发热、咳嗽等疾病，但在历代医籍中，荆防败毒散被广泛用于各类外科疾患，包括各种皮肤病、口腔咽喉疾患等。因此梳理古籍中关于荆防败毒散治疗外科疾患的记载，对于重新认识、应用、发展荆防败毒散具有重要意义。

一、全身性疾病

（一）疮疡肿痛

疮疡：古代用以泛指多种外科疾患。后世将外科分为疮疡与杂证两大类。疮疡是指体表上的肿疡、溃疡、痈、疽、疔疮、疖肿、流注、流痰、瘰疬及皮肤病等的总称。

1. 明·汪机《外科理例》

外科附方

治一切疮疡，时毒，肿痛，发热，左手脉浮数。

荆防败毒散：荆芥、防风、人参、羌活、独活、前胡、柴胡、桔梗、枳壳、茯苓、川芎、甘草（各一钱）。作一剂，水二盅，煎八分，食远服。

肿疡八十一

焮痛发热，或拘急，或头痛者，邪在表也，宜散之。如荆防败毒散，人参败毒散辈。

2. 明·张时彻《摄生众妙方·治疮肿初起》（图3-13）

羌活、独活、柴胡、前胡、枳壳、茯苓、防风、荆芥、桔梗、川芎。

以上各一钱五分，甘草五分。上用水一钟半，煎至八分，温服。

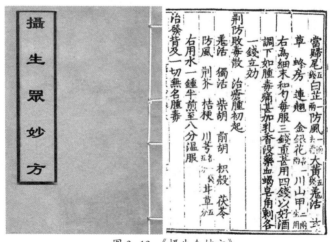

图3-13 《摄生众妙方》

3. 明·徐春甫《古今医统大全·外科附方》

治一切疮疡时毒，肿痛发热，左手脉浮数。

荆防败毒散：荆芥、防风、人参、羌活、独活、前胡、柴胡、桔梗、枳壳、茯苓、川芎、甘草（各一钱）。水二盏，煎八分，食后服。

4. 清·赵濂《医门补要·卷中·虚人外症当补》

老人与体虚者，生痈疽、搭背、对口诸疮，虽外皮红硬，不甚高肿，脉浮大无力，或脉沉弱，盖由真阳式微，浮火发越于外，先宜荆防败毒散数剂，或卫生汤疏散其邪随后。

荆防败毒散：荆芥、防风、羌活、独活、柴胡、桔梗、枳壳、党参、茯苓、甘草。

5. 清·易凤翥《外科备要·卷三·方药·肿疡主治汇方》

荆防败毒散，治一切疮疡、斑疹、诸毒，初起焮肿，憎寒壮热，头痛背强，脉浮或兼洪弦者，用此汗之。

荆防败毒散：荆芥穗、防风、羌活、柴胡、前胡、枳壳、桔梗、川芎、茯苓（各一钱），甘草、薄荷（各五分），生姜（三片）引。寒甚加葱白，水煎，食远服。或加金银花、连翘，随证酌之。

（二）傲冬疮

傲冬疮为冬季好发之皮炎，出《外科证治全书》卷四。多因寒气收敛腠理，阴气不能发越，怫郁而成，多发生在秋冬季节。症见项背或周身发疮，如疥如癣；或如疙瘩作痒，浸水结痂，至春暖即愈。

清·许克昌、毕法《外科证治全书·卷四·发无定处证（计四十证）·傲冬疮》

凡人每至秋冬，项背或周身发疮，如疥如癣或如疙瘩作痒，浸水结痂，至交春暖即愈，名傲冬疮。此寒气收敛腠理，阳气不能发越，怫郁而作也。宜以荆防败毒散解表，再以补中益气汤实表，外搽绣球丸即愈。

本方即人参败毒散去人参，加荆芥、防风。

（三）痞瘤

痞瘤即瘾疹，是指皮肤出现红色或苍白色风团，瘙痒时隐时现为主要表现的过敏性皮肤病。以皮肤上出现瘙痒性风团，发无定处，骤起骤退，消退后不留任何痕迹为临床特征。一年四季均可发病，老幼都可罹患，有15%~20%的人一生中发生过本病。临床上可分为急性和慢性，急性者骤发速愈，慢性者可反复发作。

清·许克昌、毕法《外科证治全书·卷四·发无定处证（计四十证）·痦瘟》

（一名鬼饭疙瘩、俗名风乘疙瘩。）初起皮肤作痒，次发扁疙瘩，形如豆瓣，堆累成片，由汗出乘风，或夜受露，风湿相搏而发，表虚人多患之。宜用荆防败毒散去前胡、独活加桂枝、白芷、石膏汗之，谨避风凉即愈。

本方即人参败毒散去人参，加荆芥、防风。

（四）时疹、血风

血风，见《解围元薮》卷一。即疠风。

疠风为慢性传染性皮肤病之一。《黄帝内经素问·风论》卷五："疠者，有荣气热胕，其气不清，故使其鼻柱坏而色败，皮肤溃疡。"疠风又名冥病、大风、癞病、大风恶疾、疠疡、大麻风、麻风、风癞、血风，是由体虚感受暴疠风毒，邪滞肌肤而发；或接触传染，内侵血脉而成。此病初起患处麻木不仁，次发红斑，继则肿溃无脓，久之可蔓延全身肌肤，出现眉落、目损、鼻崩、唇裂以及足底穿溃等重症。

1. 清·吴谦《伤寒心法要诀·卷三·伤寒附法·河间解利后法》

时疹，谓初病即有之疹。血风，谓遍身瘙痒之疹。俱依本方（人参败毒散）减人参，加荆芥、防风治之，名荆防败毒散。

人参败毒散：枳壳、桔梗、川芎、茯苓、人参、甘草、柴胡、前胡、薄荷、独活、羌活。

2. 清·陈念祖《医学从众录·卷八·伤寒附法（太医院院使钱编辑）·河间解利后法》

时疹，谓初病即有之疹。血风，谓遍身瘙痒之疹。俱依本方（人参败毒散）减人参，加荆芥、防风治之,.名荆防败毒散。

（五）斑疹

斑疹指热病过程中发于肌表的斑和疹两种病证，见《伤寒九十论·发斑证》。点大成片，斑斑如锦纹，抚之不碍手的称为斑；形如粟米，高出于皮肤之上，抚之碍手的名为疹。斑疹的形色，总以松浮、稀疏、红活为邪浅病轻；紧束有根、稠密、色深（如紫、黑色）为邪毒深重。斑和疹虽系两证，然亦有斑疹齐见者。斑疹发出后，以神清者为佳。

1. 明·虞抟《医学正传·痘疹》

温毒发斑，宜玄参升麻汤；重，用荆防败毒散。

荆防败毒散：柴胡，甘草，人参，桔梗，川芎，茯苓，枳壳，前胡，羌活，独活，荆芥穗，防风（各四分）。上细切，作一服，水一盏，煎七分，温服。或加薄荷五叶。

2. 明·汪机《外科理例·斑疹一百三十二》

一人患斑，色赤紫，焮痛发热，喜冷，脉沉实。以防风通圣散一剂顿退。又以荆防败毒散，加芩、连。四剂而愈。

荆防败毒散：荆芥，防风，人参，羌活，独活，前胡，柴胡，桔梗，枳壳，茯苓，川芎，甘草（各一钱）。作一剂，水二盅，煎八分，食远服。

3. 明·王肯堂《证治准绳·夹斑》

〔万〕《活人书》云：伤寒下之太早，热气乘虚入胃，发斑。下之太迟，热留胃中，发斑。胃烂，亦发斑。斑者，乃热毒郁遏，煎熬阴血，血得热而不解，浮于肌肉为斑，足阳明胃主之。痘疮初出，皮肉红肿，片片如锦纹者，此夹斑也，以辛凉之药解之，其斑渐退，疮本坚实者吉，否则皮肤斑烂，疮易瘙痒，所谓皮嫩易破者是也。如赤斑成块，其肉浮肿结硬者，又名丹瘤，其毒最酷，疮未成就，此先溃烂，工不能治。夹斑痘，亦用荆防败毒散主之，斑退，可治。

荆防败毒散：柴胡、甘草、人参、桔梗、川芎、茯苓、枳壳、前胡、羌活、独活、荆芥穗、防风（各等份），上锉细。加薄荷五叶，水一盏，煎七分，去滓温服。

4. 清·吴谦《痘疹心法要诀·卷四·痘中杂证（下）》

斑乃血之余也。因毒火郁遏，伤于阴血，血热相搏，故浮游之火，散布皮肤之间，与痘相夹而出，片片如云头突起，谓之夹斑，以荆防败毒散主之。

荆防败毒散：羌活、独活、柴胡、前胡、荆芥、防风、生甘草、川芎、枳壳（麸炒）、桔梗、赤茯苓，引用生姜，水煎服。

瘖亦疹类，但形如粟米，尖圆自硬，内含清水为异，此亦热毒所发，往往夹痘而出，宜于疏散，以荆防败毒散主之。

5.清·何廉臣《感症宝筏·卷三伤寒变证·斑疹》

春应温而反寒，夏应热而反凉（非其时而有其气，乃不正之气，此名时行寒疫），有病恶寒发热（寒邪郁表）、咽痛、身上有淡红白斑（寒斑，故色淡红而白）、舌苔白而薄嫩（表寒舌苔）者，此寒邪在表也。当以荆防败毒散（辛温散表）温散之。邵评：此表寒抑遏而发斑之良法。"

荆防败毒散：荆芥一钱，防风一钱，羌活一钱，独活一钱，金银花一钱，柴胡一钱，枳壳一钱，川芎一钱，桔梗一钱，茯苓一钱，前胡一钱，甘草一钱。上以水二盅、生姜三片，煎八分，食远服。

（六）结核

结核指核样肿物生于皮里膜外者。《备急千金要方》卷二十三："此症生于皮里膜外，结为果核，坚而不痛。"初起推之可动，久则推之难移，多不作脓。因风火气郁，或湿痰凝结而致。相当于西医学急慢性淋巴结炎或淋巴结核及部分皮下肿物。

1.清·吴谦《外科心法要诀·卷十二·发无定处（上）》

证生于皮里膜外，结如果核，坚而不痛，由风火气郁，结聚而生，初发令人寒热往来，有表证者，荆防败毒散解之。

荆防败毒散：荆芥、防风、羌活、独活、前胡、柴胡、桔梗、川芎、枳壳（麸炒）、茯苓（各一钱），人参、甘草（各五分），生姜三片，水二盅，煎八分，食远服，寒甚加葱三枝。

2.清·郑玉坛《彤园医书（外科）·卷之四·发无定处》

生于皮里膜外，形如果核，坚而不痛，随处可生，由风火气郁、结滞而成。初起令人寒热往来，脉浮有表即服荆防败毒散汗之。

荆防败毒散，治痈疽疮疡斑疹诸毒初起，焮肿，憎寒壮热，头痛背强，脉浮或兼洪弦用此汗之。

荆防败毒散：荆芥穗、防风、羌活、独活、柴胡、前胡、枳壳、桔梗、川芎、茯苓各一钱，甘草、薄荷各五分，生姜、葱白引，或加金银花、连翘。

（七）赤白游风

赤白游风是一种暂时性、局限性、无痛性的皮下或黏膜下水肿，多为脾肺燥热，或表气不固，风邪袭于腠理，风热壅滞，营卫失调所致。滞于血分则发赤色，名赤游风；滞于气分则发白色，名白游风。临症常突然发作，游走不定，皮肤光亮、浮肿，形如云片，触之坚实，自觉灼热，麻木及轻度微痒，多发于口唇、眼睑、耳垂或胸腹、肩背等处。一般无全身症状，但亦可伴有腹痛、腹泻、呕吐等症。治宜散风清热利湿，佐以调和营卫，内服消风散化裁，外用玉露散或金黄散外敷。相当于西医学中的血管神经性水肿，又称巨大荨麻疹。

1.明·孙一奎《赤水玄珠·赤白游风》

妇人赤白游风，属肝经郁火，血燥生风。或脾经郁结，血虚生热。或腠理不密，风邪外袭。其症或疙瘩瘙痒，或脓水淋漓。白属气而赤属血，因得风而游行也。若肝经血燥，用柴胡清肝散。肝经怒火，用栀子清肝散。肝经血热，用加味四物汤。肝火血虚，六味丸。脾经郁热，加味归脾汤。肝脾血虚风热，加味逍遥散。若因风邪郁热所致，用荆防败毒散。或专用祛风之剂。肝血愈燥则血随火化，反为败症矣。

荆防败毒散：人参、赤茯苓、羌活、独活、前胡、薄荷、柴胡、枳壳、川芎、桔梗(各等份)，甘草(减半)，牛蒡子，防风，荆芥，连翘，金银花(即荆防败毒散)。

2.清·沈金鳌《杂病源流犀烛·卷二十五·身形门》

又有皮肤忽起赤晕，或发热作痒，或搔破出水，名赤游风，亦谓之丹毒……而游风之因，起于脾肺气虚，腠理不密，风热相搏（宜荆防败毒散）。

荆防败毒散：荆芥、防风、羌活、独活、柴胡、前胡、人参、赤芍、桔梗、枳壳、川芎、甘草。

（八）疥疮

疥疮是由疥螨在人体皮肤表皮层内引起的接触性传染性皮肤病，可在家庭及接触者之间传播流行。临床表现以皮肤柔嫩之处有丘疹、水疱及隧道，阴囊瘙痒性结节，夜间瘙痒加剧为特点。

1. 清·吴谦《外科心法要诀·卷十四·发无定处（下）》

此证有干、湿、虫、砂、脓之分，其形虽有五种，总由各经蕴毒，日久生火，兼受风湿，化生斯疾，或传染而生……初起有余之人，俱宜防风通圣散服之，虚者服荆防败毒散透发之。

荆防败毒散：荆芥、防风、羌活、独活、前胡、柴胡、桔梗、川芎、枳壳（麸炒）、茯苓（各一钱），人参、甘草（各五分），生姜三片，水二盅，煎八分，食远服，寒甚加葱三枝。

2. 清·许克昌、毕法《外科证治全书·卷四·发无定处证（计四十证）·疥疮》

若蕴毒风湿化生则生虫疥，搔痒彻骨，挠不知痛……壮盛人初发时可用荆防败毒散透之，若其形势既成，无憎寒发热之证则不用。

本方即人参败毒散去人参，加荆芥、防风。

（九）暑令疡毒小疖

暑令疡毒小疖指暑天发生的热疖，见《医宗金鉴》卷七十四。其病多因感受暑天湿热，蕴蒸肌肤而成。症见初起时皮损如小豆，根部红晕，继而肿痛，常伴有发热心烦、呕吐舌干等症状。相当于西医学中的汗腺炎。

清·吴谦《外科心法要诀·卷十四·发无定处（下）·暑令疡毒小疖》

此证系暑令所生疡毒小疖……初宜荆防败毒散加藿香、黄连、石膏服之。

荆防败毒散：荆芥、防风、羌活、独活、前胡、柴胡、桔梗、川芎、枳壳（麸炒）、茯苓各一钱，人参、甘草各五分，生姜三片，水二盅，煎八分，食远服，寒甚加葱三枝。

（十）马汗入疮

马汗入疮即马汗伤，指疮疡溃后，马汗滴入创口，使创发加重者。

清·郑玉坛《彤园医书（外科）·卷之四·发无定处·损伤门》

溃疮未合误沾马汗，四旁忽肿，焮痛紫黑……若发热烦闷，恐毒入腹，以致不救，急用醇酒煎马齿苋二两，令饮至醉必解。或再服荆防败毒散。

（十一）流注疬、余毒流注

流注疬亦名千岁疮，即瘰疬生于遍身者。因其发生如同流注，具有此处未愈它处又起之特点，故而得名。《医宗金鉴》卷六十四："生于遍身，漫肿而软，囊内含硬核者，名流注疬。"

余毒流注多因先患疔疮、热疖，或其他热病失于诊治，毒气走散，火热之毒入于血分，流于经络而发。相当于西医学的多发性转移性脓肿。

1. 清·沈金鳌《杂病源流犀烛·卷二十六·颈项病源流》

如梅李状，不疗自破，孔窍相穿，寒热疼痛，脓汁淋漓，名流注疬，又名千岁疮……如脉浮数，憎寒壮热，拘急肿痛，由邪气在表，急当表散（宜荆防败毒散加减）……如耳下核块肿痛，发寒作热，急发表（宜荆防败毒散）。

荆防败毒散（又）：羌活、独活、柴胡、前胡、人参、赤茯苓、桔梗、枳壳（麸炒）、荆芥、防风各一钱，甘草五分。

2. 清·郑玉坛《彤园医书（外科）·卷之四·发无定处·杂证门》

伤寒汗未透，余毒流注者，服荆防败毒散表散之。

（十二）疔疮

1. 明·薛己《外科经验方·疔疮》

疔疮之证，初生其状甚微，多在四肢头面骨节之处，痒痛难忍，憎寒壮热，可服荆防败毒散一二剂，或夺命丹一服。

人参败毒散，加荆芥、防风名荆防败毒散。治痈疽、疔肿、发背、乳痈等证，增寒壮热，甚至头痛拘急，状似伤寒者，宜服一二剂以衰其毒，轻则内自消。若至六七日不消，可服托里消毒散。

人参、前胡、柴胡、羌活、独活、川芎、桔梗、枳壳（麸炒）、茯苓、甘草（各一钱），作一剂，水二盅，煎八分，食远服。如热甚，或痛甚者加黄芩、黄连。大便不通，量加大黄（煨）、朴硝（芒硝）。

2. 明·张介宾《景岳全书》

疔疮（四十八）

立斋曰：此证多由膏粱浓味之所致，或因卒中饮食之毒，或感四时不正之气，或感蛇虫之毒，或感死畜之秽，各宜审而治之。其毒多生于头面四肢，形色不一，或如小疮，或如水疱，或疼痛，或麻木，或寒热作痛，或呕吐恶心，或肢体拘急，并宜隔蒜灸之。痛则灸至不痛，不痛灸至痛。若灸而不痛，则明灸之。及针疗四畔去恶血，以夺命丹一粒入疮头孔内，仍以膏药贴之，并服解毒之剂，或用荆防败毒散。

荆防败毒散：柴胡、荆芥穗、防风、羌活、独活、前胡、川芎、枳壳、人参、甘草、桔梗、茯苓等份。上切细，加薄荷叶，水一盏，煎七分。去滓，温服。

（十三）天泡疮

有两种不同的皮肤发泡性疾病。其一为多发于夏秋之间，小儿易患。多因暑湿之邪侵犯肺经不得宣泄，郁于皮肤而发泡疮，发病急骤，互相传染。初起者为潦浆水泡，界限清晰，皮薄而光亮，泡顶白而根基肤色红赤，破则外流滋水，痒痛并作，蔓延迅速，甚则化脓结痂，绵延不断。相当于脓疱疮病。其二之发则不分季节，且发病缓慢而无传染性。病因多由心火妄动、脾湿内蕴、外越皮肤所致，症见皮肤发有大小不等之水泡。所同者其泡基之皮肤赤红与前者相似，然泡壁松薄易于因擦破而滋水，多伴有长期发热、胸闷、食欲不振等证候。

1.明·张介宾《景岳全书》

天泡疮（七十）

天泡疮，形如水泡，皮薄而泽，或生头面，或生遍身。乃太阴阳明风热所致，故见于皮毛肌肉之间。宜清血凉血，热解则愈。如兼表邪而发热脉数者，宜荆防败毒散。如火盛者，或加黄芩、黄连、连翘、金银花、玄参之属。如焮肿疼痛，脉数，便结者，此表里俱实也，宜防风通圣散双解之。如外多毒水，以金黄散敷之，无有不愈。

外科

治小儿天泡疮……仍内服荆防败毒散，或金银花散。

荆防败毒散（三一）亦名消风败毒散。发散痘疹俱可用，及时气风毒邪热。

荆防败毒散：柴胡、荆芥穗、防风、羌活、独活、前胡、川芎、枳壳、人参、甘草、桔梗、茯苓（等份），上切细，加薄荷叶，水一盏，煎七分。去滓，温服。

2. 清·高秉钧《疡科心得集·卷下·辨天泡疮翻花疮论》

天泡疮者……由天行少阳相火为病，故名天泡。为风热客于皮肤间，外不得泄，沸热血液，结而成泡。宜清热凉血，热解则愈；如兼表邪而发热脉数者，宜荆防败毒散。

荆防败毒散：柴胡、荆芥、防风、羌活、独活、前胡、川芎、枳壳、人参、甘草、桔梗、茯苓。

二、头面部疾病

（一）额疽

额疽又名赤疽、风气二疽，总由火毒蕴结而成。若初起疮顶塌陷，干焦色紫，不生脓者危重；红肿局限者轻。

清·吴谦《外科心法要诀·卷三·头部·额疽》

此证生前额正中者，属督脉经，或生左右额角者，属膀胱经。总由火毒而成……初服荆防败毒散汗之，次服仙方活命饮消之。

荆防败毒散：荆芥、防风、羌活、独活、前胡、柴胡、桔梗、川芎、枳壳（麸炒）、茯苓（各一钱），人参、甘草（各五分），生姜三片，水二盅，煎八分，食远服，寒甚加葱三枝。

（二）耳根毒

耳根毒是以耳后完骨部红肿疼痛、焮热、触之波动，甚至溃破流脓为主要表现的耳病。相当于西医学中的化脓性中耳乳突炎并发耳后骨膜下脓肿。

1. 明·王肯堂《证治准绳》

一妇因怒，耳下焮痛，头痛寒热，以荆防败毒加黄芩，表证悉退。

荆防败毒散：柴胡、甘草、人参、桔梗、川芎、茯苓、枳壳、前胡、羌活、独活、荆芥穗、防风（各等份），上锉细。加薄荷五叶，水一盏，煎七分，去滓温服。

2. 清·易凤翥《外科备要·卷一·证治·耳部》

耳根毒，生两耳垂后偏上缝中，属三焦风火，兼胆经怒气上冲凝结而成。

初起形如痰核，渐增肿势，状如伏鼠，燃赤疼痛，寒热往来。宜服荆防败毒散汗之。

荆防败毒散：荆芥穗、防风、羌活、柴胡、前胡、枳壳、桔梗、川芎、茯苓（各一钱），甘草、薄荷（各五分），生姜（三片）引。寒甚加葱白，水煎，食远服。或加金银花、连翘，随证酌之。

（三）面发毒

面发毒出《疮疡经验全书》卷二，指生于面颊部的肿疡，又名脸发、面疮。由风热郁滞阳明胃经，循经上攻而成。多生于面部颊车处，初起一个，形如赤豆，渐发数枚，色红燃肿疼痛，破后时津黄水。

清·郑玉坛《彤园医书（外科）·卷之二·外科病症·面部》

生面上颊车骨间。初起一个，渐发数枚面发毒，形如赤豆，燃热作痛，坚硬似疗，破流黄水，由风热客于阳明上攻而成。初服荆防败毒散。

（四）发颐

发颐又名腮颔发、颐发、汗毒。由患伤寒或温病发汗未尽或疹形未透，以致余毒壅积而成。初起身发寒热，颐颔之间（腮腺部位）一侧肿如结核，微热微痛，渐肿延及患侧耳之前后，疼痛日增。若溃后脓出臭秽，毒气内陷，肿延咽喉，痰涌气堵，汤水难咽者危。相当于西医的化脓性腮腺炎。

清·吴谦《外科心法要诀·卷三·面部·发颐》

证又名汗毒，发于颐颔之间，属足阳明胃经。初起身发寒热，肿如结核，微热微痛，渐肿如桃如李，疼痛倍增，由伤寒发汗未尽，或疹形未透，壅积而成。初起宜荆防败毒散汗之，外以二味拔毒散敷之即消。

荆防败毒散：荆芥、防风、羌活、独活、前胡、柴胡、桔梗、川芎、枳壳（麸炒）、茯苓（各一钱），人参、甘草（各五分），生姜三片，水二盅，煎八分，食远服，寒甚加葱三枝。

（五）眼丹

眼丹是指胞睑红肿如涂丹，燃痛严重，后期则化脓溃破，且常伴显著的全身反应，如恶寒、发热、头痛的一种眼病，内外合邪上攻胞睑所致，又名眼痈、覆杯。相当于西医学之眼睑蜂窝组织炎、眼睑丹毒。

1.明·陈实功《外科正宗·眼丹第一百》

眼丹脾经有风，胃经多热，共结为肿。风多者则浮肿易消，热甚者则坚肿难收。初起宜用金黄散敷之，有表证者荆防败毒散，里证者清胃散加大黄利之，如后不散，必欲作脓，宜换膏贴之，脓成者即针。迟则眼头自破，此乃睛明穴，内空难敛，成漏者多。

荆防败毒散：荆芥、防风、羌活、独活、前胡、柴胡、川芎、桔梗、茯苓、枳壳（各一钱），甘草、人参（各五分），生姜三片，水二盅，煎八分，食远服，寒甚加葱三枝。

2.清·许克昌、毕法《外科证治全书·卷一·眼部证治（计二十三证）·治目大要》

"风热搏于眼胞，则患眼丹，红肿胀痛。风盛者肿软下垂，不能视物，用荆防败毒散散之。"本方即人参败毒散去人参，加荆芥、防风。

（六）凤眉疽

凤眉疽即眉疽，又名发眉疽、眉发、发眉、眉发疽。此证生于眉棱骨上，形长如瓜，坚硬，疼痛引脑，色赤焮红，二目合肿。相当于西医学中的额蜂窝组织炎。

清·高秉钧《疡科心得集·卷上·辨凤眉疽眉心疔眉发论》

凤眉疽者，生于眉心，一名印堂疽。属足太阳膀胱经风热壅结，阴阳相滞而生……治法初用万灵丹发汗，内服荆防败毒散。

荆防败毒散：柴胡、荆芥、防风、羌活、独活、前胡、川芎、枳壳、人参、甘草、桔梗、茯苓。

（七）火痰毒

《外科真诠》卷上："火痰毒生于耳后上下，坚硬如疬，皮色不变，小儿多有此证。"

清·高秉钧《疡科心得集·卷上·辨天疽锐毒虚实论》

又有温邪阻络，耳后发肿，根松顶高……是即风热轻证，名火痰毒也。治以疏散凉解为主，如万灵丹、荆防败毒散、羚羊角散之类。

荆防败毒散：柴胡、荆芥、防风、羌活、独活、前胡、川芎、枳壳、人参、甘草、桔梗、茯苓。

（八）腮颊穿烂

腮颊穿烂又称骨槽风，病在牙槽骨，以牙槽骨腐坏，甚或有死骨形成为其特征。症见耳前腮颊之间红肿、疼痛，溃口流脓，脓中带有腐骨，日久难愈。相当于西医学中的颌骨骨髓炎。

清·鲍相璈《验方新编·卷一·面部》

"腮边穿一小眼，时发时愈，名曰漏腮。内服荆防败毒散，外用夜合花树皮煎水洗，并用夜合树皮捣融敷，再用夜合花根煎浓汤，时含口内。"又"荆防败毒散：治肿腮漏腮。荆芥、防风、羌活、独活、柴胡、前胡、川芎、枳壳、桔梗、茯苓各一钱，甘草五分，薄荷三分，水煎服。"

（九）面疮

面疮又名面发毒，指生于面颊部的肿疡。

1.明·汪机《外科理例·面疮一百二十》

一人年四十，头面生疮数枚，焮痛饮冷，积日不溃，服清热消毒不应，脉数，按之即实。用防风通圣散两剂顿退。又以荆防败毒散而愈（此凭脉症也）。

荆防败毒散：荆芥，防风，人参，羌活，独活，前胡，柴胡，桔梗，枳壳，茯苓，川芎，甘草（各一钱）。作一剂，水二盅，煎八分，食远服。

2.明·薛铠《保婴撮要·作痛不止》

一小儿面患疮，焮肿，发热恶寒，此邪在表也，先用荆防败毒散解其表邪；次用七味白术散固其胃气而愈。

荆防败毒散，即人参败毒散加荆芥、防风。

（十）黄水粘疮

黄水粘疮即黄水疮，指生于皮肤的一种传染性脓疱性疾病，见《外科正宗》卷四。

1. 明·王肯堂《证治准绳·黄水粘疮》

荆防败毒散，治风热相搏，邪气在表，患疮疡之类寒热作痛者。

荆防败毒散：柴胡、甘草、人参、桔梗、川芎、茯苓、枳壳、前胡、羌活、独活、荆芥穗、防风（各等份），上锉细。加薄荷五叶，水一盏，煎七分，去滓温服。

2. 明·张介宾《景岳全书·外科》

头面黄水肥疮（二百九十）治小儿头面患疮，浓汁作痒，痂厚者名曰粘疮，当用此方，或止用矾、丹二味亦可。若作痒出水，水到即溃者，名曰黄水疮，当用后一方……或内服荆防败毒散等药。

荆防败毒散（三一）亦名消风败毒散。发散痘疹俱可用，及时气风毒邪热。

荆防败毒散：柴胡、荆芥穗、防风、羌活、独活、前胡、川芎、枳壳、人参、甘草、桔梗、茯苓（等份），上切细，加薄荷叶，水一盏，煎七分。去滓，温服。

（十一）龙泉疽、虎须毒

明·陈实功《外科正宗·龙泉疽虎须毒第四十五》

此二毒乃肾督二脉分合行布，骤被外邪所搏而成。龙泉疽发在人中之间，虎须毒生于地角之上。初起疙瘩，次生肿痛，渐发寒热，甚者恶心干呕，腮项俱肿。此穴忌灸，初起宜线针挑破患顶，以蟾酥饼放上膏盖，使毒有门而泄；四边焮肿，上如意金黄散敷之。内有表症者，荆防败毒散加芩、连、牛子，里症内疏黄连汤。已成欲其作脓，芎归内托散；脓成胀痛者，针之即愈。溃脓后只宜膏药换贴，其口易完。此症多生于元气壮实者，故多不必服药自愈。

荆防败毒散：荆芥、防风、羌活、独活、前胡、柴胡、川芎、桔梗、茯苓、枳壳（各一钱），甘草、人参（各五分），生姜三片，水二盅，煎八分，食远服，寒甚加葱三枝。

（十二）黄耳伤寒

本病为风毒入耳而引起的发热化脓性疾患。清·张石顽《伤寒绪论》："风温时毒，先犯少阳，续感暴寒而发，乃太少两阳合病，状类伤寒，以其两耳发黄。"初起常有发热，头痛，耳痛，耳聋；婴儿表现烦躁不安，数日后鼓膜穿破，则耳道有脓溢出。类似西医学中的化脓性中耳炎、耳源性颅内感染。

1.清·蔡贻绩《医学指要·卷五·伤寒类症凶症指要》

凡耳中策策痛者，是风入肾经也，不治则变恶寒发热，脊强臂直，如痉之状，名黄耳伤寒，宜小续命汤去附子，加僵蚕、天麻、羌活、独活，次用荆防败毒散加细辛、白芷、蝉蜕、黄芩、赤芍、紫金皮。

荆防败毒散：桔梗、荆芥、防风、白茯苓、川芎、枳壳、羌活、独活、柴胡、前胡、薄叶、生姜（引）。

2.民国·何廉臣《增订通俗伤寒论·证治各论·伤寒兼证》

以荆防败毒散加减（方药服法载前疫疟门中），辛散风毒以解表。

荆芥、防风、薄荷、连翘、牛蒡各三钱，柴胡、前胡各钱半，羌活、独活各一钱，橘红、枳壳、桔梗各二钱，紫金片、生甘草各一钱，研粗末，每服七钱，开水泡取清汤，随漱随咽，日二服，夜二服。

三、口咽部疾病

（一）牙痈

牙痈又名附牙痈、牙蜞风，多由阳明胃经火毒郁而不宣，上攻牙龈所致。症见牙龈深处肿起，胀硬，焮红疼痛，甚则肿连腮颊，或发寒热，口臭便秘。相当于西医学中的急性根尖周炎、牙周脓肿等病。

1.清·吴谦《外科心法要诀·卷五·齿部》

证由阳明胃经热毒所致。生于牙床，坚肿疼痛，身发寒热，腮颊浮肿。初宜服荆防败毒散。

荆防败毒散：荆芥、防风、羌活、独活、前胡、柴胡、桔梗、川芎、枳壳（麸炒）、茯苓（各一钱），人参、甘草（各五分），生姜三片，水二盅，煎八分，食远服，寒甚加葱三枝。

2.清·易凤翥《外科备要·卷一、证治·齿部》

生于牙床，由阳明胃经热毒所致。初起坚肿疼痛，腮颊浮肿，发热恶寒，宜服荆防败毒散。

荆防败毒散：荆芥穗、防风、羌活、柴胡、前胡、枳壳、桔梗、川芎、茯苓（各一钱），甘草、薄荷（各五分），生姜（三片）引，寒甚加葱白，水煎，食远服。或加金银花、连翘，随证酌之。

（二）缠喉风、乳蛾

缠喉风系指咽喉红肿疼痛，或肿痛连及胸前，项强而喉颈如蛇缠绕之状者。

乳蛾是以咽喉两侧喉核（即腭扁桃体）红肿疼痛，形似乳头，状如蚕蛾为主要症状的喉病。相当于西医学中的急性扁桃体炎。

1. 明·汪机《外科理例》

破关丹，治乳蛾、喉闭、缠喉风等症。

硼砂末（五钱），霜梅肉（一两）。

捣烂为丸如芡实大，嚼化咽下，内服荆防败毒散。重者服防风通圣散。

荆防败毒散：荆芥，防风，人参，羌活，独活，前胡，柴胡，桔梗，枳壳，茯苓，川芎，甘草（各一钱）。作一剂，水二盅，煎八分，食远服。

2. 清·冯兆张《冯氏锦囊秘录·杂症大小合参卷六·方脉喉病合参》

其间有乳鹅缠喉，二名不同，肿于咽两旁者为双鹅，易治。肿于一边者为单鹅，难治。如有恶寒表症，用荆防败毒散散之。

治余毒发痈肿

荆防败毒散：人参、赤茯苓、羌活、独活、前胡、薄荷、柴胡、枳壳、川芎、桔梗（各等份），甘草（减半）、牛蒡子、葱头水煎，本方加防风、荆芥、连翘、金银花。

（三）木舌

木舌又名舌黄鹅口、死舌，舌体肿大，板硬如木。相当于西医学中的舌血管神经性水肿、舌炎等疾患。

清·高秉钧《疡科心得集·卷上·辨木舌舌衄论》

木舌者，舌忽肿胀，转掉不仁。舌者心之苗，心者舌之本，因心经热毒而发，或因脏腑壅热，心脾积热，其气上冲而发……内服荆防败毒散，煎药内务多加山栀，乃泻火之要品也。

荆防败毒散：柴胡、荆芥、防风、羌活、独活、前胡、川芎、枳壳、人参、甘草、桔梗、茯苓。

（四）喉痹

喉痹又称喉闭，是以咽部红肿疼痛，或干燥，异物感，或咽痒不适，吞咽不利等为主要表现的疾病。古代医籍中"喉痹"的概念一直较为笼统。现代中医喉科对"喉痹"的概念已逐渐统一，系专指急慢性咽炎，根据病因病机的不同，急性咽炎又可称为"风热喉痹"或"风寒喉痹"。

1. 清·郑玉坛《大方脉·杂病心法集解·卷四》

治喉痹缠喉，轻者照大法调治……若痰壅气闭不通，用桐油钱探吐，甘草汤漱净，旋服荆防败毒散。

2. 清·易凤翥《外科备要·卷一·证治》

喉痹，痹，即闭也，由肝肺火盛，复受风寒，相搏而成……初宜疏散，服荆防败毒散汗之。

荆防败毒散：荆芥穗、防风、羌活、柴胡、前胡、枳壳、桔梗、川芎、茯苓（各一钱），甘草、薄荷（各五分），生姜（三片）引。寒甚加葱白，水煎，食远服。或加金银花、连翘，随证酌之。

四、颈项部疾病

（一）瘰疬

瘰疬又称老鼠疮，是生于颈部的一种感染性外科疾病。在颈部皮肉间可扪及大小不等的核块，互相串连，其中小者称瘰，大者称疬，统称瘰疬，俗称疬子颈。多见于青少年及原有结核病者，好发于颈部、耳后，也有的缠绕颈项，延及锁骨上窝、胸部和腋下。相当于西医学中的淋巴结结核、慢性淋巴结炎等疾患。

1. 明·王肯堂《证治准绳·瘰疬马刀》

肿痛憎寒发热，或拘急，脉浮数者，邪在表也，宜散表，以荆防败毒散加减。耳下结核肿痛，发寒热，宜荆防败毒散，表证悉退，以散肿溃坚汤。

加味败毒散，治风热上壅劲痛，或因怒气。憎寒壮热，如服四五剂不退，

宜服益气养荣汤。(即荆防败毒散,加牛蒡子、玄参)

荆防败毒散:柴胡、甘草、人参、桔梗、川芎、茯苓、枳壳、前胡、羌活、独活、荆芥穗、防风(各等份),上锉细。加薄荷五叶,水一盏,煎七分,去滓温服。

2. 清·林佩琴《类证治裁·卷之八·瘰疬结核瘿瘤马刀论治》

瘰疬生于耳前后项腋间……初起寒热拘急肿痛,邪在表也,宜荆防败毒散。

荆防败毒散、败毒散见前伤风,此再加荆芥、防风。

(二)脑疽

脑疽是中医病名。生于脑后项部的有头疽,正对口者,俗称"对口",偏于一侧者俗称"偏对口"。多由湿热交蒸或五脏蕴毒所致,症状多见灼热肿痛,颜色鲜红。

1. 清·吴谦《外科心法要诀·卷四·项部》

脑痈者,皮薄易破;脑疽者,皮厚难破。初起有表证,令人寒热往来,宜服荆防败毒散。

荆防败毒散:荆芥、防风、羌活、独活、前胡、柴胡、桔梗、川芎、枳壳(麸炒)、茯苓(各一钱),人参、甘草(各五分),生姜三片,水二盅,煎八分,食远服,寒甚加葱三枝。

2. 清·易凤翥《外科备要·卷一、证治·颈项部》

俗名对口发,生项后入发际中窝、正对口处,属督脉,是阳亢热极而生……初起有表症者,令人寒热往来,宜服荆防败毒散。

荆防败毒散:荆芥穗、防风、羌活、柴胡、前胡、枳壳、桔梗、川芎、茯苓(各一钱),甘草、薄荷(各五分),生姜(三片)引,寒甚加葱白,水煎,食远服。或加金银花、连翘,随证酌之。

(三)百脉疽

百脉疽又名脉疽。痈发于颈部,初起漫肿,环绕颈项,色紫红,疼痛不能转动,食难,气逆咳嗽,身体大热。如脓成即切开引流,迟则毒攻咽喉。有脓稠者为顺,反之为逆。相当于颈部蜂窝织炎。

清·易风翥《外科备要·卷一、证治·颈项部·百脉疽》

初发漫肿，大小数块，环绕颈项，其色紫红，焮热木痛，气逆咳嗽，不思饮食，其发引耳……初起有表症者，服荆防败毒散（天）汗之。

荆防败毒散：荆芥穗、防风、羌活、柴胡、前胡、枳壳、桔梗、川芎、茯苓（各一钱），甘草、薄荷（各五分），姜（三片）引，寒甚加葱白，水煎，食远服。或加金银花、连翘，随证酌之。

（四）鱼尾毒

本病出《外科大成》卷二，多由足太阳膀胱经湿热凝结而成。生于项后发际两旁角处，脑后发之旁，属浅表轻症，易成脓，治同外痈。相当于枕后化脓性淋巴结炎。

清·易风翥《外科备要·卷一、证治·颈项部·鱼尾毒》

生项后发际两旁角处，俗名燕尾，即偏对口之小症也。由足太阳膀胱经湿热凝结而成，或在左，或左右，或双，或单，皆属轻浅，初起服荆防败毒散。

荆防败毒散：荆芥穗、防风、羌活、柴胡、前胡、枳壳、桔梗、川芎、茯苓（各一钱），甘草、薄荷（各五分），生姜（三片）引，寒甚加葱白，水煎，食远服。或加金银花、连翘，随证酌之。

五、躯干部疾病

（一）发背

本病相当于西医学所说的背痈、背部急性化脓性蜂窝织炎。

1.清·林佩琴《类证治裁·卷之八·发背搭手论治》

背文正脊，分上中下三发，俱属督脉经……初起皆如粟米，焮痛麻痒，寒热拘急，宜隔蒜灸……有表症者，寒热无汗，荆防败毒散汗之。

荆防败毒散，败毒散见前伤风，此再加荆芥、防风。

2.清·鲍相璈《验方新编·卷二十四·疗疮部·上中下三发背》

"俱属督脉经，皆由火毒而成……如有表症，发热恶寒，脉浮无汗者，服荆防败毒散汗之。"又"虽云由火毒而成，然未有不由阴虚而致者。《经》去：

督脉经虚，从脑而出，膀胱经虚，从背而出，故不可专泥如火治法，所以禁用寒凉也。"

荆防败毒散：治肿腮漏腮。荆芥、防风、羌活、独活、柴胡、前胡、川芎、枳壳、桔梗、茯苓各一钱，甘草五分，薄荷三分，水煎服。

（二）甘疽

《灵枢·痈疽》："发于膺，名曰甘疽。"多由忧思气结而成。生于胸部中府穴下，初起如谷粒，色青，逐渐长大形如瓜蒌，色转紫红，坚硬疼痛，憎寒壮热。溃脓，稠者为顺；若过十天、半月，不成脓，寒热不解，脉见浮数者为逆。

1. 清·吴谦《外科心法要诀·卷六·胸乳部·甘疽》

此证由忧思气结而成……初宜服荆防败毒散，以疏散寒热。

荆防败毒散：荆芥、防风、羌活、独活、前胡、柴胡、桔梗、川芎、枳壳（麸炒）、茯苓（各一钱），人参、甘草（各五分），生姜三片，水二盅，煎八分，食远服，寒甚加葱三枝。

2. 清·郑玉坛《彤园医书（妇人科）·卷六·乳疾门·甘疽》

生乳上肉高耸处，属脾经中府穴之下。由忧思气结而成……初起宜服荆防败毒散。

荆防败毒散：荆芥穗、防风、羌活、独活、柴胡、全胡（前胡）、枳壳、桔梗、茯苓、川芎、陈皮、甘草，引用生姜、葱，先服数剂，疏散寒热。

（三）肩中疽、干疽、过肩疽

肩中疽出《外科真诠》卷上。无头疽生于肩中廉（肩峰正中）者，属三焦、胆二经。

干疽为肩疽之生于肩的前廉部位。相当于西医学中的化脓性肩关节炎。

过肩疽出《证治准绳·疡医》卷三。无头疽生于肩之后廉（肩峰后侧），属小肠经。

清·吴谦《外科心法要诀·卷八·肩部·肩中疽、干疽、过肩疽》

疮势无论大小，惟在发源之处命名。总由湿热风邪郁成，亦有负重瘀血凝结而成……初起有表证者，俱宜荆防败毒散汗之。

荆防败毒散：荆芥、防风、羌活、独活、前胡、柴胡、桔梗、川芎、枳壳（麸炒）、茯苓（各一钱），人参、甘草（各五分），生姜三片，水二盅，煎八分，食远服，寒甚加葱三枝。

（四）髃疽

髃疽指无头疽生于肩之后下方肩贞穴处者。

清·吴谦《外科心法要诀·卷八·肩部·髃疽、肩风毒》

髃疽，生于肩之后下，腋之后外微上，岐骨缝之间，经属小肠肩贞穴，由风火凝结而成。初起如粟，坚硬肿痛，肩臑拘急，不能举扬。初服荆防败毒散。

荆防败毒散：荆芥、防风、羌活、独活、前胡、柴胡、桔梗、川芎、枳壳（麸炒）、茯苓（各一钱），人参、甘草（各五分），生姜三片，水二盅，煎八分，食远服，寒甚加葱三枝。

（五）缺盆疽

缺盆疽指痈疮生于锁骨上窝处者。

清·高秉钧《疡科心得集·卷上·辨缺盆疽臑痈胛痈论》

缺盆疽者，生肩前陷中……此足阳明、手足少阳经积热聚湿所发。宜急治之……初宜蟾酥丸发汗解毒，更与荆防败毒散，溃后宜用补托。

荆防败毒散：柴胡、荆芥、防风、羌活、独活、前胡、川芎、枳壳、人参、甘草、桔梗、茯苓。

（六）脾发疽

本病出《证治准绳·疡医》卷三，指有头疽生于胸胁部食窦穴（第五肋间，前正中线旁开六寸）处，多由饮食不节、脾经积火成毒而发。

清·吴谦《外科心法要诀·卷六·胸乳部》

此证生于心窝下两旁，属脾经食窦穴，无论左右俱生之，皆由过食炙爆、厚味、药酒，以致脾经积火成毒而发……初服荆防败毒散汗之。

荆防败毒散：荆芥、防风、羌活、独活、前胡、柴胡、桔梗、川芎、枳壳（麸炒）、茯苓（各一钱），人参、甘草（各五分），生姜三片，水二盅，煎八分，食远服，寒甚加葱三枝。

六、上肢部疾病

（一）臂痈、臂疽

臂痈出《证治准绳·疡医》卷二，又名藕节毒，多生于臂之外侧，症见焮热、疼痛，相当于前臂浅表部脓肿。

臂疽为臂痈之平陷紫暗坚硬木痛溃迟者。

清·郑玉坛《彤园医书（外科）·卷之三·外科病症》

红肿热痛外溃者为痈，平塌不痛溃迟者为疽。皆由荣卫不周，感受风邪，逆于肉里而成。初起形如粟粒，憎寒壮热，宜服荆防败毒散汗之。

荆防败毒散，治痈疽疮疡斑疹诸毒初起，焮肿，憎寒壮热，头痛背强，脉浮或兼洪弦用此汗之。

荆防败毒散：荆芥穗、防风、羌活、独活、柴胡、前胡、枳壳、桔梗、川芎、茯苓（各一钱），甘草、薄荷（各五分），生姜、葱白引，或加金银花、连翘。

（二）肘痈

肘痈出《外科大成》卷二，指生于肘部的痈，由心肺两经风火毒邪凝结而成，肘部高肿焮热疼痛，活动受限。相当于西医学的肘部急性化脓性淋巴结炎。

清·吴谦《外科心法要诀·卷八·臑部》

此证生于肘之围绕，暴发高肿，焮热，色红，疼痛，由心、肺风火之邪，稽留凝滞而成……初服荆防败毒散汗之。

荆防败毒散：荆芥、防风、羌活、独活、前胡、柴胡、桔梗、川芎、枳壳（麸炒）、茯苓（各一钱），人参、甘草（各五分），生姜三片，水二盅，煎八分，食远服，寒甚加葱三枝。

（三）腕痈

腕痈出《证治准绳·疡医》卷三，又名手腕痈、手屈发、手牛押屈、龟毒、鼓槌风、手腕疽。由三阳经风火凝结而成。患处高肿红赤作痛，腕部活动受限。相当于西医学中的急性化脓性腱鞘炎、间隙脓肿。

清·易凤翥《外科备要·卷二·证治》

生于手腕背面骨缝中，属手三阳经，由风火凝结而成……初服荆防败毒散汗之。

荆防败毒散：荆芥穗、防风、羌活、柴胡、前胡、枳壳、桔梗、川芎、茯苓（各一钱），甘草、薄荷（各五分），生姜（三片）引，寒甚加葱白，水煎，食远服。或加金银花、连翘，随证酌之。

（四）手发背

此证生于手背中渚、液门二穴，属手三阳经，由风火与湿凝滞而成。初起形如芒刺，渐觉疼痛，若高肿红活，焮热溃速者为痈；若漫肿坚硬，无红无热，溃迟者为疽。凡溃后筋骨露者难愈。属于手背部急性化脓性感染。

清·高秉钧《疡科心得集·卷上·辨手发背手心毒托盘疔论》

手发背……由风热相乘，气血壅滞而结……初宜俱用荆防败毒散，次用黄连解毒汤，或犀角地黄汤。

荆防败毒散：柴胡、荆芥、防风、羌活、独活、前胡、川芎、枳壳、人参、甘草、桔梗、茯苓。

七、下肢部疾病

（一）便毒、便痈

①指肛门前后生疮。②指两侧腹股沟及阴部肿痛的病症。

1. 明·薛己《外科经验方·便痈》

荆防败毒散，治便痈发寒热，或头痛拘急。（方见前）

人参败毒散，加荆芥、防风名荆防败毒散。治痈疽、疔肿、发背、乳痈等证，憎寒壮热，甚至头痛拘急，状似伤寒者，宜服一二剂以衰其毒，轻则内自消。若至六七日不消，可服托里消毒散。

人参、前胡、柴胡、羌活、独活、川芎、桔梗、枳壳（麸炒）、茯苓、甘草（各一钱），作一剂，水二盅，煎八分，食远服。如热甚，或痛甚者加黄芩、黄连。大便不通，量加大黄（煨）、朴硝（芒硝）。

2. 明·王肯堂《证治准绳·便毒》

荆防败毒散，治便痈，发寒热或拘急疼痛。（方见肿疡）

憎寒发热，荆防败毒散。

荆防败毒散：柴胡、甘草、人参、桔梗、川芎、茯苓、枳壳、前胡、羌活、独活、荆芥穗、防风（各等份），上锉细。加薄荷五叶，水一盏，煎七分，去滓温服。

3. 清·郑玉坛《彤园医书（妇人科）·卷六·前阴门》

初如杏核，渐如鹅卵，坚硬木痛，微热不红，寒热往来。初服荆防败毒散。

（二）阴包毒

阴包毒见《外科启玄》卷七，又名阴包毒疮，指生于大腿内侧阴包穴之外痈。

清·高秉钧《疡科心得集·卷中·辨大腿痈阴包毒论》

阴包毒，生于大腿内阴包穴，是足厥阴肝经风热之毒，兼挟湿浊而成……宜服荆防败毒散，或黄芪柴胡汤，此汤治腿内近股痈疽，大有神效。

荆防败毒散：柴胡、荆芥、防风、羌活、独活、前胡、川芎、枳壳、人参、甘草、桔梗、茯苓。

（三）筋疝

筋疝是古病名，指阴茎痛痒，挺纵不收，出白如精之症，多因房室劳伤所致。

清·沈金鳌《杂病源流犀烛·卷二十八·前阴后阴病源流》

筋纵痒痛出白津者，此即筋疝也。有肉突出，久不愈者，必成广疮也（宜荆防败毒散以防之）。

荆防败毒散〔便痈〕：荆芥、防风、羌活、独活、柴胡、前胡、人参、赤茯苓、桔梗、枳壳、川芎（各一钱），甘草（五分）。

（四）杨梅疮

杨梅疮为感染梅毒螺旋体引起的一种全身性疾病，见《疮疡经验全书》卷六，又名霉疮、广疮、时疮、棉花疮。由气化（间接）传染和精化（接触）传染而得。临症先患下疳，或患横痃，然后发杨梅疮。发病前有全身性发热、头痛、骨节酸痛、咽痛，随即出现皮肤病变。外阴局部皮肤先起红晕，后发斑片（名杨梅斑），形如风疹（名杨梅疹），状如赤豆，嵌于肉内（名杨梅痘），疹粒破烂，肉反突出于外（名翻花杨梅）。后期毒侵骨髓、关节或流窜脏腑，统称杨梅结毒，治宜清血解毒。

1. 明·徐春甫《古今医统大全》

此疮乃湿热邪所成，亦疮之最恶者。要看表里虚实，先须发散，攻去其邪毒，次用调和血气，庶无再作之患。疮形高突而似杨梅，故名其名。北方名天疱疮，非也。

表实者，宜先解表（荆防败毒散）。湿胜者，宜先导湿（羌活苍术胜湿汤、五苓散）。里实者，宜先疏里（内疏黄连汤）。表里俱实，宜解表攻里（防风通圣散）。始然治之，须量人虚实用药轻重；解攻之后，再调气血，滋补元气，要忌厚味。

天疱疮

此病多湿热为源，属表者多。脉浮发热拘急者，要发散，用荆防败毒散；脉沉二便秘涩者，解表兼攻其里，防风通圣散。

荆防败毒散治一切疮疡时毒，肿痛发热，左手脉浮数。

荆防败毒散：荆芥、防风、人参、羌活、独活、前胡、柴胡、桔梗、枳壳、茯苓、川芎、甘草（各一钱），即人参败毒散加荆芥、防风。水二盏，煎八分，食后服。

2. 清·沈金鳌《杂病源流犀烛·卷二十八·前阴后阴病源流》

三阴蚀疮，由热结下焦，经络涩滞……若不早治，经久溃烂，侵蚀肌肉，脓血不止，即为下疳，又不愈，必为杨梅疮，宜服药预防（宜仙遗粮汤或荆防败毒散）。

荆防败毒散〔便痈〕：荆芥、防风、羌活、独活、柴胡、前胡、人参、赤茯苓、桔梗、枳壳、川芎（各一钱），甘草（五分）。

（五）肾囊痈

肾囊痈指阴囊生痈，红肿疼痛，甚则化脓的病证，又称囊痈。见《医宗金鉴·外科心法要诀》："（肾囊痈）此证生于肾囊，红肿，焮热疼痛，身发寒热，口干饮冷，由肝肾湿热下注肾囊而成。"相当于西医学中的阴囊脓肿、阴囊蜂窝织炎。

清·吴谦《外科心法要诀·卷九·下部·肾囊痈》

此证生于肾囊，红肿，焮热疼痛，身发寒热，口干饮冷，由肝、肾湿热下注肾囊而成。初起宜服荆防败毒散汗之。

荆防败毒散：荆芥、防风、羌活、独活、前胡、柴胡、桔梗、川芎、枳壳（麸炒）、茯苓（各一钱），人参、甘草（各五分），生姜三片，水二盅，煎八分，食远服，寒甚加葱三枝。

（六）上马痈、下马痈

上马痈出《疡科准绳》卷四，即生于左臀下褶纹中之外痈。

下马痈出《疡科准绳》卷四，即生于右臀下褶纹中之外痈。

二者相当于臀褶处脓肿。

清·易凤翥《外科备要·卷一·证治·臀部》

左上、右下，生臀肉之下皱纹中，属膀胱经湿热兼七情不和，忧愤凝结而成……初服荆防败毒散以退寒热。

荆防败毒散：荆芥穗、防风、羌活、柴胡、前胡、枳壳、桔梗、川芎、茯苓（各一钱），甘草、薄荷（各五分），生姜（三片）引，寒甚加葱白，水煎，食远服。或加金银花、连翘，随证酌之。

（七）穿踝疽

穿踝疽即发于踝关节的附骨疽。《外科正宗》卷四："穿踝疽，乃足三阴湿热下流停滞而成。初起内踝肿痛，痛彻骨底，举动艰辛，甚则窜及外踝通肿。有头者属阳，易破；无头者属阴，难溃。"相当于西医学的踝关节急性化脓性骨髓炎。

1.明·陈实功《外科正宗·穿踝疽第四十七》

穿踝疽，乃足三阴湿热下流停滞而成。初起内踝肿痛，疼彻骨底，举动艰辛，甚则串及外踝通肿。有头者属阳，易破，无头者属阴，难溃。此二者，初起必寒热交作，宜荆防败毒散加牛膝散之，日久脓成胀痛者针之。腐而不敛孔大者，玉红膏培之；形体虚弱者补之。此症若不早治，因循致成废疾也有矣。

荆防败毒散：荆芥、防风、羌活、独活、前胡、柴胡、川芎、桔梗、茯苓、枳壳（各一钱），甘草、人参（各五分），生姜三片，水二盅，煎八分，食远服，寒甚加葱三枝。

2.清·易凤翥《外科备要·卷二·证治》

先从内踝骨发起，串及外踝骨，致令内外通肿。由脾经湿寒下注，血涩气阻而成……宜服荆防败毒散汗之。

荆防败毒散：荆芥穗、防风、羌活、柴胡、前胡、枳壳、桔梗、川芎、茯苓（各一钱），甘草、薄荷（各五分），生姜（三片）引，寒甚加葱白，水煎，食远服。或加金银花、连翘，随证酌之。

（八）外踝疽

外踝疽见《证治准绳·疡医》卷四，即生于外踝处的附骨疽。相当于外踝部的急性化脓性骨髓炎。

清·高秉钧《疡科心得集·卷中·辨外踝疽内踝疽论》

外踝疽，即脚拐毒，俗名穿拐毒，属足三阳经脉络也。由湿热下注、血凝气滞而成。……如有红晕者，宜服荆防败毒散加牛膝，脓熟针之，后兼用托补法。

荆防败毒散：柴胡、荆芥、防风、羌活、独活、前胡、川芎、枳壳、人参、甘草、桔梗、茯苓。

（九）马坜串

马坜串，又称走散流注，是流注的一种，多发于四肢。

1.明·王肯堂《证治准绳·流注》

诸马坜有热者，用去热散，有表者用荆防败毒散，有里者用内疏黄连汤，有表复有里者用追疔夺命汤。

荆防败毒散：柴胡、甘草、人参、桔梗、川芎、茯苓、枳壳、前胡、羌活、独活、荆芥穗、防风（各等份），上锉细。加薄荷五叶，水一盏，煎七分，去滓温服。

2. 清·沈金鳌《杂病源流犀烛·卷二十七·腰脐病源流》

薛立斋曰：有马坠串者，名走散流注，外形微肿，骨内疼痛，因风热走散四肢，治当疏风散热，不可针烙。缪仲淳曰：马坠串，名不一种，但有热者用去热散，有表者用荆防败毒散。

荆防败毒散〔便痈〕：荆芥、防风、羌活、独活、柴胡、前胡、人参、赤茯苓、桔梗、枳壳、川芎（各一钱），甘草（五分）。

（十）臁疮

臁疮指生于小腿的溃疡，见《疮疡经验全书》卷六。又名裙边疮、烂腿，多由湿热下注、瘀血凝滞经络所致。局部常有破损或湿疹等病史。本病生于小腿臁骨（胫骨）部位，初起痒痛红肿，破流脂水，甚则腐烂，皮肉灰暗，久不收口。治宜清热利湿，和营解毒。

1. 明·张介宾《景岳全书·外科》

治臁疮湿毒疮……作隔纸膏贴之，更服荆防败毒散。

荆防败毒散（三一）亦名消风败毒散。发散痘疹俱可用，及时气风毒邪热。

荆防败毒散：柴胡、荆芥穗、防风、羌活、独活、前胡、川芎、枳壳、人参、甘草、桔梗、茯苓（等份），上切细，加薄荷叶，水一盏，煎七分。去滓，温服。

2. 清·蒋示吉《医宗说约·卷之五·臁疮》

臁疮红者多热，肿者多湿……初起者，风热湿毒为多，日久者下陷。湿热为胜初起者，荆防败毒散加牛膝、木瓜、米仁（薏苡仁），湿胜加苍术，热甚加黄柏，痒甚倍防风，大便结者加酒煮大黄，痛甚加乳没。

荆防败毒散：防风、荆芥、羌活、独活、柴胡、前胡、薄荷、连翘、桔梗、枳壳、川芎、茯苓、甘草、金银花、生姜。水二盅，煎八分。

3. 清·日本山田元伦、村上等顺《名家方选·下部病》

治臁疮奇方：荆防败毒散，加雁来红，水煎服最妙。

第六节 儿科疾病

小儿丹毒

小儿丹毒是指小儿体表忽患燉赤如丹涂之状者，出《备急千金要方》卷二十二丹毒第四。小儿丹毒一般发病较急，在发病初期多数患儿有一些前驱症状，表现为突然寒战、高热，体温可达39~40℃，伴有全身不适、恶心、呕吐，婴儿有时会出现高热惊厥。继之在患部出现红肿，周围境界比较清楚，自觉灼热、疼痛，局部淋巴结肿大。化验检查白细胞增高，同时中性粒细胞也会增高。小儿丹毒一般多发生于面部、腹部和小腿部位。相当于西医的急性网状淋巴管炎。

1. 明·张介宾《景岳全书·外科》

小儿丹毒。此毒多生头面四肢，色赤或肿，游走不定，甚者宜用前瓷锋砭法，使毒血遇刺皆出，更以神功散敷之，内服荆防败毒散，或五福化毒丹，若使毒气入腹则不治。或愈而复发，皆因母食辛辣炙煿以致肉热，宜于母药中加漏芦煎服，或令自服亦愈。

荆防败毒散：柴胡、荆芥穗、防风、羌活、独活、前胡、川芎、枳壳、人参、甘草、桔梗、茯苓（等份），上切细，加薄荷叶，水一盏，煎七分。去滓，温服。

2. 明·薛己《外科经验方·小儿丹毒》

治小儿丹毒，多生头面四肢，色赤游走不定，用细瓷器击碎，取有锋芒者一块，以箸一根劈开头尖夹之，用线缚定，两指轻撮筋稍，令磁芒正对患处，悬寸许，再用箸一根，频击筋头，令毒血遇刺皆出。更以神功散敷之，内服荆防败毒散，或五福化毒丹。入腹者不治。

人参败毒散，加荆芥、防风名荆防败毒散。治痈疽、疔肿、发背、乳痈等证，憎寒壮热，甚至头痛拘急，状似伤寒者，宜服一二剂以衰其毒，轻则内自消。若至六七日不消，可服托里消毒散。

　　人参、前胡、柴胡、羌活、独活、川芎、桔梗、枳壳（麸炒）、茯苓、甘草（各一钱）作一剂，水二盅，煎八分，食远服。如热甚，或痛甚者加黄芩、黄连。大便不通，量加大黄（煨）、朴硝（芒硝）。

第四章 荆防败毒散的现代临床应用

第一节 内科

一、传染性疾病

（一）流行性感冒

流行性感冒（influenza）简称"流感"，是由流感病毒所引起的一种具有高度传染性的急性呼吸道传染病。本病传播迅速，流行广泛，一年四季均可发病，但以冬春季为多见。流感分为甲、乙、丙三型。甲型常引起反复流行和大流行，平时可为散发。临床特点是起病急，全身中毒症状较重，如发热、头痛、全身酸痛，呼吸道局部症状较轻。中医文献中流感与"时行病""时气""时行感冒""风温""冬温"相似。

【病因病机】流感多由非时之气，或天时暴戾之气乘虚侵袭肺卫，或从口鼻而入，或从皮毛内侵，而致卫表不和，肺失宣肃，病情重而多变，往往相互传染，造成广泛流行，且不限于季节性，同时又易于内陷脏腑或变生他病。正如《诸病源候论·时气令不相染易候》曰："夫时气病者，此皆因岁时不和，温凉失节，人感乖戾之气而生，病者多相染易。"

【临床应用】窦志强用荆防败毒散加减治疗 8 例非重症甲型 H1N1 流感辨证属寒者，取得了较好的疗效。根据甲型 H1N1 流感属寒者的临床特点，初起恶寒、无汗、周身疼痛，苔白或白腻，脉浮或浮紧者，宜选荆防败毒散加减治疗：荆芥 15g（后下），防风 10g，羌活 15g，独活 15g，川芎 10g，柴胡 15g，前胡 10g，桔梗 6g，枳壳 10g，茯苓 10g，甘草 6g；对于寒邪从阳化热，发热逐渐加重，高热持续不退，或呕吐，腹泻，乏力，周身酸痛，咽痛，苔白腻，脉弦滑或滑数者，宜选荆防败毒散合九味羌活汤加减治疗：荆芥 15g

（后下），防风 10g，独活 15g，羌活 15g，川芎 10g，柴胡 15g，前胡 10g，桔梗 6g，枳壳 10g，细辛 3g，苍术 10g，白芷 10g，黄芩 6g，生地黄 5g，甘草 6g；若寒邪入里损伤阳气，见恶寒或畏寒，四肢厥冷，呕吐不渴，腹痛腹泻，苔白滑，脉弱，宜选荆防败毒散合急救回阳汤加减治疗：荆芥 15g（后下），防风 10g，羌活 15g，独活 15g，川芎 6g，柴胡 10g，前胡 10g，桔梗 6g，枳壳 10g，制附片 10g（先煎 1 小时），桂枝 10g，麻黄 6g，细辛 3g，干姜 10g，甘草 6g。疗程为 2~3 天。结果全部患者临床主要症状消失，验试纸检测甲型 H1N1 流感病毒核酸阴性，均治愈出院。

【按语】中医学认识瘟疫是根据患者临床征象而辨证论治，因此，无论病毒变异与否，中医瘟疫理论与实践优势是治疗甲型 H1N1 流感的有效途径，也是提高临床疗效的关键。甲型 H1N1 流感病情与发病季节、个体体质以及病毒变异密切相关，表现错综复杂，病情演变与转归不一，对甲型 H1N1 流感属寒者当辛温解肌，透邪解毒，运用荆防败毒散治疗，疗效显著。

（二）登革热

登革热（dengue fever，DF）是由登革病毒（dengue virus，DENV）引起的，主要通过埃及伊蚊或白纹伊蚊叮咬传播的急性传染病，是分布最广、发病最多、危害较大的一种虫媒病毒性疾病。临床上以发热、头痛、眼眶痛、关节肌肉疼痛、皮疹为主要特征；登革热属中医学"疫病"范畴。

【病因病机】登革热发自长夏秋初，暑热炎威迫人之时，当令暑湿疫邪最易由肌表侵袭人体，初见卫表证，暑热之邪，伤人最速，表邪未罢，速已入里，致卫气同病。暑邪每易夹湿为病。

【病案举例】张志玲治疗 1 例登革热疑似病例：

患者，男，51 岁。初诊日期：2015 年 12 月 15 日。

主诉：反复发热畏寒 2 天。患者发病前 14 天出差马来西亚 1 周，有蚊虫叮咬史，同住当地舍友于 2015 年 12 月 12 日因"反复发热数天"在当地医院诊断为登革热。患者 2 天前无明显诱因出现发热，体温达 38.7℃，轻畏寒，无汗，头重如裹，眼睑不适，全身关节肌肉酸痛，疲倦乏力。自服三九感冒冲剂、布洛芬对症处理，服药后汗出上症好转，随后上症复起，反复发热（体温 38~39℃）。

刻诊：精神差，发热，畏寒较前加重，无汗，头重如裹、轻头痛，眼塌不适，鼻塞，无流涕，全身关节肌肉酸痛，腰及下肢较重，疲倦乏力，口微苦，眠浅时醒，纳差，无咽痛口渴，无咳嗽咳痰，无心悸、胸闷胸痛，无盗汗及体重改变，无恶心呕吐，小便稍无力感，无尿频、尿急、尿痛及血尿，大便调。体温 38.5℃，神清，颜面潮红略浮肿貌，眼睑结膜充血（++），双肺未闻及干湿啰音，心（−），舌淡苔白厚边有齿痕，脉浮紧。辅助检查：WBC：3.4×10^9/L，RBC：4.78×10^{12}/L，HGB：142g/L，PLT：102×10^9/L。

西医诊断：登革热疑似病例。中医诊断：疫病。

辨证：卫气同病，以疫毒夹风寒湿，郁遏肌表经络为主。

方药：荆防败毒散加减。荆芥10g，防风10g，羌活10g，独活10g，前胡10g，柴胡10g，桔梗10g，枳壳10g，茯苓10g，川芎8g，甘草5g，蔓荆子8g，辛夷10g，薄荷（后下）6g。1剂，水煎服。

患者服药1小时后汗出溱溱，周身轻快，睡眠可，夜间无醒，次日晨起无发热，无头重如裹，无眼塌不适，颜面潮红、结膜充血较前明显减轻，腰及双下肢酸重略减，稍畏寒畏水，头皮触痛，口微苦无干渴，小便时有刺痛，纳一般，既略见效，似属对路，加量再进。处方：荆芥15g，防风15g，羌活15g，独活15g，前胡10g，柴胡15g，桔梗15g，枳壳15g，茯苓15g，川芎10g，甘草10g，葛根30g，神曲15g，淡竹叶10g，蔓荆子15g。3剂，水煎服。

2015年12月19日：服药3剂后，患者仅头皮稍触痛，腰略酸，无发热畏寒，无颜面潮红、结膜充血，胃纳、眠可，小便正常，今晨起大便稍稀溏，伴肛门灼热感，四肢渐起充血性皮疹，舌尖红，苔腻。此乃湿热胶结肠道，夹热下痢，予葛根芩连片，4粒/次，口服，3次/天，连服3天。

2015年12月27日：诸症消，无皮疹，二便调，近2日夜间入睡时全身瘙痒，大便干结难解，舌尖红苔白，脉浮数有力。此乃余邪未尽，予消风散加减，处方：当归10g，生地黄10g，防风10g，蝉蜕10g，知母10g，苦参10g，胡麻仁10g，荆芥15g，苍术10g，牛蒡子10g，石膏（先煎）10g，甘草5g，木通3g，瓜蒌子10g，柏子仁10g。4剂，水煎服。1剂药后痒愈九成，2剂药后大便始软，4剂后病痊愈，随访无异常。

【按语】患者蚊虫叮咬后感染疫毒，疫毒夹风寒湿外侵，卫气受邪为疫病。卫气同病，卫表湿重而里热轻。此例证类伤寒，热轻而湿邪尤旺，若重用寒凉，恐不能解，且湿更缠绵，故予荆防败毒散加减以透邪，先去其爪牙，使邪不盘踞经络。

二、呼吸系统疾病

（一）上呼吸道感染

上呼吸道感染（upper respiratory tract infection, URTI）简称上感，是鼻腔、咽或喉部急性炎症的总称。常见病原体为病毒，仅少数由细菌引起，其中以普通感冒最为常见，全年均可发病，但以冬春季较多，多为散在性。发病率高，传染性强，各年龄均可发病。临床表现以鼻塞、流涕、喷嚏、头痛、发热、全身不适等为其特征，属中医学"感冒""伤风"范畴。

【病因病机】本病主要是因外邪袭表，客于肺卫，致肺失宣肃，营卫失和所致。凡体质较强，正气尚盛，外邪仅侵袭肺卫，多以表证为主，尚易疏散；若体质较弱，正气不足者，则邪易内陷，症状较重，或变生他病。

【临床应用】杜鹏将 100 例急性病毒性上呼吸道感染患者随机分为两组。对照组静脉滴注利巴韦林注射液或炎琥宁注射液，1 次 / 日，3 日为 1 个疗程；观察组给予荆防败毒散口服，药用荆芥、柴胡、防风、桔梗、前胡、茯苓各 14g，独活、川芎、羌活、枳壳各 10g，甘草 6g。加减：风热者可加黄芩、桑叶、连翘；风寒者加桂枝、生姜；表寒重者加麻黄、桂枝；头痛甚者加白芷、藁本；咳嗽痰白者加陈皮、杏仁、炒莱菔子；舌苔厚腻，嗳腐吞酸者加神曲、炒谷芽；四肢酸痛者加桑枝、桂枝；项背强者加葛根；鼻塞流涕者加苍耳子、辛夷。每日 1 剂，水煎服。若体温大于 38.5℃，可酌情每日服 1.5~2 剂。3 日为 1 个疗程。结果治疗组和对照组总有效率分别为 97.5%、77.5%（$P < 0.05$）。观察组在退热起效时间及退热时间上均短于对照组，两组比较差异有统计学意义（$P < 0.05$）。

李佩播将 40 例病毒性上呼吸道感染患者随机分为中药组和西药组。中药组予以荆防败毒散。加减：热重者加生石膏；大便秘结者加熟大黄；咽痛重者加马兜铃、射干；此外尚可酌情加金银花、连翘、板蓝根、葛根等。西药组予以输液、抗生素、病毒灵等治疗。结果中药组平均开始降温的时间和恢复正常体温的时间均较西药组短（$P < 0.01$）。

季旭荣将 80 例急性病毒性上呼吸道感染患者按就诊顺序分为治疗组和对照组。治疗组口服荆防败毒散,药用荆芥、防风、柴胡、前胡、桔梗、茯苓各 12g,羌活、独活、川芎、枳壳各 10g,甘草 6g。加减:若表寒重者加麻黄、桂枝;头痛甚者加白芷、藁本;项背强者加葛根;咳嗽痰白著者加陈皮、杏仁、炒莱菔子;鼻塞流涕著者加苍耳子、辛夷;四肢酸痛著者加桑枝、桂枝;舌苔厚腻,嗳腐吞酸者加神曲、炒谷芽;再加抗病毒中药如大青叶、射干、金银花、蒲公英、薄荷、野菊花等。日 1 剂,水煎服,3 日为 1 个疗程。对照组用病毒唑注射液静脉滴注,1 次 / 日,并口服复方盐酸伪麻黄碱缓释胶囊 1 粒,12 小时 1 次,3 日为 1 个疗程。结果治疗组痊愈 31 例,显效 6 例,有效 1 例,无效 2 例,总有效率 95.0%;对照组痊愈 20 例,显效 9 例,有效 2 例,无效 9 例,总有效率 77.5%。

邹胜治疗急性病毒性上呼吸道感染 118 例,随机分为治疗组和对照组。治疗组口服荆防败毒散,药用荆芥、防风、羌活、独活、茯苓各 15g,川芎、柴胡、前胡、桔梗、枳壳、陈皮各 10g,甘草 3g。加减:风热型加黄芩、桑叶、连翘各 15g;风寒型加桂枝 15g,生姜 10g。每日 1 剂,水煎服。若体温 > 38℃,酌情可每日服 1.5~2 剂。对照组用炎琥宁静脉滴注,1 次 / 日。两组疗程均为 3 日。结果治疗组和对照组的总有效率分别为 96.61%、77.97%($P < 0.05$)。提示,荆防败毒散除了有较好的解表退热作用,还对解除鼻塞、流涕、咽痒、咳嗽等上呼吸道卡他症状均有明显疗效,抗病毒效果好,用药过程中未发现毒副反应。

赵琴兰运用荆防败毒散合玉屏风散加减治疗急性上呼吸道感染 86 例。将符合国家中医药管理局发布的《中医病证诊断疗效标准》的急性上呼吸道感染患者随机分为治疗组和对照组。治疗组予以玉屏风散合荆防败毒散加减,药用防风 15g,柴胡 8g,羌活 15g,独活 10g,桔梗 8g,炙甘草 6g,黄芪 10g,白术 10g,荆芥 15g。上药加水至高出药面为宜,武火急煎 10 分钟,饭后送服,每日 1 剂,分 2 次口服。加减:伴咳嗽者加紫菀 10g,款冬花 10g,川贝母 8g;伴咽痛者加板蓝根 10g,薄荷 10g;伴头痛者加白芷 8g,川芎 10g;高热重者加黄芩 15g,栀子 15g。对照组:予以青霉素 80 万 U/ 支,每日 800 万 U,分 2 次静脉点滴。两组患者均嘱注意休息,多饮水,高热甚时临时口服退热药,小儿剂量酌减,所有患者均连续治疗 3 日。结果治疗组 86 例,治愈 50 例,好转 33 例，未愈 3 例，总有效率为 96.5%；对照组 86 例，治愈 28 例，好转 40 例，未愈 18 例，总有效率为 79.1%。对照组未愈者继续治疗 3 日后 3 例好转，其余全部治愈。

林辉煌运用荆防败毒散治疗 48 例上呼吸道感染属风寒表实者，随机分为试验组和对照组。试验组用荆防败毒散治疗，药用荆芥 12g，防风 12g，羌活 10g，独活 10g，茯苓 10g，川芎 10g，柴胡 10g，前胡 10g，枳壳 10g，桔梗 10g，甘草 6g。加减：如咳痰不明显，只用荆芥、防风、羌活、独活、苏叶；外寒症状明显加麻黄、桂枝；夹气滞者，加紫苏梗；兼里热，去独活、川芎，加金银花、连翘、牛蒡子、板蓝根。每日一剂。对照组口服西药泰诺，疗程均为 3 天。结果试验组和对照组的总有效率分别为 91.67%、90.91%（$P > 0.05$）。

邵丹等应用荆防败毒散加减治疗急性上呼吸道感染 50 例，并观察其对外周血 T 淋巴细胞的影响。将 100 例患者随机分为治疗组和对照组。治疗组以加减荆防败毒散治疗，处方：荆芥 12g，防风 10g，羌活 15g，柴胡 9g，川芎 10g，辛夷花 12g，桔梗 9g，蝉蜕 9g，茯苓 15g，前胡 9g，甘草 6g。每日 1 剂，浸泡 20 分钟后武火煮沸改文火煎煮 15 分钟，分 2 次服，每日 1 剂。对照组口服扑感敏治疗，1 片 / 次，3 次 / 日；利巴韦林，0.15g/ 次，3 次 / 日，2 组疗程均为 3 日。结果治疗组和对照组总有效率分别为 94.0%、78.0%（$P < 0.05$）；与对照组相比，CD3$^+$、CD8$^+$水平明显降低（$P < 0.05$），提示加减荆防败毒散可能通过提高 CD3$^+$、CD4$^+$水平，降低 CD3$^+$、CD8$^+$水平，部分清除免疫抑制状态，使免疫功能在不同程度上得以恢复，调节 Th 与 Ts 之间功能平衡状态，发挥抗病毒作用，提高疗效。

段灵芳运用荆防败毒散治疗 104 例上呼吸道感染患者，发现此方疗效显著，尤其适用于以咽痛、咳嗽为主的上呼吸道感染患者。处方：荆芥 15g，防风 15g，前胡 10g，桔梗 10g，枳壳 10g，蝉蜕 10g，僵蚕 15g，法半夏 15g，陈皮 10g，茯苓 15g，竹茹 10g，甘草 3g。加减：风热型加黄芩 15g，桑叶 15g，连翘 15g，青黛 5g；风寒型加柴胡 10g，细辛 3g，羌活 15g，每日 1 剂，7 日为 1 疗程，可以连用 2 个疗程。另设 104 例患者为对照组，治疗用力克舒、严迪片及利巴韦林片，使用同常规用法。结果治疗组治愈 64 例（61.5%），好转 36 例（34.6%），无效 4 例（3.9%），总有效率为 91.2%；对照组治愈 32 例（30.8%），好转 56 例（53.9%），无效 16 例（15.3%），总有效率为 84.7%，治疗组明显优于对照组（ $P < 0.05$ ）。

卢云采用荆防败毒散治疗 138 例上呼吸道感染属风寒表实证者，取得良好疗效。将患者随机分为治疗组和对照组，治疗组予以麻黄汤及荆防败毒散合方，用东化牌中药煎药机煎熬，每次服 150mL，每 2 小时 1 次，汗出热退后改为每日 3 次，疗程为 3 天。对照组予以麻黄汤，煎服法同治疗组。治疗期间两组均不得使用具有治疗作用的其他中西药和治疗措施。结果治疗组和对照组的愈显率分别为 89.74%、76.67%（ $P < 0.05$ ），治疗组主要症状如发热、恶寒、无汗的改善优于对照组（ $P < 0.05$ ），其他症状的改善亦较对照组显著。

邓翠娟将 80 例风寒感冒患者随机分成观察组与对照组，对照组口服葛根汤颗粒，3 次 / 日，3g/ 次，连用 3 日；观察组患者口服荆防败毒散加减治疗，药用麻黄、桔梗、甘草各 6g，防风、前胡、枳壳、茯苓各 10g，川芎、独活、羌活各 15g，然后放入 300mL 水中煎煮，煎煮至 120mL 左右后，分成 2 份，早晚各服用 1 份。同时还要合并使用背部督脉及膀胱经闪火法拔罐，留罐时间为 10 分钟左右，1 次 / 日。结果观察组和对照组的总有效率分别为 90.0%、70.0%（ $P < 0.05$ ）；观察组患者平均退热时间、头痛、肢体酸痛、鼻塞流涕及咽痒咳嗽临床症状改善时间均明显短于对照组（ $P < 0.05$ ）。

吴晖等将 100 例风寒型外感热病患者随机分为治疗组和对照组。对照组口服扑尔敏，1 片 / 次，3 次 / 日，3 日为 1 个疗程；治疗组服用加减荆防败毒散治疗，药用荆芥 12g，防风 10g，羌活 15g，柴胡 9g，川芎 10g，辛夷 12g，桔梗 9g，蝉蜕 9g，茯苓 15g，前胡 9g，甘草 6g，水煎服，1 剂 / 日，分 2 次温服，3 日为 1 个疗程。观察患者退热时间、其他症状和 TNF-α、IL-1β 水平。结果加减荆防败毒散能显著降低急性上呼吸道感染患者外周血 TNF-α、IL-1β 水平，同时患者中医证候积分也显著下降（ $P < 0.01$ ），中医证候明显改善，且退热起效时间及完全退热时间优于对照组（ $P < 0.05$ ），提示加减荆防败毒散可能通过下调血清 TNF-α、IL-β 水平，而减少炎性介质释放，控制炎症反应，发挥抗炎抗病毒及免疫调节作用，提高疗效。

崔娜娟将 60 例风寒型感冒患者分为治疗组和对照组。治疗组在基础治疗同时，服用荆防败毒散加减，处方：荆芥 10g，防风 10g，茯苓 15g，生甘草 6g，枳壳 10g，柴胡 10g，前胡 10g，羌活 10g，独活 10g，川芎 10g，桔梗 6g，薄荷 10g，生姜 3g，芦根 15g，400mL 水煎服，每日 1 剂，分 2 次服用。对照组采用基础治疗，予酚麻美敏胶囊，2 粒 / 日。两组疗程均为 1 周。结果治疗组和对照组的总有效率分别为 93.33%、76.67%（$P < 0.05$）；治疗组的主要症状较对照组明显改善（$P < 0.05$）。

徐亚萍将 100 例风寒感冒患者分为治疗组和对照组，治疗组服用荆防败毒散加减治疗，药用荆芥 10g，防风 10g，党参 10g，茯苓 15g，独活 10g，柴胡 15g，前胡 10g，川芎 10g，枳壳 10g，羌活 10g，桔梗 10g，甘草 10g。加减：表证较重，加麻黄、桂枝等；鼻塞流涕明显，加苍耳子、辛夷等；咳喘明显伴有痰，加杏仁、苏子、紫菀、款冬花等；肢体关节痛剧，加独活、威灵仙等，每日 1 剂，2 次 / 日，早晚服用，连续服用 3 天。对照组服用酚麻美敏片治疗，每 6 小时一片，服用 3 日。结果治疗组和对照组痊愈率分别为 24%、20%（$P > 0.05$），而治疗组和对照组显愈率分别为 74%、66%（$P > 0.05$）。说明两组在中医证候疗效方面具有同样的疗效。治疗组和对照组治疗后中医证候相比较，在缓解恶寒、咳嗽上有显著性差异（$P < 0.05$）；而在缓解发热、头痛、肢痛方面，差异无统计学意义（$P > 0.05$），可以认为荆防败毒散在一定程度上能缓解感冒患者的临床症状。

刘洪玲将 61 例确诊为风寒感冒的患者随机分为治疗组和对照组。治疗组予以荆防败毒散加减，药用麻黄 6g，荆芥 10g，防风 10g，川芎 15g，羌活 15g，独活 15g，前胡 10g，茯苓 10g，枳壳 10g，桔梗 6g，甘草 6g。上方水煎服，4 小时 1 次，体温降至 38℃以下，改为 1 剂 / 日，早晚分服；同时配合背部督脉及膀胱经闪火法拔罐，留罐 10~15 分钟，1 次 / 日。对照组口服葛根汤颗粒，3 次 / 日，6g/ 次，两组疗程均为 3 日。结果治疗组痊愈 36.7%，显效 46.7%，有效 13.3%，无效 3.3%，总有效率 96.7%；对照组痊愈 22.6%，显效 41.9%，有效 16.1%，无效 19.4%，总有效率 80.6%，两组比较，差异有统计学意义（$P < 0.05$）。

荆防败毒散药性平和，疗效确切，祛邪而不伤正。李良用荆防败毒散治疗虚寒型感冒 120 例，疗效较好。将患者分为治疗组和对照组。治疗组用荆防败毒散加味。药用羌活 12g，前胡 15g，枳实 15g，独活 12g，桔梗 12g，茯苓 20g，川芎 10g，荆芥 10g，柴胡 12g，防风 10g。加减：严重流涕加细辛 5g，辛夷花 10g；伴随咳嗽加杏仁 10g，百部 15g，苏叶 15g；严重头痛加蔓荆子 10g，白芷 10g；口干加玉竹 12g，沙参 15g。每日 1 剂，浸泡 20 分钟后加

600mL 冷水，再用武火煎滚后用文火煎熬 15 分钟，取汁并在 8 小时后复煎 1 次，分 2 次服。对照组用琥乙红霉素，0.25g，3 次 / 日，速效伤风胶囊 1~2 粒，2 次 / 日；感冒通片 2 片，2 次 / 日，均口服。两组均 3 日为 1 个疗程，治疗 2 个疗程。结果治疗组和对照组的总有效率分别为 100%、78.3%（$P < 0.05$）。

朱盈盈将 50 例风寒外感的老年患者随机分为治疗组及对照组。治疗组采用荆防败毒散加减治疗，药用荆芥、防风、茯苓、独活、柴胡各 10g，前胡、川芎、枳壳、羌活、桔梗、薄荷各 5g，甘草 5g。加减：咽喉赤肿者加板蓝根、山豆根、木蝴蝶；鼻流清涕者加辛夷花、苍耳子；体质弱者加太子参。对照组仅口服日夜百服宁对症治疗。治疗期间若合并细菌感染，两组均可给予抗生素治疗。两组疗程均为 7 日，结果治疗组和对照组总有效率分别为 88%、56%（$P < 0.05$）。治疗组临床痊愈 8 例，显效 10 例，有效 4 例，无效 3 例；对照组临床痊愈 5 例，显效 6 例，有效 3 例，无效 11 例。

容永强等用荆防败毒散治疗老年感冒发热 56 例，临床疗效确切。药用荆芥、防风、柴胡、独活、羌活、前胡各 15g，川芎、人参、枳壳、桔梗、炙甘草各 10g，茯苓 20g。加减：无咳嗽减前胡、桔梗；舌苔薄白减茯苓；体温超过 38.5℃加生石膏 15g。加水 1000mL，煎取 500mL，分早中晚 3 服，1 剂 / 日，3 剂为 1 疗程。结果痊愈 31 例（55.4%），显效 19 例（33.9%），好转 5 例（8.9%），无效 1 例（1.8%），总有效率 98.2%。

谭茂卿运用荆防败毒散治疗 180 例虚寒型感冒患者并设对照组。治疗组以荆防败毒散治疗，药用羌活 12g，独活 12g，柴胡 12g，前胡 15g，桔梗 12g，枳实 15g，荆芥 10g，防风 10g，川芎 10g，云苓 20g。加减：如伴咳嗽加苏叶 15g，百部 15g，北杏 10g；流涕严重加辛夷花 10g，细辛 5g；头痛严重加白芷 10g，蔓荆子 10g；口干加沙参 15g，玉竹 12g。每日 1 剂，药先浸 20 分钟，加冷水 600mL，武火急煎滚后改文火慢煎 15 分钟，取汁，8 小时后又复煎 1 次。对照组予琥乙红霉素片，0.25g/ 次，3 次 / 日；速效伤风胶囊每次 1 片，2 次 / 日；感冒通片 2 片 / 次，2 次 / 日。两组均 3 日为 1 疗程，治疗 7 日。结果治疗组和对照组的总有效率分别为 100%、67.8%（$P < 0.001$）；治疗组治疗后白细胞较治疗前有显著提高（$P < 0.01$），对照组则变化不明显（$P > 0.05$）。

外感风寒，邪郁太阳，阳气郁而不得伸展而引起的眩晕，李捷根据"客者除之""寒者热之"的原则，以荆防败毒散加党参随症化裁，治疗外感性眩晕40例，疗效较好。药用荆芥10g，防风10g，柴胡10g，前胡10g，羌活10g，独活10g，川芎5g，薄荷5g，甘草7g，枳壳10g，茯苓10g，党参10~15g。每日1剂，水煎服。加减：若头晕，微恶寒，病程在10日以上，或女子正值经期，或经常感冒者，加黄芪15g，丹参15g，当归10g；若兼咽痛，鼻干，或平素稍服热药即感热者，加板蓝根15~20g，蝉衣5g；若兼痰多如泡沫者，加苏子10g，白芥子10g，莱菔子10g，兼痰多质稠者，加贝母15g；若兼胃脘不适者，加香附10g，苏叶10g，陈皮10g。一般服药2剂后，就可收到疗效。待邪去八九，改为补中益气汤或四君子汤加荆芥15g，防风10g调理善后。结果本组病例中，显效38例，改善2例。

典型病例：患者，蒋某，女，56岁。症见：头晕，恶寒轻，无发热，懒动无力，食欲不振，无汗，二便尚调，舌淡，苔薄白，脉浮。患者平素身体较差，此次因劳累而发病，曾予生脉针静脉滴注，并服中药治疗（具体用药不详），治疗半月无效。证属：卫气不固，风寒外束。治拟益气固表，疏风散寒。处方：荆芥15g，防风10g，柴胡10g，前胡10g，羌活10g，独活10g，川芎5g，枳壳10g，茯苓10g，党参15g，丹参10g，板蓝根10g，蝉衣5g，藁本10g。2剂，冷水煎服，日3服。服药2剂后，头晕明显减轻，继以荆芥、防风、羌活、独活加四君子汤调治而愈。

【病案举例】

1. 赵淳治疗感冒医案

患者，女，69岁。2014年3月17日初诊。

患者平素易感冒，2周前受凉后出现鼻塞、流涕、咽痛、咳嗽、咳少量白色泡沫痰，伴恶寒、头昏痛，到当地诊所静脉滴注先锋、病毒唑等（具体药名、剂量不详），并口服克感敏片、双黄连口服液等药，咽痛已减轻。

现症见：鼻塞，流清涕，咽痒，有时咳嗽，咳少量白色泡沫痰，神疲，乏力，胃脘不适，纳呆，便溏，小便正常。既往有高血压病史。体格检查：T：37.8℃；P：94次/分；R：18次/分；BP：140/90mmHg，咽充血明显，双肺未闻干湿性啰音。心界叩诊稍向左下扩大，HR：94次/分，律齐，各瓣膜听诊区未闻杂音。腹平软，肝脾未及，全腹无压痛及反跳痛，肠鸣正常。舌淡暗夹青边有齿痕，苔白腻微黄，脉浮。血细胞分析：WBC：4.4×10^9/L，N：

57.3%，L：34.2%；胸部正侧位片：双肺未见异常。

中医诊断：感冒。

证候：风邪袭表，脾虚肺热，痰瘀互结。

治法：疏风解表，益气清肺，化痰祛瘀。

方药：赵淳教授经验方加减荆防败毒散化裁。荆芥 10g，防风 10g，柴胡 10g，太子参 15g，京半夏 15g，茯苓 15g，广化红 15g，黄芩 10g，炒白术 15g，丹参 15g，金银花 15g，玄参 10g，前胡 10g，桔梗、浙贝母（冲）各10g，芦根 10g，甘草 5g。3 剂，水煎服，3 次 / 日，180mL/ 次，1 剂 / 日。

二诊：2014 年 3 月 20 日，患者体温正常，咳嗽已止，咽已不痒痛，鼻塞减轻，有时流清涕，饮食稍增，大便软，量少，脉浮滑，腻苔未净，继以上方去玄参、金银花、浙贝母、柴胡，加炙鸡内金 15g 治疗，3 剂。1 周后电话随访，患者已痊愈，无不适，嘱其适寒温，闲时到门诊扶正固表，增强免疫力。

2. 张德新治疗虚寒感冒医案

患者，男，58 岁。2007 年 12 月 9 日初诊。

有慢性鼻炎病史，近日受凉后出现鼻塞，流涕，喷嚏，咳嗽，头痛，恶寒，全身疼痛，纳可，寐差，舌质偏红、苔白腻微黄，脉滑。自服感冒药无效。

运用荆防败毒散加味为主方治疗，用药：荆芥、防风、柴胡、百部、白芷、桔梗、炒枳壳、川芎各 10g，羌活、独活各 12g，前胡 15g，茯苓 20g。日1 剂，上药冷水浸泡 20 分钟，武火煎开，文火 20 分钟，去药渣取汁 450mL，每次 150mL，3 次 / 日。4 剂收效。

【按语】感冒以感受风邪，邪袭卫表为外在致病因素；正气不足，表卫失固为发病之内因。正如《内经·素问评热病论》所言"邪之所凑，其气必虚"，《素问遗篇·刺法论》述"正气存内，邪不可干"，《灵枢·百病始生》曰"风雨寒热不得虚，邪不能独伤人"。正气虚损则易为外邪侵袭，特别是体虚之人，应予辛平轻剂，在疏风解表的同时，不攻伐正气。荆防败毒散中荆芥辛散气香，长于发表散风，表寒表热皆可治之；防风辛温发散，功善疗风，既可散肌表风邪，又除经络留湿，两药共奏散风止头痛之功。羌活辛苦而温，《本经逢原·卷一》谓"发汗散表，非时感冒之仙药也"，理手足太阳之风湿；

独活辛苦而微温，《本草正义》谓"祛风通络之主药，能宣通百脉，调和经络"，理足少阴肾经之风湿，二药互为表里，具有协同作用。川芎行气和血，并能祛风止头痛；柴胡解少阳胆经腠理往来之寒热，同时具有升发之效；前胡宣通肺气而降痰涎；桔梗宣肺气而止咳，枳壳理气宽膈，二药通调上下气滞，使三焦气流通畅；茯苓除湿化痰，健脾；甘草甘温益气，调和药性。众药合力使外受风邪汗解，内郁痰湿气滞通调。

（二）急性气管 – 支气管炎

急性气管 – 支气管炎（acute tracheobronchitis）是指由细菌、病毒感染以及物理、化学刺激或过敏反应等因素引起的气管 – 支气管黏膜及周围组织的非特异性炎症。本病是呼吸系统的常见病、多发病，多发病于冬春寒冷季节或由于气候突变而诱发。本病可发生于任何年龄，无明显性别差异。起病急，病程短，临床上主要症状为咳嗽，伴或不伴咳痰，大部分呈自限性，往往持续 2~3 周。急性气管 – 支气管炎多属于中医学"外感咳嗽"的范畴。

【病因病机】本病多因肺的卫外功能失调，外感六淫之邪或烟尘秽浊之气从口鼻或皮毛而入，侵袭肺系，肺气被束，肺失肃降，上逆为咳。

【临床应用】黄惠芬将 160 例急性气管 – 支气管炎属风寒犯肺证的患者随机分成对照组和观察组。两组患者均给予膀胱经姜疗，方法：患者俯卧位，露出背部，操作者位于患者右侧，取水牛角刮痧板 1 把，从上到下，从左到右，在背部涂刮痧油后刮痧至背部皮肤微红。取鲜姜自然汁 20~30mL，涂抹整个背部，于背部两侧足太阳膀胱经循行处放置鲜姜蓉 20~30g；使用保鲜膜覆盖整个背部，保留 15~20 分钟。分别于入组当天和第 3 天复诊时各治疗 1 次。对照组采用通宣理肺颗粒，9g/ 次，3 次 / 日，温开水冲服；观察组内服荆防败毒散加减，处方：荆芥 15g，防风 12g，苦杏仁 10g，柴胡 10g，白前 10g，枳壳 10g，桔梗 15g，薄荷 5g（后下），甘草 5g，紫苏叶 10g，紫菀 10g。加减：寒重束表者加炙麻黄 6g；咳嗽痰多者加橘红、姜半夏各 10g；咳嗽阵发、干咳、气急、喘鸣者加僵蚕、蝉蜕各 10g；周身酸楚、酸痛者加独活、羌活各 10g；湿重痰多、舌苔白厚腻者加厚朴、广藿香各 10g；气虚者加五指毛桃 40g；咽痛、黄脓痰者加马鞭草、木蝴蝶各 15g。1 剂 / 日，常规水煎煮 2 次，混合药液至 400mL，早晚 2 次服用。两组均为连续治疗 6 日。记录治疗前后咳嗽症状积分和咳嗽视觉模拟评分（VAS）；进行治疗前后风寒袭肺证评分，并记录各主要症状的转归情况；检测治疗前后血清 CRP、IL-4、IL-6、IFN-γ 和 TNF-α 水平。结果显示，观察组临床疗效总有效率为 95.95%，高于对照组的 84.51%（$P < 0.05$）；观察组咳嗽疗效总有效率为 97.3%，高于对照组的 87.32%（$P < 0.05$）；观察组咳嗽症状积分（日间、夜间和总分）、咳嗽 VAS 评分均低于对照组（$P < 0.01$）；观察组除鼻塞、发热外，其他风寒犯肺证各症状评分及总分均低于对照组（$P < 0.01$）；观察组咳嗽、咯痰、流清涕、肢体酸痛消失率均好于对照组（$P < 0.01$），恶寒无汗、鼻塞、咽痒、发热消失情况组间比较，差异无统计学意义（$P > 0.05$）；观察组患者血清 CRP、IL-4、IL-6 和 TNF-α 水平均低于对照组，IFN-γ 水平高于对照组（$P < 0.01$）。提示，荆防败毒散可显著改善咳嗽等症状，提高临床疗效，并具有一定的抗炎作用。

【病案举例】尹焕瑾治疗以夜咳为主的外感病证医案：

患者，女，32 岁。自 1999 年起始作咳嗽，昼轻夜重，尤以睡前为甚，多次做血常规检查、痰菌培养、胸部 X 线片及胸透检查，均无异常，某医院诊为过敏性咳嗽，经治稍缓，但仍时有反复。

2002 年 4 月 12 日初诊：届时已反复发作咳嗽 2 年有余，夜间咳甚。患者面色白，肢冷畏寒，少痰，咽痒，舌淡苔薄白，脉浮缓。

中医辨证：中阳不足，寒邪客肺。

治法：温阳通络，发表散寒。

方药：以荆防败毒散加减治疗。荆芥 12g，防风 12g，独活 6g，羌活 6g，柴胡 6g，前胡 9g，桔梗 9g，川芎 6g，桂枝 9g，细辛 3g，炙甘草 6g。水煎服，3 剂。

4 月 15 日复诊：咳嗽、咽痒明显减轻。继服 3 剂，诸症悉除，随访未复发。

【按语】引起咳嗽的病因比较复杂，《素问·咳论》："五脏六腑皆令人咳"，隋代巢元方的《诸病源候论》中有十咳之称。而夜咳的主症为咳嗽日轻夜重，多为人体阳衰阴盛，加之夜间阴寒之气，使肺阳愈虚，寒邪愈重，而咳嗽频频。治疗时，除祛风散寒之外，亦要顾护阳气，投以辛温轻平之剂。荆防败毒散既可外散风寒之邪，内又可不杀伐正气，切合夜咳之病机，实为周正祛邪之良剂。

三、咳嗽变异型哮喘

咳嗽变异型哮喘（cough variant asthma，CVA）又名咳嗽型哮喘、隐匿型哮喘，是支气管哮喘的一种特殊类型，是以慢性咳嗽为主要临床表现的一种哮喘的潜在形式。一年四季均有发病，但冬春季节为多，患者年龄相对较轻，一般在 40 岁以下，且女性居多。临床主要表现为咳嗽持续或反复发作超过 1 个月，常发生于夜间或清晨，发作性咳嗽，痰少，运动、冷空气或上呼吸道感染可使咳嗽加重，咳嗽时不伴有喘息和呼吸困难。本病属中医学"咳嗽""肺痹""肺痿""风咳""痉咳""喘证"等范畴。

【病因病机】本病的形成多因肺不能输布津液，脾不能运化水精，肾不能温化水湿，复加外感、食伤、病后等因素，使津液凝聚于肺，而致肺气失宣，痰阻气道，气逆于肺而发为本病。

【临床应用】杨德义用麻黄、麻黄根合荆防败毒散加减治疗咳嗽变异型哮喘 57 例，处方：麻黄 10g，麻黄根 10g，荆芥 12g，防风 12g，枳壳 12g，前胡 12g，柴胡 12g，茯苓 12g，川芎 12g，桔梗 12g，羌活 12g，独活 12g，甘草 9g。加减：胸胁胀痛、口苦咽干，加赤芍 12g，牡丹皮 12g；伤阴明显者加乌梅 12g，玄参 12g；神疲乏力、手脚酸软者加黄精 15g，北沙参 12g；腰膝酸软、畏寒肢冷者加补骨脂 12g，五味子 12g。儿童用量按年龄酌减。每日 1 剂，水煎分 2 次服用，1 个月为一疗程，连服 1~2 个疗程。结果治愈 18 例，显效 26 例，好转 9 例，无效 4 例。

【病案举例】张德新治疗寒哮病医案：

陈某，男，53 岁。2006 年 1 月 20 日就诊。

患者于 2 年前患咳嗽，日渐加重，背部有冷感。因居住环境差，反复感寒，咳喘痰并作，抗炎平喘药逐渐不效，见呼吸急，喉中哮鸣，胸闷动则盛，痰多，咳吐不爽，怕冷，背恶寒，脉弦紧，舌质淡红、苔白腻。血常规、胸片检查无异常。属风寒客于肺，用荆防败毒散加炙麻黄、附片，散寒发表止哮。

处方：荆芥、防风、羌活、独活、柴胡、枳壳、桔梗、炙麻黄、制附片各 10g，前胡 12g，茯苓 15g，桂枝、款冬花各 9g，甘草 3g。水煎服，1 剂/日。

6 剂后其症好转。继服上方 15 剂至今未发。

【按语】寒哮是风、寒、湿邪侵袭于肺，多为早期失治或误治，致使邪气滞于肺。闭阻肺气，气不布津，聚液生痰，痰气相搏，痰随气升，气因痰阻，气道挛急而生寒哮。风、寒、湿之邪为诱因，寒痰壅盛为主因，除喉中哮鸣、咳喘外，兼有背冷、咽痒、喷嚏、畏寒等症存在。治疗以表里兼顾，复顾兼症可也。用荆防败毒散加炙麻黄、附片散寒发表止哮，收效良好。

第二节　儿科

一、急性上呼吸道感染

小儿急性上呼吸道感染系由各种病原引起的上呼吸道炎症，简称上感，俗称"感冒"，是小儿最常见的急性呼吸道感染性疾病，也是小儿最常见的疾病。临床表现以发热、恶寒、鼻塞、流涕、喷嚏、咳嗽、头痛、全身酸痛等症状为主。本病一年四季均可发生，以冬春季节及气候骤变时发病率较高，任何年龄均可发病。本病若及时治疗，一般预后良好。

【病因病机】中医学认为小儿感冒发生的原因是机体受外邪，以感受风邪为主，风为百病之长，常夹寒、热、暑、湿、燥邪及时邪疫毒等致病。若小儿正气不足，并遇气候变化、寒温交替、调护失宜等诱因，六淫之邪均可乘虚而入，发为感冒。感冒的病位主要在肺卫，病机关键为肺卫失宣。

【临床应用】甘晓霞等应用荆防败毒散治疗小儿风寒感冒 40 例。按照就诊顺序随机分为对照组和观察组。对照组患儿采用口服利巴韦林颗粒治疗，剂量为 20~25mg/kg，3 次/日，持续治疗 7 天；观察组患儿采用荆防败毒散加减治疗，方剂为：防风 6g，荆芥 6g，独活 6g，羌活 5g，柴胡 6g，川芎 3g，枳壳 5g，桔梗 5g，茯苓 6g，薄荷 3g，前胡 6g，人参 5g，甘草 3g，生姜 1 片。加减：对于低热不退的患儿，加生石膏、黄芩、板蓝根；对全身不适、哭闹不安、病情迁延不愈患儿，加女贞子、黄芪、木香、延胡索、藿香治疗；对食欲不振、纳差患儿，加神曲、白术治疗。经水煎服，1 剂/日，分 3 次服用，持续治疗 5 天。结果：治疗 3 天内，观察组总有效率为 95.00%，对照组总有效率为 75.00%，观察组的疗效显著高于对照组，差异有统计学意义（*P*

< 0.05）；观察组退热时间、头痛、肢体酸痛、鼻塞流涕及咽痒咳嗽等临床症状消失时间均显著短于对照组组，差异有统计学意义（$P < 0.05$）。

【按语】现代药理研究指出，独活、羌活、前胡、甘草、茯苓具有抗病原微生物的作用，羌活所含的挥发油可有效解热降温镇痛；独活煎剂的镇痛、镇静剂解痉效果明显；柴胡注射液能够有效降低体温调节中枢神经元 cAMP 的合成与释放，起到解热作用；川芎挥发油可明显抑制大脑活动，川芎嗪镇痛效果明显；茯苓、桔梗也具有镇痛、镇静、解热之效；独活、羌活、前胡、茯苓、桔梗、川芎可消炎，提高机体免疫力；川芎、桔梗、柴胡具有显著的镇静解痉之效。荆防败毒散可有效退热解表，解除患者的流涕、鼻塞、咳嗽、咽痒等症状，抗病毒效果理想。综上所述，采用荆防败毒散加减治疗小儿风寒感冒可有效缓解患儿的临床症状，并提高疗效，值得临床推广应用。

二、小儿咳嗽

咳嗽是小儿常见的肺系病证，临床以咳嗽为主症。咳以声言，嗽以痰名，有声有痰谓之咳嗽。张景岳将咳嗽分为外感咳嗽与内伤咳嗽，并认为本证均属肺系受病所致。由于小儿肺常不足，卫外不固，很容易感受外邪引起发病，故临床上以外感咳嗽为多见。本病相当于西医学中的气管炎、支气管炎。《幼幼集成》谓："因痰而嗽者，痰为重，主治在脾。因咳而动痰者，咳为重，主治在肺。"本病一年四季均可发生，冬春季多见。小儿年龄越小，患病率越高。大多预后良好，部分可致反复发作，日久不愈，或病情加重，发展为肺炎喘嗽。

【病因病机】咳嗽的病因分外感与内伤，常见病因有外邪犯肺、痰浊内生、脏腑亏虚等。小儿肺脏娇嫩，藩篱疏薄，卫外不固，易为外邪所侵，故小儿咳嗽多以外感为多，内伤者少。咳嗽病位主要在肺，常涉及脾，病机为肺脏受邪，失于宣降，肺气上逆。虽《素问·咳论》云"五脏六腑皆令人咳，非独肺也"，但"咳为气逆，嗽为有痰，内伤外感之因甚多，确不离乎肺脏为患也"。清代叶天士《临证指南医案》指出："小儿咳嗽虽及他脏，但以肺脏为主。"

【临床应用】韩群英等应用荆防败毒散治疗小儿咳嗽 50 例。其中，咳嗽时间最长 1 月，最短 3 天。初治病例 14 例，病程 3~7 天；复治病例 36 例，病程 7~30 天，服抗生素及止咳药效果不明显。经西医诊断，上感 29 例，支气管炎 21 例。基本方：荆防败毒散：荆芥、防风、羌活、柴胡、前胡、川芎、枳壳、独活、茯苓、桔梗、甘草。加减：有里热者，加金银花、连翘、生石膏、栀子；湿喘者加陈皮、半夏；食积者加山楂、谷麦等。药量根据患儿年龄、病情而定，每日一剂。结果：24 例服药 3 剂后咳嗽停止，体温正常，饮食睡眠良好，舌苔淡红润泽而痊愈；12 例服药 6 剂而痊愈；14 例服药 9 剂而痊愈。

【病案举例】尹焕瑾治疗小儿夜咳医案：

女，11 岁，2002 年 10 月 16 日初诊。

患者于 3 个月前发热、咽痛、咳嗽，经静滴青霉素、病毒唑等药物治疗，余症好转，唯咳嗽持续难愈，夜间尤甚。诊时见咳嗽，痰白黏稠，鼻塞声重，咽微痛，纳差，神疲。舌红，苔薄白，脉浮紧。

中医辨证：表阳不足，风寒束肺。

处方：荆芥 6g，防风 6g，独活 3g，羌活 3g，柴胡 6g，前胡 3g，桔梗 3g，川芎 3g，茯苓 9g，半夏 6g，紫苏叶 6g，桂枝 6g，细辛 3g，炙甘草 3g。水煎服，3 剂。

10 月 19 日复诊：咳嗽、多痰、咽痛等症明显好转，但服药后觉恶心不适。前方去桔梗、羌活，继服 3 剂巩固疗效，1 个月后随访未复发。

【按语】咳嗽夜间加重者，多由阴邪过盛阳为所遏，或阳气亏虚无以御外，风寒外束，肺气不疏所致。昼属阳，夜为阴。入夜则阳气渐衰而阴邪愈盛，故咳嗽更甚。至晨则阳气渐复，阴邪受制，故昼则咳轻。综观荆防败毒散全方，荆芥、防风、羌活、独活、川芎等药性味多辛温，功可发表散寒、祛风通络，柴胡升清阳、和表里，桔梗开宣肺气，配以桂枝、细辛加强温阳通脉、发表散寒之功效，则阳气得复，阴邪消散，夜咳自能痊愈。实践证明，该方对于以夜咳为主要症状的外感病证确有良效。

三、水痘

水痘是由水痘时邪（水痘 – 带状疱疹病毒）引起的一种以皮肤出疹为主的急性呼吸道传染病，临床以发热，皮肤黏膜分批出现红色斑丘疹、疱疹、结痂，且同时存在为主要特征。因疱疹内含水液，形态椭圆，状如豆粒，故称为水痘。由于水痘疱疹形态不同，尚有"水疱""水花""水疮"等别名。本病一年四季均可发生，以冬春两季发病最多。任何年龄皆可发病，以 6~9 岁学龄期儿童最为多见。

【病因病机】本病为感受水痘时邪，主要病机为时邪蕴郁肺脾，湿热蕴蒸，透于肌表。病位在肺脾。

【临床应用】朱晓园等应用荆防败毒散治疗水痘 38 例。其中男 1 例，女 2 例，年龄 3~14 岁。方药组成：荆芥、防风各 12g，羌活、独活、柴胡各 10g，升麻 6g，葛根 12g，薄荷（后下）10g，甘草 3g。1 剂 / 日，煎汁分 2 次服，疗程 1~2 周。结果：治疗 1~2 周后，38 例中痊愈 37 例，未愈 1 例，总有效率为 97.4%。

【按语】本病的发生主要是由于外感时邪病毒，内有湿热蕴郁，时邪病毒以口鼻而入。口鼻为肺之通道，肺主皮毛、主肃降，邪伤肺卫，宣通肃降失常，故初起见发热、流涕、咳嗽；肺为水之上源，脾主肌肉，主运化水湿，湿困脾土，脾阳受遏，脾生湿，时邪与内湿相搏，透达肌肤，故皮肤水痘布露。方用荆芥、防风解表宣肺，解毒透疹；配羌活、独活能祛风胜湿，使湿更祛、疹更透；配柴胡、升麻能解表透疹，升举阳气；配葛根、薄荷有疏风清热、生津解表透疹作用；甘草引药上行。诸药合用，能起到祛风胜湿、解毒透疹、扶正祛邪、益气升阳之功效。临床上应结合年龄大小、透疹情况，辨明患者体质的寒热虚实随症加减。如热胜者加金银花；神疲乏力、疹透不畅者加人参。

四、流行性腮腺炎

流行性腮腺炎（epidemic parotitis mumps）是由腮腺病毒所引起的急性呼吸道传染病。临床特征为发热及腮腺非化脓性肿痛，可侵犯各种腺体组织或神经系统以及肝、肾、心脏、关节等器官。临床表现以发热及耳下腮部肿胀、疼痛为主。中医学称为痄腮，亦称"时行腮肿""温毒""蛤蟆瘟""鸬鹚瘟"等。本病一年四季均可发生，冬春季易于流行，多见于 3 岁以上儿童，尤以学龄儿童高发。预后一般良好，感染后可获终生免疫，少数患儿可因体质虚弱或邪毒炽盛而见邪陷心肝、毒窜睾腹等变症。

【病因病机】病因为外感腮腺炎时邪，邪壅阻少阳经脉、凝滞腮部为本病的主要病因病机。由于邪之轻重、病之深浅不同，又有温毒在表、热毒蕴结的区别。邪传他经，有窜睾入腹、内陷心肝之变。

【临床应用】王桂云以荆防败毒散加减治疗流行性腮腺炎 120 例，疗效满意。处方：荆芥、防风、羌活、独活、柴胡、前胡、茯苓、川芎、炒枳壳各6g，桔梗、生甘草各 3g。加减：以卫分症状为主者，加葛根、赤芍；卫气同病者，加大青叶、板蓝根、升麻、赤芍；热入营血者，去羌活、独活，加元参、赤芍、大青叶、板蓝根、生地黄、牡丹皮、炒栀子、连翘；高热者加白僵蚕；便秘者加大黄。1 剂 / 日，水煎 2 次，取药液 200mL，分 3 次，餐后 1 小时服，连用 3~10 日。结果：120 例中，显效 50 例，有效 64 例，无效 6 例，总有效率为 95.0%。

【病案举例】梅光桥医案：

验案一：程某，女孩，8 岁。1982 年 2 月 20 日初诊。

主诉：发烧，微恶风寒，咳嗽，喷嚏，流清涕，不思饮食，二便自调，双侧腮部肿胀 2 天。查体：T 38.5℃，两腮明显肿大，有压痛，皮色微红，舌边尖红，苔薄白，脉浮紧。

方药：荆防败毒散加减。荆芥、防风、羌活各 6g，川芎、独活、柴胡、前胡各 5g，枳壳、桔梗、僵蚕各 6g，土茯苓、板蓝根、甘草各 8g。嘱服三副，不适随诊。

尽剂诸证悉减，继以原方减荆芥、独活，土茯苓易茯苓，加北条参、麦冬二副善后而愈。

验案二：方某，男孩，3 岁。1983 年 4 月 3 日初诊。

其母代诉：三天前突发高烧，畏寒，随之出现两腮红肿，精神不振，食欲欠佳，经西医注射青霉素、链霉素和口服板蓝根冲剂、金银花露等，均无显效。查体：T 39.4℃，两侧腮腺红肿胀大，左侧尤甚，压痛明显，张口咀嚼疼痛加剧，舌质嫩红，苔薄腻微黄，脉浮缓。

方药：荆防败毒散加减。荆芥、羌活、防风、独活各 5g，薄荷、柴胡、僵蚕、板蓝根、连翘、黄芩各 6g，枳壳、桔梗、甘草各 4g，土茯苓 10g。

服二副，体温下降，诸症悉减，上方减辛温疏风解表药，酌加滋阴健脾之品三剂善后而痊。

验案三：舒某，男孩，5 岁。1986 年 3 月 18 日初诊。

其父代诉：儿子怕冷发热五天，双腮部肿大三天，伴大便秘结三天未解，曾在村卫生室注射青霉素、链霉素和板蓝根注射液效果不显。昨晚肿胀更甚，张口受限，疼痛剧烈。诊见：T 39.4℃，两腮红肿灼热，拒按，痛苦面容，双侧扁桃体肿大，舌质红，苔黄腻，脉浮滑。

方药：荆芥、防风、羌活、独活各 5g，薄荷、僵蚕、柴胡、马勃、黄芩、射干、板蓝根各 6g，玄参、土茯苓、大黄、牛子各 8g，枳壳、桔梗、甘草各 5g。

服二剂，体温下降，腮肿明显缩小，疼痛减轻，大便变软，原方去大黄、荆芥、羌活、僵蚕，土茯苓易茯苓，加麦冬、太子参，续进二副而告愈。

【按语】荆防败毒散是临床上常用的发汗解表方剂。根据《医宗己任篇》"治时毒病颐颌肿者，即俗名蛤蟆瘟是也"，又名痄腮。先用败毒散微汗之，宗"火郁发之"之旨，加之本病多发于冬春，易于外束风寒，故运用荆防败毒散化裁治疗痄腮。方中荆芥、防风发散表邪，疏风解郁；羌活、独活、川芎善解表里、内外，散寒祛风除湿，能散能行，既助荆防之解表，又可行血镇痛；柴胡、前胡、枳壳、桔梗升清降浊，理气化痰，使体内气机复其升降之常；茯苓、甘草益气健脾，鼓邪从汗而解。诸药合用，共奏开泄腠理、祛邪败毒、调达气机、消肿止痛之功。在临床上，应根据其兼证不同，灵活加减。如酌加僵蚕、薄荷、马勃、土茯苓（易茯苓）、黄芩、板蓝根、连翘等以增强清热解毒、散结消肿之力；咽痛加射干；便秘加大黄、玄参。善后则宜减辛温发汗之品，酌加健脾、滋阴之品，亦可配合外敷法，以缩短疗程。

五、小儿髋关节滑膜炎

小儿髋关节滑膜炎（transient synovitis）又叫暂时性滑膜炎，是一种以单侧髋关节疼痛或不适为主要临床特征的疾病，常常伴有跛行或不愿行走，膝关节疼痛，髋关节肿胀，运动功能受限等症状。本病多见于 4~10 岁儿童，平均发病年龄约 6 岁，男孩多于女孩，男：女为（2~3）∶1。中医学中没有特定的与该病相对应的中医病名，但可根据其相应的临床表现及病因确定所属病名。局部疼痛明显者属"痹症""髋痹"范畴，以跛行为主要表现者称"长脚风"。中医学认为本病与股骨头及髋臼窝之间发生微小移动有关，故称"小儿髋关节错缝""髋关节半脱位""髋掉环"等。

【病因病机】本病为病邪侵入机体，留滞关节，气血运行不畅，经络阻滞，不通则痛而成。多因感受风寒湿邪、跌仆外伤、劳逸不当、正气不足而致，病理因素则以风、寒、湿、热、瘀为主。

【临床应用】叶海应用荆防败毒散结合手法治疗小儿髋关节滑膜炎 27 例，全部为急性起病，临床表现为髋关节疼痛，跛行，或膝关节疼痛（放射痛），髋关节呈屈曲畸形，活动受限。检查：患肢较健侧长，屈髋屈膝试验（−），"4"字征（＋），内收髋试验（＋），X 线表现、白细胞计数及血沉检查未见异常改变。病发于右侧者 15 例，左侧者 12 例。急性期处方如下：荆芥穗、防风、连翘、金银花、薄荷、土贝母、赤芍、桑枝、木瓜、海风藤、怀牛膝、甘草。待疼痛缓解，活动改善后，改用下列处方：生黄芪、太子参、炒白术、当归、荆芥穗、防风、薄荷、赤芍、木瓜、海风藤、怀牛膝、甘草。具体用药剂量依患者的年龄确定，1 剂 / 日，入水煎，分早晚 2 次温服。手法治疗：对于双下肢相对不等长者，要先行手法复位。患者仰卧床上，医者站在患侧，一手按住髋骨，一手握住患肢踝部，做轻度的屈伸膝髋关节活动，放松患肢肌肉，并逐渐将髋膝关节屈至最大限度，在屈髋条件下，患肢外展外旋起，做内收内旋，然后伸直放松患肢，双下肢可恢复等长。若还没有恢复，可重复上述手法，并尽量卧床休息。治疗结果：经上述方法治疗后 27 例患者全部治愈，无跛行，步行无疼痛，下蹲正常，"4"字试验（−），双下肢等长。平均治愈时间 10 天。

【病案举例】叶海治疗小儿髋关节滑膜炎医案：

蒋某，男，7 岁。1998 年 4 月 3 日初诊。

自诉：昨日跑步，今晨起床时感右髋疼痛，跛行，无发热。检查：右髋压痛、叩击痛，右下肢比左侧长 2cm，右髋 "4" 字征（＋），内收髋试验（＋），X 线表现、血常规、血沉正常。纳可，便干。舌质偏红、苔薄黄，脉细数。

西医诊断：小儿右髋关节滑膜炎。中医诊断：痹证。

治法：祛风胜湿，清热活血。

方药：荆防败毒散加减并结合手法复位。处方：荆芥穗、防风、连翘、金银花、赤芍、木瓜、怀牛膝各 5g，土贝母、桑枝、海风藤各 10g，薄荷（后下）、甘草各 3g。每日 1 剂。忌生冷饮食，忌负重活动。

4 剂后，右髋疼痛消失，步履正常，两下肢等长，左髋轻度压痛，"4"字征（–），内收髋试验（±）。舌淡红、苔薄，脉细。治拟益气祛风胜湿，活血通络法。处方：生黄芪、太子参、海风藤各10g，炒白术、当归、荆芥穗、防风、赤芍、木瓜、怀牛膝各5g，薄荷（后下）、甘草各3g。5剂后，症状、体征消失。

【按语】本病一般因起居不当，外感风湿引起。初期邪在于表，患儿有发热、鼻塞、流涕等感冒症状，继而风湿之邪郁而化热，风热毒邪留滞关节经络，而出现关节疼痛，活动障碍。有的患儿体质本虚，外邪可直接侵入关节而无表证。治疗时早期拟祛风胜湿、清热解表、活血通络，用荆防败毒散加减。方中荆芥穗、防风祛风胜湿解表；金银花、连翘、薄荷清热解毒疏散；土贝母清热散结；赤芍、牛膝活血通利；桑枝、木瓜、海风藤胜湿活络；甘草调和诸药。

第三节　口腔科

一、口腔急性炎症

【病因病机】口腔的急性炎症可因细菌、病毒等微生物造成，包括急性的口腔黏膜炎和急性牙源性炎症。属于中医学"牙宣""牙痛""牙咬痛"的范畴，起病常因饮食不节，嗜食膏粱厚味，素禀火热之体，加之外感风热之邪，运化失调，脾胃蕴而化热，以致胃火炽盛，火热上攻，经络阻塞，气血凝滞发为本病。

【临床应用】诃培用荆防败毒散治疗口腔急性炎症123例（152个牙）。上颌50例，65个牙；下颌73例，87个牙。急性牙周脓肿38例，急性冠周炎49例，急性牙槽脓肿23例，急性龈乳头炎13例，并发间隙感染21例。患者均表现有不同程度的局部红肿，溢脓，脓肿，疼痛，面部肿胀，张口受限，畏寒发热，脉弦数，苔黄腻，小便黄，大便干结，白细胞增高。药用荆芥、防风、羌活、独活、前胡、柴胡、桔梗、茯苓、川芎、枳壳、甘草，3剂，煎时加入葱白5根，老姜3片。每日1剂，3次煎后混匀分3次服用。3日后复诊，根据病情开本方连续服用。治疗中停止服用其他药物，局部可加冲洗、上药，可用漱口液。结果：123例中，特效68例，占55.3%；显效38例，占

30.9%；有效 14 例，占 11.4%；无效 3 例，占 2.4%。有效者达 120 例，占 97.6%。典型病例：患者，男，29 岁。因左下后牙肿痛 2 日，张口受限就诊。查：少许萌出，冠周软组织明显肿胀，充血，口张度一横指，左面下部明显肿胀，左颌下淋巴结可扪及，舌苔黄，脉弦数，T：38.5℃，WBC 16.5×10^9/L，中性 0.71，淋巴 0.26，酸性 0.02。X 线片示低位前倾阻生。诊断：急性冠周炎，左侧咬肌间隙感染。经局部用 3% 双氧水、生理盐水冲洗，袋内置碘酚后，按上述方法服用荆防败毒散。第 3 天复诊，自觉症状大减，再经局部冲洗、上药后次日复诊痊愈。

杨晓以荆防败毒散辨证加减治疗口腔颌面部炎症 106 例，疗效满意。其中患急性颌下淋巴结炎 36 例，冠周炎伴间隙感染 46 例，颌下腺炎 24 例。处方：荆芥 10g，防风 10g，羌活 12g，独活 12g，柴胡 12g，前胡 15g，茯苓 10g，川芎 10g，枳壳 15g，桔梗 12g，生甘草 6g，儿童各药减半。加减：在发病初期，发热、恶寒、口不渴，局部红肿明显，体温 37.5℃ 以下，用原方，每日一剂，水煎加葱白三段、姜三片分两次服用。发热、恶寒，全身症状加重，体温在 38℃ 左右，局部红肿加重，原方加大青叶、板蓝根、金银花等；发热加重，体温在 39℃ 以下，口苦口干，局部肿痛、坚硬，加金银花、连翘、板蓝根，去羌活、独活；便秘者加大黄。结果在 106 例患者中，36 例急性颌下淋巴结炎患者，显效 32 例，有效 4 例；24 例颌下腺炎患者，显效 13 例，有效 11 例；46 例冠周炎，显效 22 例，有效 18 例。其中 6 例在服荆防败毒散的同时，每日静点青霉素针剂，总有效率达 100%。

【按语】荆防败毒散中的主要成分有清热解毒、活血消肿、凉血止痛、益气发汗解表、扶正败毒消疮止痛之功效，主治疮肿初起，红肿疼痛，恶寒发热，无汗不口渴。荆芥、防风、羌活、独活、柴胡、川芎能发汗解肌、除风寒、去湿邪；前胡、枳壳能除气行痰；桔梗、茯苓能泄肺中邪热，渗湿除痰；甘草和中解表；生姜、葱助解表发汗。而急性牙周炎、冠周炎等口腔急性炎症按中医理论属于上焦热，由热毒等所致，使用荆防败毒散可消除其症状，达到治标治本的目的，通过临床疗效观察证明其确有实效。因此荆防败毒散治疗口腔炎症疾病值得临床推广使用。

二、风寒牙疼

风寒牙痛以疼痛为主症，疼痛呈阵发性，遇风寒发作或遇风寒加重，可伴恶风寒、无汗、舌苔薄白。

【病因病机】以风火、胃火、虚火为多见，而风寒牙痛实属罕见。临床表现为牙龈肿痛而局部不红，并伴有恶寒、发热、苔薄白为辨证要点。若牙龈红肿溢脓者不宜使用本方。风寒牙痛多因风寒外袭，客于齿龈，以致肌冷齿寒，瘀阻脉络，不通则痛，遂成牙痛。

【病案举例】郑恩红治疗牙痛医案：

验案一：张某，男，44岁，工人。2013年10月20日初诊。

始觉恶寒，前额头痛，流涕，两天后，出现牙痛，进食冷热均可引起疼痛，但遇冷风痛更甚，齿龈微肿，薄白而干，脉浮略数。此乃感受外寒，寒郁化火（热），致成寒热互结之"寒包火"证。

方药：荆防败毒散加白芷、细辛、酒大黄、煅石膏、葛根。药物组成：荆芥12g，防风12g，羌活12g，独活10g，柴胡8g，枳壳10g，前胡6g，桔梗6g，茯苓10g，川芎12g，细辛6g，白芷12g，酒大黄12g，煅石膏30g，葛根25g，甘草5g。连服两剂而愈。

验案二：李某，女，63岁，农民。2011年3月15日初诊。

主诉：牙痛四五天，邀乡村医生治疗，服药三剂，疼痛未减反而增剧，且须用围巾围罩，取则尤如一股凉水浇之，彻寒刺骨而痛，牙龈色淡而微红不肿，恶寒发热不显，舌淡苔白，脉浮紧而弦。综合分析此乃风寒侵袭所致。

方药：荆防败毒散加细辛、白芷、酒大黄。药物组成：荆芥12g，防风12g，羌活12g，独活12g，柴胡6g，枳壳10g，前胡6g，桔梗6g，茯苓10g，川芎12g，细辛6g，白芷12g，酒大黄8g，甘草5g。

一剂后，疼痛大减，不需用毛巾围之。二剂仍遵前方，减细辛、白芷量分别为4g、8g，加重酒大黄至12g。二剂后，牙痛已消，唯感头微痛，口舌微干。念其年高体弱，加之过用辛燥之品，恐伤其阴，故施以六味地黄丸加细辛善其后。余后随访，至今未发。

【按语】风寒牙痛实属罕见。本方以荆芥、防风解表散寒；柴胡、薄荷升清透表；川芎活血行气，祛风止痛；桔梗宣肺而载药上行；白芷、细辛散寒解表，祛风止痛。诸药合用，共奏祛风散寒、消肿止痛之功，若辨证准确可收到立竿见影之效。

第四节　妇产科

一、急性乳腺炎

急性乳腺炎中医学病名为乳痈，是指发生于乳房的急性化脓性疾病。多发生于产后哺乳期妇女，尤其是初产妇。临床常表现为乳房的红肿热痛，局部伴有肿块、脓肿形成，肤温升高等症状。中医学根据发病时期的不同，将发生于哺乳期者，称外吹乳痈；发生于怀孕期者，名内吹乳痈；在非哺乳期和非怀孕期发生者，名非哺乳期乳痈。

【病因病机】乳痈多由乳汁密积或肝胃郁热所致，但因外感毒邪而发者亦不少见。中医辨证分为三型：①肝郁气滞。乳头属足厥阴肝经，肝主疏泄，能调节乳汁的分泌。若情志内伤，肝气不舒，厥阴之气失于疏泄，使乳汁发生壅滞而结块；郁久化热，热胜肉腐则成脓。②胃热壅滞。乳房属足阳明胃经，乳汁为气血所生化，产后恣食肥甘厚味而致阳明积热，胃热壅盛，导致气血凝滞，乳络阻塞而发生痈肿。③乳汁瘀滞。乳头破损或凹陷，影响哺乳，致乳汁排出不畅，或乳汁多而婴儿不能吸空，造成余乳积存，致使乳络闭阻，乳汁淤滞，日久败乳蓄积，化热而成痈肿。

【病案举例】陈庆国治疗外吹乳痈医案：

范某，女，23 岁，产后 23 天。

初诊见：左侧乳房漫肿、坚硬疼痛，按之有块，喂乳时乳头针刺样疼痛，挤压乳房排乳困难，伴恶寒、发热、头痛骨楚、胸闷不舒、纳少呕吐等，经抗感染治疗 3 天未见效。

复诊见：左侧乳房漫肿不红，肿块增大，疼痛加重且呈鸡啄样疼痛，焮红灼热，左侧腋窝淋巴结肿大压痛，舌苔薄白，脉浮。

西医诊断：急性乳腺炎；中医诊断：外吹乳痈（寒凝经脉）。

治疗：解表散寒，通乳散结。

方药：荆防败毒散化裁。荆芥 6g，防风 6g，茯苓 10g，枳壳 10g，桔梗

6g，柴胡 10g，前胡 10g，羌活 6g，独活 6g，川芎 6g，薄荷 6g，丝瓜络 10g，蒲公英 15g，甘草 3g，生姜 3 片，牛蒡子 10g。每日 1 剂，水煎分服。两剂后症状减轻，肿块变软，再进三剂痊愈。

【按语】患者产后体虚，正气不足，风寒之邪外袭，寒凝气滞，乳络不通，乳汁淤滞，日久败乳郁积而成乳痈。本方以荆芥、防风发散风寒；羌活、独活解全身酸痛；更以薄荷、柴胡升清透表，疏肝行滞；丝瓜络宣通经络而下乳汁。唯蒲公英一味苦甘性寒，长于清热解毒，散结消肿，且能散滞气，通乳汁，实为治疗乳痈之要药。诸药合用，共奏解表散寒、通乳散结之妙效。

二、产后发热

产褥期内，高热寒战或发热持续不退，并伴有其他症状者，称为"产后发热"。如产后 1~2 日内，由于阴血骤虚，阳气外浮，而见轻微发热，无其他症状，此乃营卫暂时失于调和，一般可自行消退，属正常生理现象。

【病因病机】中医学认为，产后发热多因外感、血虚、血瘀、感染邪毒等因素引发，其根本原因在于正虚邪凑。产后胞脉空虚，邪毒乘虚直犯胞宫，正邪交争，正气亏虚，易感外邪，败血停滞，营卫不通，阴血亏虚，阳气浮散，均可致发热。

【临床应用】王淑波应用荆防败毒散治疗产后发热 10 例。其中发热时间最短者 4 天，最长者 45 天；发热体温最低 38.5℃，最高 41℃。西医诊断：败血症 2 例，产褥感染 8 例。辨证分型：外感风热 1 例，瘀血发热 2 例，暑湿发热 2 例，气血两虚发热 5 例。本组 10 例患者均经西医综合治疗无效。处方：荆芥 30g，柴胡 15g，防风、薄荷各 10g，党参 12g，黄芪 15g，当归、白芍、陈皮各 10g。加减：瘀血发热者加益母草 15g，桃仁、红花、丹参 10g；暑湿发热者加生石膏 30g，知母 12g，厚朴、半夏、黄芩各 10g；热甚持续不退者加黄芩 10g。除根据病情补液外，停用抗生素治疗。治疗效果：获痊愈 9 例，其中有败血症 1 例，产褥感染 8 例。无效 1 例为败血症（瘀血发热型），产后持续发热 45 天请中医会诊，服方 5 剂，体温未见变化而改用中西医结合治疗，最后死于中毒性脑病。

【病案举例】黄亚黎治疗产后发热医案：

王某，女，24 岁，职工。1989 年 11 月 5 日就诊。

述新产 5 天，一直发热（体温 39℃），多汗，恶寒，头痛，肢体困痛，伴恶露量小，小腹疼痛。查舌质紫暗、苔黄，脉浮数。此系产后气血亏虚，卫外不固，感染邪毒所致。

治法：祛风解毒，佐以化瘀。

处方：荆芥、羌活、独活、川芎各 9g，前胡、柴胡、桔梗、防风各 6g，枳壳、茯苓各 12g，甘草 3g，当归、桃仁各 10g。1 剂 / 日，水煎服。

服上方 2 剂，热退至正常，恶露量增，小腹痛减。继服 2 剂，诸症皆除。

【按语】产后发热，一般是产后恶露不下或下少，致瘀血内阻，外邪侵袭，瘀热内生使然。用荆防败毒散配伍当归、桃仁，具有清热解毒、祛瘀生新之效。淤除毒解，营卫调和，其热自退。

三、放环出血

宫内节育器在临床上应用较为频繁，且作为避孕措施之一，在临床上应用历史较长，避孕效果较为理想，临床优势较多，是首选避孕办法。但是，宫内节育器存在着一定的不足之处，在放环后易出现不规则阴道出血并严重影响女性身体健康。

【病因病机】妇女放环后崩漏病因包括 3 个方面，即胞宫瘀血、胞宫血热、气虚不固，而病机的演变过程属于因邪致虚，因虚致瘀，以致虚瘀互结，胞宫失守。胞宫受损致血瘀是总的发病病机。

【病案举例】黄亚黎治疗放环出血医案：

李某，女，35 岁，工人。1988 年 11 月 6 日就诊。

患者自诉放环后出血不止已 3 个多月，加重半月，量时多时少，色红无块，有臭秽气味。舌淡红，脉浮数。曾用安络血、维生素 K 及中药止血无效。证属崩漏，乃上环后异物刺激，损伤冲任，邪热乘虚侵袭，下扰血海，血海不宁，故出血不止。

治法：清热止血固冲。

方药：荆防败毒散加减。枳壳、羌活、柴胡、金银花炭各 12g，荆芥炭、独活、桔梗、茯苓各 10g。每日 1 剂，水煎服。

3 剂后出血量明显减少。药切病机，效不更方，照上方加藕节炭、血余炭各 9g，再服 9 剂，病获痊愈。

【按语】冲任起于胞宫，异物刺激伤冲任，邪热乘虚侵袭，冲之得热，血必妄行，故投荆防败毒散祛邪解毒，使血海得宁而不妄行。

第五节 皮肤科

一、带状疱疹

带状疱疹是由水痘带状疱疹引起的急性疱疹性皮肤疾病。中医学称为"缠腰火龙"，俗称"蛇串疮""串腰龙"，文献上叫"缠腰火丹"。

【病因病机】中医学认为带状疱疹是因为肝胆火盛及脾湿郁久，外感毒邪而发。

【临床应用】侯新珺采用中西医结合办法治疗带状疱疹 23 例，所有患者均经实验室验证确诊（病毒抗体阳性），均经病变皮肤刮取物直接免疫荧光法检查病毒抗原阳性，病毒抗体 IgM（＋），症状明显，所有患者血常规、肝肾功能、心电图均正常。患者确诊后给予荆防败毒散，1 剂 / 日，水煎分 3 次温服。同时皮下注射重组人蛋白 α–2a 干扰素 100 万 U，1 次 / 日，于治疗第 7 天根据疗效标准，通过实验室检查结果和患者临床表现评价疗效。结果，经本方法联合治疗 23 例患者均于 7 天内皮损结痂，有效率达 100%。治疗前相关病毒抗体阳性，于治疗后第 7 天查阴转 18 例，转阴率为 78.2%。典型病例：王某，男，63 岁。患者右胸沿肋间群簇集的丘疹，水疱。刺痛，有如蚁行。患者两天前感鼻塞，恶寒发热，无汗，舌苔薄白，脉浮数。中医辨证为风寒袭表，疮疡初起，为半表半里之证。处方为荆防败毒散加瓜蒌 10g、蒲公英 30g、天台乌药 10g；配合外洗剂。用药三天后，症状明显改善，五天后痊愈出院。

【病案举例】许宗钧治疗蛇串疮医案：

李某，男，56 岁。2008 年 3 月初诊。

因"右侧乳下条带状红斑、水疱，灼热刺痛 1 周"就诊。诊见：患者左侧乳下沿肋骨见带状红斑，成群簇集如绿豆大的丘疱疹，内含透明澄清液。刺痛难忍，全身酸痛，不思饮食，舌淡苔薄黄，脉浮数。

中医诊断：蛇串疮（湿热蕴肺）。

治法：清肺泄热，解毒消疮。

方药：荆防败毒散加减。羌活 10g，柴胡 10g，前胡 10g，独活 10g，茯苓 15g，桔梗 10g，荆芥 10g，防风 15g，川芎 10g，甘草 5g，蝉蜕 10g，薄荷 10g。4 剂，饭后服，3 次 / 日。余药搽患处。

4 天后复诊，诊见水疱消退，皮肤干洁，仍见带状红斑，患处仍感刺痛。上方继服 6 剂，患面干燥结痂，遗留淡红色斑，微痛，无新疹出。再服上方 4 剂，以资巩固。

【按语】带状疱疹病位在脉络、肌肤，湿热蕴结于肌肤，机体抵抗力下降，湿热之毒外泛，透于外则见皮肤疱疹。予荆防败毒散清肺、除湿热、消疮散结。荆芥、薄荷、防风疏散风热，透疹消疮，还具有增强皮肤血液循环、抗炎杀菌作用；蝉蜕清肺肝热；柴胡、桔梗、羌活引药上行头目，祛除湿邪；茯苓利水胜湿，使湿热之毒随之而去。

二、特应性皮炎

特应性皮炎的特征为患者或其家族中可见明显的"特应性"特点：①容易患哮喘、过敏性皮炎、湿疹的家族倾向；②对异种蛋白过敏；③血清中 IgE 高；④血液中嗜酸性粒细胞增多。

【病因病机】中医病因病机为禀赋不足，脾失健运，内蕴湿热，外感风寒湿热之邪。

【病案举例】周宝宽等治疗特应性皮炎医案：

李某，男，14 岁。2010 年 10 月 25 日初诊。

主诉及现病史：半年前，发现腘窝起丘疹、瘙痒，继而肘窝也发生此症，外涂皮炎平软膏缓解。不久，因外感风寒湿邪，症状加重，同时出现鼻塞，流清涕，曾在某医院诊断为过敏性皮炎，虽经治疗但反复发作，缠绵不愈。现症：肘窝及腘窝均出现丘疹、丘疱疹、水疱和渗出、抓痕及结痂，瘙痒，鼻塞，喷嚏连连，流清涕，遇冷加重，无汗恶寒，舌质淡，苔薄白，脉浮濡。

西医诊断：特应性皮炎，过敏性鼻炎。中医诊断：四弯风，鼻渊。

辨证：风寒束表，湿毒浸淫。

治法：疏风散寒，渗湿解毒，通鼻窍。

方药：荆防败毒散加减。荆芥 10g，防风 10g，羌活 5g，独活 5g，柴胡

5g，前胡 10g，桔梗 5g，川芎 5g，茯苓 10g，白芷 10g，细辛 3g，辛夷 10g（包煎），马齿苋 10g，蝉蜕 5g，炙甘草 5g。水煎服，2 剂 / 日。第三遍煎液局部湿敷。

2010 年 11 月 1 日二诊：上方用 7 剂，皮疹渐退，瘙痒减轻，喷嚏止，流涕明显减少。上方去柴胡，加白术 10g，继续口服及湿敷。

2010 年 11 月 15 日三诊：上方又用 14 剂，皮疹完全消退，瘙痒止，鼻通畅，无流涕。上方去细辛，又服 7 剂愈。随访半年，未见复发。

【按语】特应性皮炎是一种与遗传过敏体质有关的慢性皮肤炎症性疾病，常伴过敏性鼻炎、哮喘、IgE 增高等。中医病因病机为禀赋不足，脾失健运，内蕴湿热，外感风寒湿热之邪。本案为禀赋不足，脾失健运，加之外感风寒湿邪，蕴结肌肤，侵犯鼻窍。治宜疏风散寒，渗湿解毒，通鼻窍。荆防败毒散解表散寒，祛湿消痰。白芷解表散寒，祛风止痛，通鼻窍；细辛解表散寒，祛风止痛，通鼻窍，温肺化饮；辛夷发散风寒通鼻窍；马齿苋清热解毒；蝉蜕疏散风热，透疹；甘草解毒和中，调和诸药。方中加入白芷、细辛、辛夷不但有通鼻窍之功，尚有解表散寒、祛风止痛之效，既能治疗过敏性鼻炎，又增强了荆防败毒散治疗特应性皮炎的功效。

三、接触性皮炎

接触性皮炎指皮肤接触某些外源性物质后，引起接触部位甚至接触部位以外皮肤的炎症性反应。急性接触性皮炎除去接触物后一般预后良好，但如果治疗不及时或接触物反复刺激，易反复发作，或转化为亚急性和慢性皮炎。

【病因病机】接触性皮炎多为禀赋不耐，皮毛腠理不密，膏药毒侵入皮肤，郁而化热，邪毒与气血相搏，蕴结肌肤。治宜清热利湿，凉血解毒。

【病案举例】周宝宽等治疗接触性皮炎医案：

尤某，男，38 岁。2010 年 11 月 29 日初诊。

主诉及现病史：10 天前因腰椎间盘突出而外敷止痛膏药，1 天后，局部发痒、潮红、水疱，进而糜烂、渗出，外涂皮炎平软膏，无明显缓解，越来越重。现症：后腰部可见 B5 纸大小，界限较清的皮损，潮红、水疱、糜烂、渗出，灼痛而痒，大便干结，小便短赤，舌质红，苔黄，脉数。

西医诊断：接触性皮炎。中医诊断：漆疮。

辨证：湿毒蕴肤。

治法：散风除湿，解毒消疮。

方药：荆防败毒散加减。荆芥 15g，防风 15g，柴胡 5g，前胡 10g，桔梗 5g，茯苓 15g，泽泻 30g（包煎），金银花 10g，马齿苋 30g，紫草 10g，白鲜皮 15g，生甘草 10g。水煎服，2 次 / 日。西替利嗪 10mg，1 次 / 日。

2010 年 12 月 6 日二诊：上方用 7 剂，瘙痒明显减轻，糜烂面收敛，二便通畅。上方去柴胡、前胡，又服 3 剂，诸症悉除。

【按语】本案为禀赋不耐，皮毛腠理不密，膏药毒侵入皮肤，郁而化热，邪毒与气血相搏，蕴结肌肤。治宜清热利湿，凉血解毒。方中荆芥祛风解表，透疹消疮；防风祛风解表，胜湿止痛；柴胡解表退热，疏肝解郁；前胡祛痰；桔梗开肺化痰；茯苓利水消肿，渗湿，健脾；泽泻利水消肿，渗湿，泄热；车前子利尿通淋，渗湿止泻；金银花清热解毒，疏散风热；马齿苋清热解毒，凉血；紫草清热凉血，解毒透疹；白鲜皮清热燥湿，祛风解毒；甘草解毒和中，调和诸药。

四、痤疮

痤疮是一种常见的毛囊皮脂腺的慢性炎症性疾病，主要好发于青少年，临床表现以面部的粉刺、丘疹、脓疱、结节等多形性皮损为特点。

【病因病机】外邪如风、热、湿、毒等从皮毛而入，首先犯肺，传变入里导致肺卫不宣，从而出现多种皮肤症状，导致皮肤疾病的发生，包括痤疮等。临床上由风湿犯肺、肺卫不宣导致的寒湿型痤疮往往单纯应用祛风胜湿方药疗效欠佳，根据中医肺主皮毛的理论，选用祛风解表剂荆防败毒散治疗偏于寒湿型痤疮，祛风胜湿宣肺解表，取得了较好效果。

【临床应用】徐景娜治疗痤疮病案：

验案一：患者，男性，23 岁。2015 年 11 月 2 日初诊。

面部反复起疹 8 年，曾用口服中药及美满霉素等，外用达维邦凝胶、过氧化苯甲酰凝胶治疗，皮疹时好时坏，患者平时睡眠较晚，爱玩电玩，熬夜后皮疹加重。现症：患者面色偏暗，面颊见数十个小丘疹，部分皮损为脓疱，时有胸闷，轻微怕冷，颈项自觉发紧，口不干，出汗不多，平素不喜饮水，大便不干，小便不黄。舌质淡红，舌苔白略腻，脉细。

西医诊断：痤疮。中医诊断：肺风粉刺。

辨证：湿阻肠胃，肺卫失宣。

治法：宣肺解毒，佐以除湿。

方药：荆防败毒散加减。羌活 10g，前胡 15g，防风 10g，金银花 15g，连翘 15g，败酱草 15g，牡丹皮 10g，赤芍 15g，生地黄 15g，茯苓皮 15g，冬瓜皮 15g，苦参 10g，葛根 10g，芡实 10g。7 剂，水煎服，2 次 / 日。外用药为龙珠软膏涂于患处，早晚各一次。并嘱其作息时间规律，少玩电玩，多饮水。

2015 年 11 月 9 日二诊：皮损无新起，继续服用两周后，面色晦暗明显好转，皮损大部分消退，遗留色素沉着斑。一月后再次就诊，患者面色不再晦暗，面部仅有一两个新发淡红丘疹。详细询问，患者仍有时熬夜，饮食二便均正常，继予我科痤疮清热合剂及清热散结胶囊口服，嘱作息时间规律，忌熬夜。

随访半年，病情未再反复。

验案二：患者，女，26 岁。2015 年 10 月 10 日初诊。

主诉及现病史：面部起疹 5 年，反复发作，曾在多家医院就诊，口服以中药为主，外用夫西地酸软膏抗炎治疗。虽皮疹有好转，但从未完全消退，每于月经前期起疹增多。现症：额部皮疹较多，面颊以淡暗红色小斑片为主，伴有心情烦躁、微恶寒无汗、大便干燥、口干等症状，月经正常；舌红苔白略腻，脉弦滑。

西医诊断：痤疮。中医诊断：肺风粉刺。

辨证：肺胃热盛兼感毒邪。

治法：清肺解毒佐以凉血。

方药：黄芩 10g，桑白皮 15g，连翘 15g，金银花 15g，败酱草 15g，牡丹皮 10g，赤芍 10g，生地黄 15g，茯苓皮 15g，冬瓜皮 15g，苦参 10g，葛根 10g。7 剂，水煎服，2 次 / 日。外用药为龙珠软膏，2 次 / 日涂于患处。

2015 年 10 月 17 日二诊：患者皮疹仍有新起，原皮疹消退也不明显，但大便干燥好转，口干消失，心情烦躁略好转，前方再服七剂。

2015 年 10 月 24 日三诊：皮损消退仍不明显，再次审视患者，面颊、额部见粟粒至绿豆大小的丘疹、脓丘疹，面色萎黄，精神欠佳，舌质淡红苔白，脉弦，更方予荆防败毒散加减。处方：荆芥 10g，防风 10g，羌活 10g，独活 10g，柴胡 5g，川芎 5g，枳壳 15g，桔梗 5g，前胡 15g，茯苓 15g，金银花 15g，连翘 15g。水煎服，2 次 / 日。外用药继续用龙珠软膏。

2015 年 10 月 31 日四诊：患者皮损明显好转，皮疹无新起，再服上方两周，患者面色转亮，精神好转，未再新发皮疹，额部、面颊仅留有淡红斑片（痤疮消退后的红色印记）。

随访半年，未见复发。

【按语】患者肺为热邪所困，失于宣发，服用清肺解毒药物虽肺热已消，但表证未解，故疗效欠佳。后选用荆防败毒散加减治疗，方中荆芥祛风解表，透疹消疮；防风祛风解表，胜湿止痛；羌活解表散寒，祛风胜湿；独活祛风湿，止痛，解表；柴胡解表退热，疏肝解郁；川芎活血祛风；枳壳降气；桔梗开肺；前胡祛痰；茯苓渗湿；甘草解毒和中，调和诸药。荆防败毒散有解表散寒、散风除湿、解毒消疮之功，方证相合。细析之，荆芥、防风、羌活、独活、柴胡、枳壳、茯苓均为皮肤科常用药。皮肤病常用荆芥、防风疏风止痒；用独活、羌活除湿；用柴胡疏肝，解表退热；用茯苓健脾渗湿；用枳壳行气宽中。

五、荨麻疹

荨麻疹（urticaria）是由各种因素致皮肤黏膜血管发生暂时性炎性充血与大量液体渗出，造成局部水肿性损害，以皮肤作痒，时起风团疙瘩，发无定处，时隐时现，消退后不留痕迹为特征的皮肤病。本病发于任何年龄、季节和部位，急性者短期发作后多可痊愈，慢性者常可反复发作，可历数月或经久难愈，归属于中医学"瘾疹""风疹块"范畴。正如《医宗金鉴》所载："由汗出受风，或露卧乘凉，风邪多中表虚之人，初起皮肤作痒，次发扁疙瘩，形如豆瓣，堆累成片。"

【病因病机】本病急性者主要是由于素体禀赋不耐，又食鱼虾等荤腥动风之物，或因饮食失节，胃肠实热，复感风寒、风热之邪。慢性者多因情志不遂，肝郁不舒，郁久化热，灼伤阴血，或平素体弱，肺脾气虚，加之风邪外袭，以致内不得疏泄，外不得透达，郁于皮肤腠理之间，邪正相搏而发病。

【临床应用】贺永香将 75 例寒冷性荨麻疹患者随机分为治疗组和对照组。治疗组以荆防败毒散加减治疗，处方：防风 15g，荆芥 15g，羌活 15g，独活

10g，苍术 15g，白术 15g，黄芪 20g，当归 15g，川芎 15g，白芍 15g，苦参 15g，甘草 10g。每日 1 剂，水煎，早晚温服。对照组口服盐酸西替利嗪片，每次 10mg，每日 1 次，睡前服。两组连续治疗 3 周，停药 2 月后观察疗效。结果治疗组和对照组的总有效率分别为 98%、64%，差异有统计学意义（$P <$ 0.05）。

六、扁平疣

扁平疣（verruca plana）是由人乳头瘤病毒（HPV）感染皮肤黏膜所引起的良性赘生物（突出皮肤的物体），是疣的一种，多发生在面部、手背及前臂等，其损害往往是数目较多的扁平小丘疹，一般没有自觉症状，时有瘙痒，病程慢性，未经治疗者在 2~3 周内皮损有自然消退的可能，但亦可持续多年不退，愈后不留瘢痕。本病归属于中医学"扁瘊"的范畴。

【病因病机】本病多由于风热邪毒，客于肌表；或肝失调达，气机不畅，气滞血瘀；或久病气虚，风袭毒邪结于肌腠而致。

【临床应用】罗齐民治疗扁平疣 45 例，其中颜面皮损 31 例，手背部皮损 6 例，混合型 8 例；男性 10 例，女性 35 例；年龄最大的 35 岁，最小的 7 岁。以荆防败毒散加苍术，药用荆芥、防风、羌活、独活、柴胡、前胡、枳壳、茯苓、桔梗、川芎各 9g，苍术 30g，甘草 6g。小儿用量按年龄递减。日 1 剂，水煎服，7 天为 1 疗程。服药期间，忌食鱼虾和辛辣等食物。结果：服药 1 疗程痊愈 7 人；服药 2 疗程痊愈 26 人；服药 3 疗程 12 人，痊愈 8 人，无效 4 人。本组痊愈率为 91.1%。典型病例：戴某，女，26 岁，汉族，已婚，经商。1995 年 9 月 17 日初诊。主诉：面部、手背部扁平丘疹已 7 年，近半年来增多。检查：脉缓有力，来去从容，舌质淡红、苔薄白。一般情况较好，视其面部的颊颜部皮损面积大，皮损为光滑的扁平丘疹，大的如米粒，小的如针头，有的簇聚成群，呈淡红色，大的皮损呈褐色。无痛无痒，患者精神十分痛苦。诊为扁平疣，乃汗郁化湿，湿郁成痰而称。治以发汗解表，燥湿化痰。方用荆防败毒散加苍术，连服 2 个疗程，扁平疣消失。随访 1 年，未见复发。

【按语】现在治疗扁平疣均以西医抗病毒的中西药物治疗。本研究应用荆防败毒散加苍术治疗扁平疣，其初衷也来源于此。该方是《摄生众妙方》的常用方剂，其功用为发汗解表、消疮止痛，主治疮肿初起，红肿疼痛，恶寒发热，无汗不渴，舌苔薄白，脉浮数者。扁平疣的病因是"汗出当风，汗孔连闭，郁于皮下，汗为阴液，郁而成湿，湿郁化痰，无从外出，留寄汗孔，发为扁平疣"。当风之处，即是患病之处。所以，扁平疣始发于颜面部和手背部等处。方中荆芥、防风、羌活、独活驱散风湿；柴胡升清散郁；前胡、桔梗、茯苓理气宣肺，健脾行痰；枳壳、川芎行气活血；重用苍术在于燥湿健脾、祛风湿以奏速效；甘草调和诸药。从而宣肺健脾、发汗解表，发陈旧之汗津，除郁滞之湿痰。其功效均寓于"发汗解表"的过程中，以达到治疗的目的。

第六节　眼科

一、麦粒肿

麦粒肿（hordeolum）又称针眼、睑腺炎，是由细菌侵入眼睑腺体而引起的急性化脓性炎症。本病有内外之分，外睑腺炎（hordeolum externa）为睫毛毛囊或其附属腺体感染，又称外麦粒肿；内睑腺炎（hordeolum interna）为睑板腺感染，又称内麦粒肿。本病可发生于任何年龄，但以青少年多见。素体虚弱、屈光不正、卫生习惯不良及糖尿病患者，常易罹患。病情轻者数日可自行消散，重者则眼赤剧痛成脓，脓出始愈。部分患者常反复发作，此愈彼起。主要临床表现为初起眼睑微痒不适或微痛，近睑缘皮肤或睑内局限性微红微肿，有压痛，继之红肿加重，形成局限性硬结，形如麦粒，随之疼痛加剧，并可伴有头痛和全身不适。本病属于中医学"针眼"范畴。

【病因病机】本病多因风热外袭客于胞睑，或过食辛辣炙煿，脾胃热毒壅盛，气血凝滞而成；或因余邪未清，或素体虚弱，卫外不固复感风邪而反复发作。

【病案举例】王邦彦、洪小萍治疗麦粒肿医案：

患者陈某，男，60岁，右眼痒痛，并外眦出现一小硬结，眼科诊断为麦粒肿，予氯霉素滴眼3天未愈，后切开排脓，2天后切口旁又出现一小硬结，口干，舌苔薄黄，脉浮滑。诊为风热邪毒客于胞睑，邪气怫郁。

治法：疏风清热解毒。

方药：荆防败毒散加金银花、连翘各 12g，连服 3 剂后硬结消散。

方中荆芥、防风祛风散邪，羌活、独活祛风止痛，前胡散风清热，桔梗引药上行，赤芍、川芎活血散瘀，柴胡解表疏肝，加金银花、连翘清热解毒，甘草调和诸药。

【按语】针眼是眼科的常见病、多发病，少年儿童多见，中医内服外治，疗效确切。本病与脾胃、气血关系密切，且有虚实之分，治疗上根据热毒轻重采用不同程度的清热解毒药物。应忌过用寒凉，以免其脓肿僵化，同时必须根据脾胃虚实、瘀滞的轻重辨证用药，实则配合凉血祛瘀散结法，虚则配合健脾益气法，只要脾胃健运，气血充足流畅，则可减少反复发作的问题。若针眼已成脓，则应掌握时机切开排脓，脓出则热毒消而迅速痊愈；而脓未成者，切忌挤压或针破，以免邪毒扩散，变生他症。另外叮嘱患者注意眼部卫生，少食辛燥之品，对预防本病的发生也极为重要。

二、单纯疱疹病毒性角膜炎

单纯疱疹病毒性角膜炎（herpes simplex keratitis，HSK）是指由单纯疱疹病毒感染引起的一种非化脓性角膜炎。依其病变形态的不同，又分别命名为树枝状角膜炎、地图状角膜炎、圆盘状角膜炎，是临床常见病。任何年龄均可发生，体弱及抵抗力降低时易发病。常为单眼发病，亦可双眼受累。其发病率和致盲率均占角膜病首位，治疗较为困难，往往因反复发作，使角膜混浊加重及出现眼前段改变，终至失明。本病属中医学"聚星障"范畴。

【病因病机】本病多因风热邪毒，上犯于目，或外邪入里化热；或肝经伏火，复受风邪；或过食肥甘，脾胃蕴积湿热，熏蒸黑睛风火相搏，上攻黑睛；或肝肾阴虚，虚火上炎而成。

【临床应用】张建亨等采用中药荆防败毒散加减配合西药治疗单疱病毒性角膜炎共 331 例（406 只眼），随机分成治疗组和对照组。其中对照组 180 例 217 只眼，治疗组 151 例 189 只眼。治疗组予以加减荆防败毒散，药用荆芥、防风、羌活、独活、枳壳、桔梗、川芎、蝉衣、木贼草、密蒙花各 9g，柴胡 6g，甘草 3g。加减：风热偏重者，加金银花 15g，黄芩、连翘各 9g；风寒偏重者，加麻黄 6g，桂枝 9g；肝经湿热者，加龙胆草 8g，石决明 15g，夏枯草 12g，黄芩 9g；反复发作，属气血不足者，加黄芪 15g，党参、生地黄各 12g，当归 9g。同时配合西医治疗，用阿昔洛韦滴眼液、贝复舒滴眼液、重组人干扰素滴眼液（滴宁）局部点眼，4 次 / 日，每次 1 滴。若见地图状、合并盘状角膜炎的，加用复方托吡卡胺滴眼液点眼，每日 1~3 次，每次 1 滴。疗效标准：角膜上皮修复，角膜透明，荧光素染色（±），或视力提高 4 排以上为显效；角膜上皮部分修复，荧光素染色（+），视力提高 2 排以上为有效；角膜病变无明显改善，甚或加重，视力下降为无效。经治疗 2 周后，治疗组 189 只眼中，96 只眼显效，93 只眼有效，显效率为 50.79%；2 个月后，治疗组 161 只眼达到显效，28 只眼有效，显效率为 85.19%。

【病案举例】李传课治疗聚星障医案：

彭某，女，45 岁。1983 年 3 月 7 日初诊。

主诉：右眼沙涩疼痛，怕光流泪 5 天。检查黑睛瞳仁对应区稍偏上方，有一条白色混浊，沿条伸出分支，荧光素染色后呈树枝状着色，神水清，白睛红赤不显。头痛，鼻塞流清涕，口不渴，溲不黄，舌苔薄白，舌质淡红，脉缓。

方药：荆防败毒散加味为主方治疗。荆芥 6g，防风 10g，桔梗 10g，羌活 6g，川芎 6g，苏叶 3g，茯苓 10g，薄荷 3g，蝉蜕 6g，生姜 3g，甘草 3g，柴胡 10g。并嘱用内服药渣水作湿热敷。

服 5 剂后头痛止，眼内沙涩疼痛减轻，于上方去川芎、苏叶、生姜，继服 5 剂，症状消失，荧光素着色阴性，遗留菲薄瘢痕，改用退翳明目之剂。熟地黄 10g，当归 10g，麦冬 10g，丹参 10g，赤芍 6g，蒺藜 10g，柴胡 6g，木贼 6g，茯苓 10g，蝉蜕 6g，甘草 3g。外用八宝眼药点眼。（摘自李传课编著《角膜炎证治经验》）

【按语】聚星障是临床常见病、多发病。本病之辨证需全身症状与局部症状综合分析，并分表里虚实。一般来说，初始皆为实证，外邪者当以疏散外邪，肝火者当以清泻肝火，湿热者宜清化湿热；后期多因实致虚，需扶正祛邪。在辨证基础上加清热解毒之品如大青叶、板蓝根、紫草。注意苦寒之药，久用可气血凝滞、翳伏难退，不可过用。必要时加活血之品。同时配合外治，使药物直达病所。

第七节　耳鼻喉科

一、分泌性中耳炎

分泌性中耳炎（secretory otitis media）是以鼓室积液及听力下降为主要特征的中耳非化脓性疾病。中耳积液可为浆液性漏出液或渗出液，亦可为黏液。本病四季均可发生，但以冬春季节多见，小儿及成人均可发病，为小儿常见致聋原因之一。本病的发病率占耳鼻喉科疾病的 3%~4%。临床表现以耳堵塞感、闷胀感、低频耳鸣、听力减退、自听过强等为特征。本病属中医学"耳胀""耳闭"范畴。

【病因病机】本病急性者多因风邪袭表，肺失宣肃，循经上犯，或外感风邪，传于少阳，循经入耳，闭阻清窍。慢性者多由正气不足，鼻、鼻咽部病变后肺系余邪未清，或急性者反复发作，致邪毒滞留，气血痰瘀阻滞耳窍而成。

【临床应用】陈惠琳等采用中药荆防败毒散加减配合西药治疗分泌性中耳炎 68 例。其中，男 38 例，女 30 例；年龄 18~50（33.4±3.8）岁；病程 0.3~22（4.0±1.2）月；黏液期 31 例，浆液期 37 例。处方：炙黄芪 15g，荆芥 10g，防风 9g，独活 15g，羌活 12g，柴胡 8g，郁金 15g，川芎 15g，赤芍 30g，桔梗 6g，葶苈子 15g，白茯苓 20g，路路通 10g，白芷 15g，辛夷 9g，蝉蜕 9g，前胡 10g，陈皮 8g，甘草 6g。加减：风寒甚者加麻黄 9g，细辛 3g；气虚甚者加人参 10g，炒白术 15g；风邪甚者加苏叶 12g；肺气郁而化热者加桑白皮 9g，黄芩 15g；痰多甚者加法半夏 15g。1 剂 / 日，水煎，早晚 2 次分服。同时配合西医治疗给予注射用头孢他啶 2g、地塞米松磷酸钠注射液，静脉滴注；呋麻滴鼻液滴鼻后行咽鼓管自行吹张，配合微波局部治疗，均 1 次 / 日。以 2 周为 1 个疗程，连续治疗 2 个疗程。结果：经治疗，痊愈 35 例，显效 17 例，有效 11 例，无效 5 例，总有效 63 例。

【按语】本病为本虚标实之证，风邪袭肺、宣降失常是分泌性中耳炎发病的关键病机之一，治宜疏风通窍，宣肺利水。本研究所用荆防败毒散加减方中炙黄芪大补脾肺之气，使气血生化有源，还可益卫固表，强化利水排脓之功，利于中耳积液的排出；荆芥、防风均可祛风散寒，为治风要药；独活为辛温之品，能行能散，善行血分，为祛风、行湿、散寒之要药；羌活气清属阳，善行气分，舒而不敛，升而能沉，雄而善散，可发表邪、散表寒、利水湿；柴胡主入肝经，为疏肝行气、调畅气机之品，还可引肝经清气上升；郁金重在调畅气机，行气解郁；川芎可入络搜风，祛风行气，并加强羌活宣痹止痛之效，以除头身疼痛；赤芍重在活血化瘀、通络止痛，达到"血行风自灭"之效；桔梗为肺经引经之品，功可利气宽胸、宣肺祛痰，其与柴胡宣肺与疏肝并调，通调全身气机；葶苈子主入肺经，功可泻肺平喘、利水消肿，能强化肺的肃降，通调上焦水道；茯苓主入脾经，功可健脾燥湿、利水消肿，重在通调中焦水道；路路通主入肾经，可祛风活络、利水通经，三焦水道通调则水液代谢有常，利于消除鼓室积液；辛夷可助荆芥、防风发散风寒，又可宣通鼻窍；白芷散风通窍、止痛排脓，与辛夷合用，功可散风通窍，助肺恢复其宣发功能，利于疏通咽鼓管，排出鼓室积液；蝉衣疏风散邪、宣肺通窍，可清散肝经风热，又可通利耳窍，使聪耳平鸣；前胡降气祛痰，强化宣肺祛痰之效；陈皮健脾益气、燥湿化痰；甘草调和诸药。多药配伍，共奏疏风通窍、宣肺利水之功。

二、过敏性鼻炎

过敏性鼻炎即变应性鼻炎（allergic rhinitis）是指特应性个体接触变应原后，主要由 IgE 介导的介质（主要是组胺）释放，并有多种免疫活性细胞和细胞因子等参与的鼻黏膜非感染性炎性疾病，包括常年性变应性鼻炎和花粉症。据国外统计，其发病率在 10%~20%，在我国则发病率更高，可达到 37.74%。该病发生无明显性别差异，多见于青壮年，小儿患者也不少。临床上主要表现为打喷嚏、流鼻涕、鼻塞、鼻痒、嗅觉减退等症状。中医学称本病为"鼻鼽"。

【病因病机】中医学认为鼻鼽的发生，内因为素体寒、肺虚不固及脾肾阳虚，外因风寒异气（变应原）入侵。急性发作期多为风寒异气侵袭，表现本虚标实特点；缓解期则以肺、脾、肾等脏的虚损为特征。极少数患者可暂时表现为郁热之实证。病机表现为肺气虚弱、卫表不固，肺脾气虚、水湿泛鼻，肾气亏虚、肺失温煦等特征。

【病案举例】朱新红治疗过敏性鼻炎病案：

潘某，男，32岁。2015年12月4日初诊。

诉反复喷嚏、鼻流清涕2年。晨起或遇寒则喷嚏频作，鼻流清水样涕，量较多，伴鼻塞、鼻痒，自觉怕冷，手足不温，时感乏力，便溏，舌淡、苔薄白，脉细。鼻镜检查示：鼻黏膜苍白、水肿，下鼻甲略肿大。

诊断：鼻鼽（肺脾气虚，风寒外袭）。

治法：补肺健脾，散寒除湿，祛风通窍。

方药：荆防败毒散合玉屏风散加减。荆芥12g，防风、羌活、独活、柴胡、前胡、桔梗、枳壳、川芎、炒白术、辛夷、苍耳子各10g，黄芪、茯苓、蒲公英各15g，炙甘草、藿香各6g。6剂。

二诊：患者诉药后症状明显好转。效不更方，继进7剂。原方加减治疗月余，至今未复发。

【按语】鼻鼽的发生，多因肺、脾、肾三脏虚损，卫表不固，风寒异气侵袭所致。其中，肺气虚弱、卫表不固为本病的基本病理，脾虚、肾虚多是通过影响肺气失常而引起的。荆防败毒散方中荆芥、防风、羌活、独活、柴胡、川芎祛风散寒，除湿升清；前胡、桔梗宣肺化痰；枳壳降气宽中；茯苓健脾渗湿；炙甘草培补脾肺之气。全方标本兼顾，故收效甚佳。

三、慢性鼻炎

慢性鼻炎（chronic rhinitis）是由各种原因引起的鼻黏膜及黏膜下组织的慢性炎症，包括慢性单纯性鼻炎和慢性肥厚性鼻炎，以鼻塞、鼻甲肿大或肥大为主要临床表现。本病男女老幼均可发病，无季节及地域差别。本病属中医学"鼻窒"范畴。

【病因病机】本病因伤风鼻塞余邪未清，或屡感风邪郁而化热，客于肺经，肺失肃降，经脉郁滞，郁热上犯，结于鼻窍；或因肺气不足，清肃无力，脾气虚弱，运化失健，清阳不升，浊阴上泛，病邪滞留，壅阻鼻窍；或因邪毒滞留鼻窍，日久深入脉络，阻碍气血流通，瘀血阻滞鼻窍脉络，鼻窍窒塞不通而成。

【临床应用】李志凌用荆防败毒散合苍耳散治疗鼻窒54例。其中病程3个月~1年15例，1~2年10例，2~3年16例，3~4年8例，4~5年5例。方用荆防败毒散合苍耳散加减，处方：荆芥、防风、羌活、独活、藿香、茯苓、党参各15g，苍耳子、白芷、辛夷、木通、薄荷各12g，黄芪30g，细辛6g，杏仁、桔梗各10g。水煎，沸后煎10分钟过滤，1剂/日，7天为一疗程，可用2~3个疗程。结果：治愈38例，好转13例，无效3例。

【**按语**】鼻窒因脏腑虚弱、外感风寒、邪滞鼻窍所致，以反复鼻塞、流涕为证候特征，或伴有头昏、记忆力下降、失眠、耳鸣、耳内闭塞感等。病机为肺脾气虚、卫气不固、风寒湿之邪滞留，致脾失健运，不能运化水湿、升清降浊，肺气虚衰卫外不固湿浊阻滞，肺失宣降。方中荆芥、防风、羌活、独活疏散风寒；苍耳子、辛夷、白芷、细辛辛香通窍；桔梗、杏仁宣降肺气并引药上行；藿香、茯苓、木通利水除湿；党参、黄芪益气固本。诸药合用，可疏散风寒以祛邪，辛香通窍、化湿行水以通鼻塞、止流涕，宣降肺气以止咳，补益脾肺以固本，故疗效较好。

第五章　当代医家对荆防败毒散的应用

一、医家刘渡舟临证经验和医案

刘渡舟是北京中医药大学已故终身教授，伤寒论专业首批博士生导师，当代著名的中医学家、中医教育家。刘老行医、执教半个多世纪，上溯岐黄之道，下逮诸家之说，力唱仲景之学，博采众长，学验宏富，形成了鲜明的学术思想和医疗风格，被誉为"伤寒泰斗""经方大家"，日本汉方界更称其为"中国治伤寒第一人"，其学术成就为中医同仁所公认，在中医学界享有盛誉。刘老以振兴中医、培育桃李为己任，在繁忙的医疗、教学、科研之余，坚持著书立说，笔耕不缀，培养后学。刘老一生著述颇丰，曾出版中医学术著作20多部，发表学术论文100余篇，为传承中医药事业作出了杰出贡献。

经多年临床观察，近世以来"肾炎病"为多见，又极难治疗，补泻皆非，令人手足无措。此病的来源则是由于人民生活水平好转，以酒为浆，以肉为粮，偏嗜膏粱厚味，积久生湿化热，清阳不能上升，湿浊下注于肾。因湿性黏着，如油入面，阻塞气机，则缠绵难愈也。盖"升降出入，无器不有"，令湿遏于肾，肾受捆绑，气机不得旋转腾挪，因此气化不出，代谢不利，则肾病从此发生。此病症见：肩背酸痛，腰痛腿沉，周身疲倦，头晕呕恶，身肿心烦，大便不爽，小便黄赤而少，味秽难闻。尿检化验：有蛋白及红、白细胞，肌酐与尿素氮升高。其脉沉滑，或沉弦小数，舌苔白腻，犹以舌根为突出。两目缺乏神采，满面笼罩一团黧黑之气。对于此病，一般治疗大都主张用补药，一口同音，咸谓肾虚所致。经余细察，此证尿黄而舌苔白腻，乃属湿热伤肾，脉沉为阴，滑、数为阳，反映出来阴中伏热之象。余认为对于此证的治法，滥用补药固然无功，至于清热利湿之法，如龙胆泻肝汤、当归贝母苦参丸、二妙散等方，亦未能取得疗效。"白天看病，夜晚读书"，余在古人升降学说与物质云动的理中，思来想去，辗转反侧，而寻觅到叫"荆防败毒散"的一张名方。此方载于《证治准绳》，具由荆芥穗、防风、羌活、独活、前胡、柴胡、枳壳、桔梗、茯苓、人参、川芎、薄荷十二味药组成。主治风热相搏，发生疮疡。症见寒热作痛、大头蛤蟆瘟、咽喉肿痛、便癃、腹胀、腮肿毒等。从方证分析，此方温药辛散，所谓"败毒"者，为败风毒而设也。然而本方温燥行、升清气亦必能败湿毒，所谓风能胜湿也。夫风、湿之邪必遏阳气，而发生火热等证，本方疏表散火而又能治阳气之郁勃也。历代医家对其败毒之功喋喋不休，莫衷孰是。俱往矣，余认为荆防败毒散伟大的成就在于：它能枢转肾脏出入升降的气机，叫作"大气一转"，推陈而致新。方中的荆、防与二活开表透外；前、柴二胡枢利出入气机；枳壳、桔梗提壶揭盖，升降上下之气；川芎、薄荷疏利气血以利肝胆；茯苓、人参补脾调中以安四旁，增强抵抗力量。本方名曰"败毒"，然其败毒之功，实为第二义也。它能促进大气一转，枢转出入，开上导下，升清降浊，推动了脏腑的新陈代谢，调整了正邪关系，排出老废物，吸进新东西，则为治疗的第一义也。

中医传统的治疗"八法"，也有升降出入的变化。它们大都是间接而成，而不是直接专治之法，给治疗带来困难。事物在发展，在不断创新，刘老认为新加一个"动"法，弥补其不足，使人一目了然，则何乐而不为也。

案一：王某，女，68岁。1994年12月3日初诊。

患慢性肾炎两年，常因感冒、劳累而发生水肿，腰痛反复发作，多方治疗迁延不愈。近半月来水肿加剧，以下肢为甚，小便不利，纳呆腹胀，时发咽痒咳嗽。其人面色晦黯，舌质红，苔厚腻，脉滑略弦。尿检：蛋白（+++），红细胞（20个），白细胞少许。血检 BUN 9.2mmol/L，Scr 178μmol/L，胆固醇 7.8mmol/L，HGB 80g/L。刘老综合色脉证候，辨此证为湿热毒气壅滞三焦，三焦气机不利，新陈代谢失常，"少阳属肾，故将两脏"，肺肾为水之两源，今气化受挫，废物堆集于内，肾精被其包围。

治法：通利三焦，排出湿毒，使肾的动力复苏。

方药：拟荆防肾炎汤。荆芥穗6g，防风6g，柴胡10g，前胡10g，羌活4g，独活4g，枳壳10g，桔梗10g，半枝莲10g，白花蛇舌草10g，生地榆15g，炒槐花12g，川芎6g，赤芍10g，茯苓30g。

此方服后，浮肿明显消退，小便逐渐增多，尿检蛋白（+），红细胞少许。效不更方，又服三十余剂，浮肿尽退，BUN 4.9mmol/L，胆固醇4.2mmol/L。脉来濡软无力，改用参苓白术散而愈。

案二：石某，男，49岁。1998年8月13日初诊。

患痛风肾，双肾萎缩，症见：腰背酸楚，体疲乏力，大便干，小便色深黄，带有臭味。晨起面肿，心烦，精神不振。西医检验：Scr 3.16μmol/L，BUN 78mmol/L。脉来沉滑，舌苔白腻。刘老辨为湿热下伤于肾。脉沉为阴，主肾病；滑脉为阳，主热病。脉来沉滑，则主阴中伏阳，属热而非寒。观其舌苔白腻，反映了下焦湿邪伤肾，如油入面而难于速拔也。

治法：首先要给肾脏松绑，开其郁，利其气，恢复其升降出入的能动作用。症见大便干而小便味秽，则湿热成毒。盖毒者，邪之甚也。所以使用"荆防毒散"，但必须加入苦寒解毒之药。

方药：柴胡6g，前胡6g，荆芥穗6g，防风6g，桔梗6g，枳壳6g，半枝莲30g，草河车12g，茵陈10g，龙胆6g，栀子6g，黄连6g，大黄2g。

患者服用本方七剂，自觉身体轻松，如释重负，但尿味仍臭。嘱上方续进，另加鲜荷叶与鲜茅根。服至十四剂，化验肌酐与尿素氮明显下降。

门人环绕，甚为惊愕！刘老曰：此方从"荆防败毒汤"法化裁而来。君不见张仲景的小柴胡汤，其治在"枢"，枢者，气机之出入也。李东垣的补中益气等方，其治在于升降，升降者，气机之上下也。这两辈古人，遣方治病，皆涵有"非出入，则无以生长壮老已；非升降，则无以生长化收藏"之意义也。盖中医学内有"三大观"：一辨证观；二整体观；三恒动观。因动则生新，能去菀陈莝，不动则病，也绝了化源。临床使用荆防败毒方，药量宜轻不宜重，此方治疗下肢的痛风、紫癜、湿毒红斑等更是有效之至。服药时宜忌食鱼虾、酒酪、肉与甜食等。

二、医家赵淳临证经验和医案

赵淳教授，主任医师，系第三、四、五批全国老中医药专家学术经验继承工作指导老师，从医50载，临证运用其经验方加减荆防败毒散治疗感冒积累了丰富的学术经验，疗效明显。

如患者甲，女，舌淡暗夹青边有齿痕，苔白腻微黄，脉浮。血细胞分析：WBC：4.4×10^9/L，N：57.3%，L：34.2%；胸部正侧位片：双肺未见异常。

中医诊断：感冒。

证候：风邪袭表，脾虚肺热，痰瘀互结。

治法：疏风解表，益气清肺，化痰祛瘀。

处方：赵淳教授经验方加减荆防败毒散化裁。

二诊时患者体温正常，咳嗽已止，咽已不痒痛，鼻塞减轻，有时流清涕，饮食稍增，大便软，量少，脉浮滑，腻苔未净。

可以看出，赵淳教授针对体虚感冒遵循"辨证论治"原则，以其经验方加减荆防败毒散解表，兼顾扶正治疗感冒的思路、论治方法及临证经验。

三、医家戴会禧临证经验和医案

戴会禧，主任医师，江西省永修县人民医院名老中医，从业执医数十载，应用荆防败毒散诊治外感和内伤杂病积有丰富经验。

案一：患者陈某，女，46岁，发热恶风寒，下痢赤白两天，伴腹痛，里急后重，苔薄微黄，脉浮数。用荆防败毒散加当归10g，赤芍10g，木香10g，槟榔9g，黄连5g。服药3剂，热退痢止。唯感乏力，纳差，投七味白术散化裁调治善后。

案二：男，61岁，因脚背部痒疹，搔抓后局部肿痛，灼热，腹股沟淋巴结肿大，触痛，发热恶寒，全身酸痛。投荆防败毒散合四妙散加夏枯草、连翘等，药服四帖，肿消身和。可见，荆防败毒散属解表剂中平淡一方，倘能认证准确，依法变通，举一反三，可广泛用于临床，而且收效甚速。

第六章　荆防败毒散验案选录及解读

一、《外科理例》

瘰疬病案：明·汪机《外科理例·卷之三》

一人年二十，耳下患疬焮痛，左关脉数。此肝经风热所致，以荆防败毒散三贴，表证悉退，再与散肿溃坚丸，月余平复。（此凭脉也）

解读：

瘰疬多因情志不畅，肝气郁结，气滞伤脾，脾失健运，痰热内生，而痰凝气结于颈部而成。对于急性则多由外感风热、内蕴痰毒而发。陈远公曰："本症治法，必用开郁为主，然郁久血必耗，况流脓血，则气血更亏，消痰而不解郁，而不化痰，皆虚其虚也。"故对于急性瘰疬多疏风散热，行气解郁，化痰散结为主。

本案患者耳下患有瘰疬，且疼痛明显，脉数，为肝经风热所致，处以荆防败毒散以疏散风热；肝经风热消退，再处以散肿溃坚丸清热化痰、软坚散结。说明荆防败毒散不仅适用于风寒之证，对于风热之证同样适宜，体现出荆防败毒散长于疏风透邪的特点。

二、《保婴撮要》

1. 疔疮病案：明·薛铠《保婴撮要·卷十二·疔疮》

一小儿面上患之，寒热发搐。此热极而肝火动也。用荆防败毒散，及隔蒜灸，搐止热退，更服异功散加升麻、柴胡、桔梗而愈。

解读：

疔疮是好发于颜面和手足部的外科疾患。本病开始有粟米样小脓头，发病迅速，根深坚硬如钉为特征。

该小儿面上患之，小儿为纯阳之体，发育旺盛，易患时行疾病，并易从热化，邪热炽盛，燔灼肝经，引动肝风而表现动风证候。此证乃为疔毒在表，热毒化火引动肝风所致，当从表而解。荆防败毒散疏散透利，清宣透毒于外，又外治以隔蒜灸，可引邪外出。《外科理例》言："痈疽之发……若于始发之际，外灸以散其毒，治之早，亦可移重就轻，转深于浅。"薛立斋更是指出："夫疮疡之证，有诸中，必形诸外。在外者，引而拔之。在内者，疏而下之。"荆防败毒散内服疏邪于外，隔蒜灸引邪外出，内外合治，毒去而热退搐止。

本案提示我们在临床中既可以使用荆防败毒散来治疗外感表证，又可以治疗皮肤病，即"异病同治"。感冒和皮肤病虽属不同疾病，但治病求本，对于病在表者，荆防败毒散均适用。但对于疮疡已脓已溃，日久不敛，体质虚弱者，即使表证存在，亦不宜发汗太过。正如《伤寒论》所载："疮家，身虽疼痛，不可发汗，发汗则痉。"

2. 面疮病案：明·薛铠《保婴撮要·卷十五·作痛不止》

一小儿面患疮，焮肿，发热恶寒。此邪在表也，先用荆防败毒散解其表邪，次用七味白术散固其胃气而愈。

解读：

本案与上一案病机一致，均是邪气在表而为病疮，同时尚未入里，治疗思路均是疏解在表之邪，邪去遣健脾益气、祛湿行气之药。荆防败毒散以升散疏利见长，对于一切表证初起尤为适宜，非如麻黄之类强发其汗，无麻黄、桂枝过温之弊，无引邪入里化热之虞，十分适合在疮疡初期，邪气在表之时使用。

三、《古今医统大全》

便毒病案：明·徐春甫《古今医统大全·卷之八十·外科理例上》

一人肿痛，发寒热，以荆防败毒散，二剂而止，双解散二剂而消。

解读：

何为便毒？《医宗金鉴》言："此证又名血疝，又名便痈，无论男女，皆可以生。发于少腹之下，腿根之上折纹缝中，经属肝、肾。由强力房劳，忍精不泄，或欲念不遂，以致精搏血留，聚于中途，壅遏而成；或为暴怒伤肝，气滞血凝而发。初如杏核，渐如鹅卵，坚硬木痛，微热不红，令人寒热往来，宜荆防败毒散汗之。"由症状可知，该病指西医腹股沟淋巴肉芽肿，又叫性病淋巴肉芽肿。多为房事不当，情志不遂以致精血相搏，气血凝滞。在初起，忌用寒凉之药，恐气血遇寒，愈加郁结。正如龚廷贤所言："初起慎不可用寒凉之药，恐气血愈结而不得宣散，反成大患。惟当发散寒气，清利热毒，使精血宣畅，自然愈矣。"故本病初起，以发散寒气、行气活血为主。

本案患者便毒肿痛，且伴有发热恶寒，说明此时病在于表，邪气壅滞于肌肤，尚未入里，故而服两剂荆防败毒散即寒热消止。本案亦是疮疡初起，邪气在表，用荆防败毒散透邪于外的案例。

四、《素圃医案》

虾蟆瘟医案：清·郑重光《素圃医案·卷一·伤寒治效》

方纯石兄，五月初，两颐肿痛，先为疡科所医，外敷内服，不知何药，至八日见招，肿势将陷，寒势交作。余曰：此时行之虾蟆温也。用荆防败毒散二剂，表热随退，肿消大半。不虞少阳之邪，直入厥阴，脉变沉弦，喉痛厥冷，呕吐胸胀。改用当归四逆汤，加附子、干姜、吴萸。坚服三四日，得微汗，喉不痛而呕止，脉起足温尚有微肿。病家以为愈矣，次日往看，肿处尽消，但笑不休，问其所笑何事。答曰：我亦不知，脉复沉细，舌有灰苔，已笑半日矣。追思初病，必服凉药，所以少阳传入厥阴，厥阴不解，又传入少阴，少阴寒水，上逼心火，心为水逼，发声为笑。不早治之，将亡阳谵语，不可治矣。幸孙叶两医，以予言不谬，遂用大剂四逆汤，加人参三钱。服后片时，略睡须臾醒，即笑止，一昼夜共服三剂。次日肿处复起，仍用当归四逆汤，加附子、干姜，三四日肿处回阳发痒起皮而解。其时有不解事者，谓予多用姜附而致狂，医难用药，有如此夫。

解读：

虾蟆瘟是瘟疫的一种，又称浪子瘟、大头瘟、捻头瘟，指以头面肿赤为主要特征的疫病。《古今医鉴·温疫》："病者大小无异，大抵使人痰涎壅盛，壮热如火，头痛身痛，项强睛疼，声哑腮肿，俗呼浪子瘟，或称虾蟆瘟。"在温暖多风的春季及应寒反温的冬季，容易形成风热时毒，此为大头瘟的致病因素。本病病机为风温邪毒从口鼻而入，壅阻少阳胆经，郁而不散，结于腮部而成。《疮疡经验全书·痄腮》有："此毒受牙耳聤，通于肝肾，气血不流，壅滞颊腮，此是风毒证。"

病人于五月初患病，正处在温暖多风，易患风热时毒的季节。《素问·太阴阳明论》"伤于风者，上先受之"，其主要临床表现为两颐肿痛，经先前疡科医生治疗后出现肿势将陷，寒势交作，故推测除上述临床表现以外还伴有憎寒发热、咽喉疼痛、口渴引饮、烦躁不安等症状。故治病当透邪于外为先，医者予荆防败毒散二剂，见表热随退，肿消大半，病有好转之势。

后又见病邪传入他经，出现新的临床表现，这提示我们在治病时不仅要辨证论治，还要根据病情变化及时调整用药，其他治法此处不作详细论述。

运用荆防败毒散治疗此类疾病时应当注意两点：一是本病常因感受风温邪毒所致，故用药不可过汗、过温，中病即止；二是温热在表，虽宜辛凉开达，但亦不可过分清凉，防其凉遏温毒不解，邪毒内陷，应温清并用，综合权衡，方能愈病。

五、《续名医类案》

1. 夹斑痘医案：清·魏之琇《续名医类案·卷二十七·夹斑》

万密斋治罗氏妇，年二十七岁，出痘遍身，红斑如蚊迹，咸谓不治。视其神识精明，语言清亮，诊其六脉调匀，问其饮食如常，大小便调，不烦不渴，但遍身红斑，稠密无缝，色且艳。曰：此夹斑痘也，解去其斑，则痘自见。以荆防败毒散加元参、升麻，作大剂，一服，次早斑退痘显。再一服，痘起发，调理半月而愈。

解读：

夹斑痘，顾名思义痘疮夹斑疹而发。查阅古籍曰：夹斑痘出而夹斑者，痘毒随脏而出，其毒发之势最为迅疾，或血太过而气不及，则卫气疏缺不能密护脉络而致太过之血夹毒上浮，亦乘毒出之势而发为斑。据其症状来看，只见到遍身红斑，色艳，而无其他症状，神志清晰，六脉调匀，饮食二便均正常等，故可知毒邪位于血分，并无波及其他，故当疏解毒邪涌泄于外，斑毒消散则痘出，方用荆防败毒散，败毒消疮。

荆防败毒散加入元参（玄参）清热凉血，解毒散结，治疗痈疽疮毒；升麻解表透疹，清热解毒，可治疗麻疹不透、温毒发斑。全方增强其清热解毒凉血的作用。

2.时毒病案：清·魏之琇《续名医类案·卷三十四·外科》

病案一：

一男子患此症，肿痛发寒热，脉浮数，以荆防败毒散，二剂少愈。以人参败毒散，二剂势减半，又二剂而痊。

解读：

何谓时毒？《续名医类案》言："此证感四时邪毒之气，此后发于鼻面耳项咽喉，赤肿无头，或结核有根，寒热无痛，状如伤寒。此乃时行时毒之气，发于头面，所谓大头瘟也。"薛己言："小儿时毒，因感四时不正之气，致鼻面耳项或咽喉赤肿，寒热头痛，甚者恍惚不宁，咽喉闭塞，状如伤寒，五七日间亦能杀人。脉浮数者邪在表，脉沉涩者邪在里。"由此可推测，时毒是指大头瘟。该病主要是由外感风热湿毒之气所引起，而风热湿浊，扰乱清阳之境，故伤高颠头面处。初起脉浮数，乃邪留在表也，故初起时要以祛邪为第一要义。该男子时毒初期，脉浮数提示病邪表浅，用祛风散邪、行气化湿之法，使壅滞于头面之毒邪发而散之。故处以荆防败毒散祛除郁滞肌表之邪毒，毒去则寒热止、肿痛消。

病案二：

一老人冬月头、面、耳、项俱肿痛甚，便秘，脉实，此表里俱实病也。饮防风通圣散不应，遂砭患处出黑血，仍投前药即应，又以荆防败毒散而瘳。盖前药不应者，毒血凝聚上部经络，药力难达故也。恶血既去，其药自效。或拘用寒远寒，及年高畏用硝、黄，而用托里，与夫寻常之剂，或不砭泄其毒，专假药力，鲜不危矣。（徐灵胎曰：通圣散乃治表里俱热之方，所谓两解法也。须审定内外俱热之症，乃可消息施用。又曰：荆防败毒散为时毒主方，惟人参不宜轻用。）

解读：

该老人患此时毒，而便秘、脉实，从此症状可以看出患者此时已为实热壅盛阶段，但邪毒之气仍需发而散之。而用防风通圣散表里双解为何不应呢？如文中所言："盖前药不应者，毒血凝聚上部经络，药力难达故也。"而"砭患处出黑血"又为何？正如《素问·阴阳应象大论》曰："血实宜决之。"故刺砭患处出血，以泄其邪毒，宣通壅阻，使气血畅通。而后用防风通圣散泄其表里之实，则可应也。然正值冬月，又为年高者也，防风通圣散万不可过用也，毒热之邪虽已大半消驱，但仍要考虑余邪停留。而荆防败毒散乃辛温之剂，荆芥、防风、羌活、独活都可发散余邪，配以柴胡略发余邪之热；桔梗载药上行，引药力直达上部，配以枳壳，一升一降，以防气机紊乱；前胡增强解表祛邪之力；茯苓又可健脾安中；川芎既可祛风止痛，又可行气活血；甘草调和诸药。用其平而散邪，疏气和血，攻邪而不伤正，实属妙矣。

病案三：

一男子头面肿痛，服硝黄败毒之剂愈甚。诊之，脉浮数，邪在表尚未解，用荆防败毒散二剂，势退大半。更以葛根牛蒡子汤，四剂而痊。《内经》曰：身半以上肿，天之气也；身半以下肿，地之气也。乃邪客心肺之间，上攻头目而为肿。此感四时不正之气为患，与夫膏粱积热之症不同。硝黄之剂，非大便秘实不可用。若不审其因，不辨其虚实表里，概用攻之，必致有误。常见饥馑之际，刍荛之人，多患之，乃是胃气有损，邪气从之为患，不可不察。常治邪在表者，用葛根牛蒡子汤、人参败毒散，或普济消毒饮子。邪在里者，五利大黄汤、栀子仁汤。表里俱不解者，防风通圣散。表里俱解而肿不退者，犀角升麻汤。如肿甚者，砭患处出恶血以泄其毒，或用通气散取嚏以泄其毒，十日外自愈，若嚏出脓血即愈。欲其作脓者，用托里消毒散；欲其收敛者，用托里散，此法最为稳当。五七日咽喉肿闭，言语不出，头面不肿，食不知味者，不治。（此乃时行湿毒之气，发于头面，所谓大头瘟也。以其能作脓出毒，故入外科。）

解读：

案中男子发时毒，便以硝黄之剂投之，实则差矣。盖时毒之邪皆为之实热之毒耶？非也！如陈璞言："时毒者，天行时气病也，俗名大头瘟，四时不正之气，感于人而成，自有阴阳表里寒热虚实之分。初起头面耳项肿，寒热交作，体强头眩，脉浮紧者，邪在表，以荆防败毒散、万灵丹发汗。面目口鼻渐次传肿者，乃阳明受病，其患处焮肿发热，便秘口干，多热少冷，脉数有力，邪在里，宜五利大黄汤、四顺清凉饮，大加人中黄、金汁。"故时毒初期，不辨表里虚实即投清热解毒之剂，自然不效反愈重也。诊之，其脉浮数，乃邪在表也。可谓"其在皮者，汗而发之"，故投以荆防败毒散，解表散邪，行气活血，将毒邪之气先驱除表外，再以葛根牛蒡子汤疏邪清热，解毒消肿，故愈也。

3. 黄水疮医案：清·魏之琇《续名医类案·卷三十·疮症》

一小儿头面患疮数枚，作痒出水，水到处皆溃成疮，名曰黄水疮也，用绿豆粉、松香为末，香油调敷，饮以荆防败毒散而愈。

解读：

黄水疮，中医学又名滴脓疮、天疱疮，西医学称脓疱疮。西医学认为此病是由金黄色葡萄球菌、链球菌或者混合感染引发的以口鼻等皮肤暴露处痒痛，发生丘疹、水疱或脓疱，甚至糜烂流出黄色液体为临床表现的一类接触性传染性疾病，好发于儿童。

中医辨证此病机多为湿热之邪侵入肺卫，郁于皮肤，肺热脾湿，二气交杂，内外相搏，复感毒邪而发。明《外科正宗》云："乃由肺经有热，脾经有湿，二气交感而成。"清代医家则注重内因与外因相互交结而发病，如《外科大成·黄水疮》："由外伤风热，内伤湿热所致。"《疡科心得集》言"外感热毒，内蕴湿热，湿热交结而发病。"均指出了本病主要是由于脾湿内蕴日久化热，或腠理不固感受风邪，或热毒外袭而成。

本案患儿仅见面部黄水疮，并无里证出现，以绿豆粉、松香外敷祛风燥湿、排脓拔毒、生肌止痛，香油，性寒，可润燥解毒，止痛消肿；内服荆防败毒散而愈进一步证实其病在肌表，以荆防败毒散透邪毒邪，毒散则疮敛。

4. 脑疽病案：清·魏之琇《续名医类案·卷三十一·外科》

一男子患此症，肿痛脉数，以荆防败毒散，二剂而痛止。更以托里消毒药而消。

解读：

脑疽，又称脑后发，现代医学谓之颈后"痈"。以秋冬时为多见，常罹患于中、老年男性，生于脑后窝正中者，为督脉必经之道，与前面的口相对，所以名为"对口"。发于对口之旁，属足太阳膀胱经，名为偏对口疽、偏脑疽。

脑疽发病原因在明《外科正宗·脑疽》云：尖脑疽者，俗称对口是也。所发不同，其源有二，"得于湿热交蒸，从外感受者，五脏蕴结，从内发外者重。"中医将脑疽分为初期，溃脓期，收口期3期。根据不同时期病理基础，确立早期消散；成脓期截其余毒、防止扩散，收口期生肌拔脓的治疗原则。

本案患者肿痛，脉数，以荆防败毒散，二剂而痛止，以方测症，应是脑疽初期，热毒偏盛，病势初起，急用荆防败毒散既能疏散热毒，又可祛除湿热内毒，及时截断病势，不至于湿热之毒内陷恶化。临床上对于湿热为患，毒势初起的疮疡类疾病，皆可运用荆防败毒散加减，随证治之。

5. 鬓疽医案：清·魏之琇《续名医类案·卷三十一·外科》

一男子患此症，肿焮痛甚，发寒热，服十宣散愈炽。诊之，脉数而实，此表里俱有邪也。以荆防败毒散加芩、连、大黄，二剂少愈。更以荆防败毒散，四剂而消。

解读：

对于痈疽之证，《续名医类案》指出："大抵疮疡之症，肿焮痛甚，寒热往来，或大便秘结，小便淋漓，心神溃闷，恍惚不宁，皆邪热之实也，岂可补哉？东垣云：疮疽之法，其受之有内外之别，治之有寒温之异。受之外者，法当托里以温剂，反用寒剂，则是皮毛始受邪，引入骨髓。受之内者，法当疏利以寒剂，反用温剂托里，则是骨髓之病，上彻皮毛，表里通溃，共为一疮，助邪为毒，苦楚百倍，轻则危殆，重则死矣。"

本案患者内外邪实，以里热炽盛为主，不可用温热性太强的药物加重病情，当以外散表邪、内清里热为基本治法，选用荆防败毒散疏散在表之邪，清解在里之湿热邪毒，又恐其热重药轻，遂加上黄芩、黄连，清热燥湿，泻火解毒，黄芩、黄连善清中上焦实热火毒，待热势大消，再以荆防败毒散善后，以防邪毒再发。

临床提示痈疽之为病多是邪热实证，不可妄用补法，以犯"实实"之戒；疮疽之病发有内外之别，病邪有寒热之分，临证用药当遵"热者寒之，寒者热之"的原则，对于热毒实证的疮痈肿毒类疾患辨证施治方可获效。

6. 乳痈医案：清·魏之琇《续名医类案·卷三十一·外科》

立斋治一妇人，患乳痈，寒热头痛，与荆防败毒散一剂，更与蒲公英一握，捣烂，入酒二三盏，再捣取汁热服，渣热涂患处而消。丹溪云：此草散热毒，消肿核，又散滞气，解金石毒之圣药。

解读：

《丹溪治法心要》云："乳房阳明所经，乳头厥阴所属，乳子之母，或厚味，或忿怒，以致气不流行，而窍不得通，汁不得出，阳明之血，热而化脓……气通自可消散。"肝郁气滞、阳明内热常为乳痈之内因，火毒内侵为本病之外因，二者合而发病。乳痈之为病，虽常属阳证，但根据患者的体质等不同，病证属性不尽相同，临床还须谨慎辨别。正确识别寒热阴阳属性，是正确立法施治的重要前提。

本案妇人以发热、恶寒、头疼等表证为主要表现，里证不明显，故以荆防败毒散疏散壅滞乳房之邪气，同时服蒲公英清热解毒，消肿散结，利湿通淋。蒲公英临床用于热毒疮痈，乳痈，瘰疬类疾患，为治疗乳痈的要药，内外痈常用药。诸药合用，气机宣展，肝之疏泄功能恢复，痈疡肿毒自散。

临床应用中，凡属肝火郁结引起的血气不畅，日久血脉阻滞，化热成瘀成毒成脓的乳腺类疾患，均可辨证使用荆防败毒散加减治疗。

7. 痃癖医案：清·魏之琇《续名医类案·卷三十三·外科》

一男子患此症，肿痛发寒热，以荆防败毒散二剂而止。以双解散二剂而愈。

解读：

痃癖为脐腹偏侧或胁肋部时有筋脉攻撑急痛的病症，因脐下髂前上棘腹股沟内侧有筋突起疼痛，摸之如弓弦状故名。病机在于气血不和，经络阻滞，食积寒凝。治法当理气活血、散积消癥。《太平圣惠方》卷四十九："夫痃癖者，本因邪冷之气积聚而生也。痃者，在腹内近脐左右，各有一条筋脉急痛，大者如臂，次者如指……癖者，侧在两肋间，有时而僻，故曰癖。"

本案病者肿痛发寒热，是为痃癖初期感邪而发，病势尚不严重，且有可解之法，用荆防败毒散疏散表邪，调畅气机，肌表邪气疏解则痃癖消散。提示我们临床上对于以气机阻滞、血脉不畅、郁而化热为基本病机所引起的一类癥瘕病症初期运用荆防败毒散可取得确切的疗效。

8. 疔毒医案：清·魏之琇《续名医类案》

马氏室忽恶寒作呕，肩臂麻木，手心瘙痒，遂瞀闷，不自知其故，（与卒然暴厥者不同。）但手有一泡，此乃患疔毒也。令急灸患处，至五十余壮知痛，投以荆防败毒散而愈。古人谓暴死多是疔毒，急用灯照遍身，若有小疮，即是此毒，宜急灸其疮。但是胸腹温者，可灸。先君云：有人因剥死牛瞀闷，令看遍身，俱有紫泡，便急灸泡处，良久遂苏，更以败毒药而愈。

解读：

疔疮开始有粟米样小脓头，发病迅速，根深坚硬如钉为特征，疔毒是症状发展到很严重地步的疔疮。临床表现局部肿胀，麻痒疼痛，亦有全身发冷发热，头晕疲惫，食欲不振，甚至高热谵语等。

患者忽然恶寒作呕，手臂麻木，手心瘙痒，手有一泡，得知疗疮尚在初期。故治法应消疮止痛，先灸患处五十壮，再投以荆防败毒散，使在表之邪还表而出。以荆芥、防风，羌活、独活发汗解表，开泄皮毛，使在表之邪随汗而解。独活，《本草汇言》谓其善行血分，与荆芥合用解毒消疮；柴胡、枳壳、桔梗调畅气机，川芎行血合营；羌活、茯苓化痰渗湿，三组合用，意在解表祛邪与疏通气血津液。甘草调和药性。加入金银花、连翘，则更具清热解毒消肿之功，对于温热所致之疮肿初起，疗效亦佳。

9. 天泡疮病案：清·魏之琇《续名医类案·卷三十六·天泡疮》

病案一：

一小儿患此症，焮痛发热，脉浮数，挑去毒水，以黄柏、滑石末敷之，更饮荆防败毒散，二剂而愈。

解读：

天泡疮的文献记载相对较多，临床表现为皮肤上有松弛性水疱或大疱，以皮起燎浆水泡、皮破流津为特点。西医学对本病的认识多从自身免疫出发。古籍记载最多的病因病机中，天行时邪为重要因素，辨证上总属于湿热火毒为患。或因心火妄动，脾湿内蕴，复感风热暑湿之邪，致使火邪犯肺，内不得疏泄，熏蒸不解，外袭肌肤而发。或因湿热内蕴，日久化燥，耗气灼津，致使气阴两伤。也可由心火脾湿，兼感风热暑湿之邪，熏蒸肌肤而成。

本案患儿仅表现皮肤起天泡疮，伴有疼痛发热，脉浮数，说明只有表证而尚未入里，故而只需挑破水泡，外用黄柏末、滑石末敛疮止痛，清热解毒，内服荆防败毒散疏散肌表之邪。挑破水泡可泄肌表郁结之邪气，配合内服荆防败毒散疏散表邪，内外合治，邪气去则疮毒敛。

病案二：

毛阁老孙，年十余岁，背侧患水泡疮数颗，发热脉数，此肺胃经风热所致，名曰天泡疮。遂以荆防败毒散加芩、连服之，外去毒水，以金黄散敷之，又四剂而愈。

解读：

本案与上一案病机相似，临床表现一致，均是以表邪盛为主要表现，同时医家指出本案病机在于肺胃二经风热，因此内服荆防败毒散疏散肺胃风热，加芩连以增清热解毒之效，在外则挑破水泡，以泄蕴结之邪气，同时外敷金黄散可解毒祛湿，敛疮止痛。

六、《齐氏医案》

咽喉肿痛病案：《齐氏医案·卷四·咽痛喉痹疬腮声哑》

又治程国用，患咽喉肿痛。余察是上焦风热，乃与荆防败毒散，二剂而肿消。继与六味地黄丸加麦冬，一料而愈。

解读：

患者初期外感风热之邪郁结咽喉，需先解表邪也。用荆防败毒散祛邪解表，利咽行气。当表邪解后，乃可治里。此处患者症状除咽痛外，再无别症叙述，而联系本书上下文可知，医者认为："此肾水亏损，相火无制而然，乃与六味丸料。"由此可知，患者乃少阴咽痛，而复感外邪，故先以荆防败毒散驱散外邪，再以六味地黄丸滋阴利咽。

七、《白喉全生集》

白喉医案：清·李纪方《白喉全生集·附录》

一湘潭胡君筠棠之子，小舌旁边一点白，痛甚，脉浮数而细，此病尚在表也。余用人参败毒散，其家恐药之太轻也，别请医。以大承气汤加豆根元参二剂而病剧，既又延余转用荆防败毒散，三剂痊愈，此轻证而用重剂之一戒也。

解读：

患者小舌旁边一点白，痛甚，从临床表现上来看症像白喉。脉浮数而细，提示病尚在表也，此时应当用解表剂使在表之邪从表而出。医家起初想予人参败毒散，但患者家属又恐药之太轻，便作罢。另一位医家予大承气汤加山豆根、元参（玄参）二剂，使得病情加剧。根据患者临床表现得知疾病在表，而使用下法，使在表之邪陷里，表里俱病。此时又转用荆防败毒散，使陷里之邪还从表出，意为表邪疏散，里证亦除。提示我们病证要与用药相对，不可轻证用重剂，或重证用轻剂。

八、《全国名医验案类编》

水痘医案：清·何廉臣《全国名医验案类编·传染病案·第十二卷·时疫水痘案》

何拯华（绍兴同善局）

病者：蒋四九，年二十一岁，业商，住本城南街。

病名：时疫水痘。

原因：初夏湿热当令，水痘盛行，感染风热而发。

证候：初起见点，状如真痘相似，尖圆而大，内含清水，身热二三日而出。面赤唇红，眼光如水，喷嚏咳嗽，涕唾稠黏。

诊断：脉右软滞，左浮弦数。舌尖边红，苔腻，微黄。此时行水痘也。发于脾肺二经，由湿热酝酿而成，感风逗引而外发也。

疗法：先与疏风化湿以透发之。荆防败毒散加减。

处方：荆芥（钱半）、川芎（五分）、羌活（七分）、浙苓皮（钱半）、桔梗（八分）、防风（一钱）、枳壳（一钱）、白芷（八分）、新会皮（八分）、生甘草（四分）。

次诊：一剂即遍身起胀，但不灌浆，亦不作脓，身热已轻，面唇淡红。惟咳嗽痰多，口腻胃钝，四肢倦怠。脉右仍滞，舌红苔黄腻。此风邪去而湿热尚盛也。治以辛淡芳透，吴氏四苓汤加味。

次方：赤苓（三钱）、泽泻（钱半）、光杏仁（三钱）、竹沥半夏（三钱）、前胡（钱半）、猪苓（二钱）、广皮（钱半）、生苡仁（四钱）、丝通草（一钱）、桔梗（八分）。

三诊：二剂后身热已除，痰嗽亦减，胃动思食，大便通畅。惟心烦少寐，溺短赤涩。舌红苔薄，脉转沉数，左尺尤甚。此痰湿轻而伏热独重也。治以清心利溺，导赤散加减。

三方：鲜生地（四钱）、汉木通（一钱）、赤苓（三钱）、淡竹叶（钱半）、小青皮（六分）、小川连（六分）、生甘草细梢（七分）、滑石（四钱，包煎）、焦山栀（二钱）、灯心（二分）。

效果：连服二剂，神安溺利，后以饮食调养而痊。

解读：

"水痘"一词自提出至今已有近千年历史。"水痘"作为病名首见于南宋《小儿卫生总微论方》。本病发于初夏湿热当令，水痘盛行之时，见到皮肤出现斑点，尖圆而大，内含清水，面赤唇红，喷嚏咳嗽，涕唾稠黏，脉右软滞，左浮弦数，舌尖边红，苔腻微黄等证，故可知本病为外感水痘时邪，其病变脏腑主要在肺、脾。盖肺主皮毛，脾主肌肉，水痘时邪从口鼻而入，蕴郁肺脾，与内湿相搏，蕴蒸于肌表，则发为水痘。

荆防败毒散由"治疫第一方"人参败毒散衍化而来，其处方之妙在于外散肌表郁闭之风毒，内除表里之湿邪，畅气机郁滞，消痰瘀血郁，是疏利消散"毒邪"的妙剂。服用此方后，患者表邪已去但湿热仍存，故以淡渗除湿之吴氏四苓汤治之。湿热去后患者心烦尿赤，故以导赤散清心安神，使热从小便而出。

第七章　荆防败毒散在抗疫中的作用

第一节　荆防败毒散在疫病流行中的应用

　　荆防败毒散有着广泛的应用和治疗范围，其组方配伍关系严谨，药对组成经典，尤其荆芥、防风的加入使得该方源于人参败毒散却又不止于人参败毒散。对古文献进行考究和梳理后，发现荆防败毒散所治疗的疾病种类众多，涉及内外各科，不仅对感冒、咳嗽、风热等外感类疾患效果突出，同时长于治疗各类皮肤及外科疾患，如疮疡肿痛、傲冬疮、瘟瘰、斑疹、痧疹、瘾疹、赤白游风、疥疮、暑令疡毒小疖、马汗入疮、流注疬、余毒流注等。同时其"逆流挽舟"的治法，对于肠风下血和痢疾等消化道疾患亦有良效。对于头面部的疾患，如发生在头面各个部位的疮痈疔疽丹毒，在疾病初起的时候服之，荆防败毒散可起顿挫之功。同时对口腔咽喉部的疾患，如乳蛾、木舌、喉闭（喉痹）、哑瘴喉风、咽喉妨闷、温热发痧、白喉、脚跟喉风、悬痈等，荆防败毒散亦可以应用治之。古代医籍中详细记载了荆防败毒散对于各类疾患广泛而突出的治疗作用，体现了它平而不凡、卓尔不群的特点，彰显出其长于透毒散邪的作用，在历代医家记述中，荆防败毒散长于透毒散邪以"败"诸毒的特性很好地体现在其对于疫病的治疗作用。

　　关于荆防败毒散治疗疫病类疾患，古代文献中的记载更是丰富多样，详实可靠，堪称治疫良方。荆防败毒散在瘟疫预防及早期治疗中的应用和记载较多，其方源人参败毒散更是被称为"治疫第一方"。人参败毒散初为瘟疫而设，最早记载该方的《太平惠民和剂局方》言其"治伤寒时气"，《类证活人书》与《小儿药证直诀》言："治伤风、瘟疫、风湿……瘟疫时行……此药不可缺也。"及至喻昌《医门法律·三气门方》指出该方："治伤寒瘟疫，风湿风眩，拘蜷风痰，头疼目眩，四肢痛，憎寒壮热，项强睛疼，及老人小儿皆可服。

或瘴烟之地，或瘟疫时行，或人多风痰，或处卑湿脚弱，此药不可缺也。"又言："人感三气而病，病而死，其气互传，乃至十百千万，传为疫矣。倘病者日服此药二三剂，所受疫邪，不复留于胸中，讵不快哉！"更是称赞道："三气门中，推此方为第一，以其功之著也。"认为其为治疫第一方，因其疗效卓著称其为"活人败毒散"。由此可以看出人参败毒散是古人治疗瘟疫的良剂，可疏利邪气，使"疫疠之气"在疫病早期消散，而无传变之虞，尤其适用于体弱之人。

荆防败毒散被广泛应用于瘟疫初起，为人参败毒散加荆芥、防风而成，添荆芥、防风疏解透散之功，相较于人参败毒散透散之力更强，适合瘟疫早期祛邪于外，后世在瘟疫治疗中多有应用。明·徐春甫《古今医统大全》（1556年）言"《蕴要》荆防败毒散（有人参、牛蒡子、薄荷），治天行时疫，发散瘟邪。"明·张介宾《景岳全书》（1624年）言"若感四时瘟疫，而身痛发热，及烟瘴之气者，宜败毒散，或荆防败毒散"（有人参、薄荷）；清·周震《幼科指南》（1661年）言"天地流行厉气，而成瘟疫之病……发以荆防败毒散（无人参），清以普济消毒饮"；清·沈金鳌《杂病源流犀烛》（1773年）载有"《正传》曰：温病初症，未知端的，先以荆防败毒散治之，看归在何经，随经施治"（有人参）；清·郑玉坛《彤园妇科》（1795年）载有"荆防败毒散（无人参，有薄荷）治孕妇初染瘟疫，脉症类伤寒者"，又载有"时疫一症……治法有三：一曰发毒，用荆防败毒散；二曰清毒，用普济消毒饮；三曰攻毒，用二圣救苦丹，毒轻者用双解通圣散两解之亦可"。

对于一些特殊染疫人群，如孕妇等，荆防败毒散同样适用，清·郑玉坛《彤园医书》（1795年）指出："荆防败毒散，治孕妇初染瘟疫，脉症类伤寒者。"不得不说它为治疗瘟疫提供了极佳的思路，让我们对疫病的治疗有了更加深刻的认识和了解。另外其对于疫病中的黄耳伤寒、赤膈伤寒、捻颈瘟（虾蟆瘟、大头瘟、大头伤寒）、羊毛瘟及具有强烈传染性和致病性的麻疹、水痘、痘疹（天花）的记载也颇丰，充分体现了荆防败毒散在疫病治疗方面的优势。中国古代疫病流行次数众多，受其害者不计其数。瘟疫的发生往往伴随着战争、饥荒、水患等其他灾害，人民群众更是不堪其苦。荆防败毒散在古代疫病防治中的应用众多，凸显出其长于败毒、透毒的特性，是一剂不可多得的治疫良方。

一、金末汴京大疫

荆防败毒散，治天行时疫，发散瘟邪。向者壬辰改元，京师戒严，迨三月下旬，受敌者凡半月，解围之后，都人之不受病者，万无一二，既病而死者，继踵而不绝。都门十有二所，每日各门所送，多者二千，少者不下一千，似此者几三月，此百万人岂俱感风寒外伤者耶。大抵人在围城中，大都疫疠初起，宜辛凉解散，次则和解解毒，必里症全具。疫症先从颐颔肿起者，阳明热邪也，肿于耳之前后者，少阳风热也，并宜辛凉散之。

二、明嘉靖己未大疫

嘉靖己未，江淮大疫，用败毒散，倍人参，去前胡、独活，服者尽效。万历己卯大疫，用本方复效。崇祯辛巳、壬午，大饥大疫，道殣相望。汗和药中，惟加人参者多活。更有发斑一证最毒，惟加人参于消斑药中，全活甚众。凡饥馑兵荒之余，气候失和，加之饮食起居不节，以人之虚逢天之虚，致患时气者，尤宜此法。加陈廪米，名仓廪散，治噤口痢乃热毒冲心，食入即吐，单陈廪米煎汤，治痢后大渴，饮水不止；加大黄、芒硝，名硝黄败毒散，治热毒壅积；加黄芩，名败毒加黄芩汤，治温病，不恶寒而渴；加连翘、金银花，名连翘败毒散，治疮毒；如有风热，加荆芥、防风，名荆防败毒散，亦治肠风下鲜血，血鲜者为肠风，随感而见也，血瘀者为脏毒，积久而发也。

三、明万历壬午大疫

岁在万历壬午，久旱，民饥，热疫流行，起于寒热拘挛，变斑黄狂躁，死者相继。大都渴燥发斑者多，右气口脉多大，皆饥饱不时所致。先用人参败毒散发表，次用人参柴胡汤和解。

四、1885 年上海疫痧流行

清末民国初年，上海疫痧盛行，丁甘仁每天都要诊治数百人，前后共经手病例数万。他曾指出，喉痧与白喉是不相同的两种疫病，白喉为少阴伏热升腾，吸受了疫疠之气；喉痧是邪从口鼻入于肺胃，暴寒束于外，疫毒郁于内，蒸腾肺胃两经，而厥少之火乘势上亢。治白喉忌仅注意表证，应滋阴清肺。喉痧初起不可不加速发表，因为丹痧有汗则生，无汗则死。对于喉痧的辨证治疗，他强调必须分初、中、末三层，就是"在气在营，或气分多，或营分多"。初起邪郁在气分，应快速加以表散，病轻的用荆防败毒散和清咽利膈汤去芒硝、大黄治疗，病重的投以麻杏石甘汤。疫邪化火，由气分入营，应该生津清营解毒，病轻的用黑膏汤、鲜石斛、豆豉之类，病重的投以犀豉汤、犀角地黄汤，一定要等到患者舌光红而焦糙，痧子布齐，气分之邪已透，才可以用大剂量的清营解毒，不用再进行表散。对喉痧的治疗，丁甘仁还有内吹、外敷、外贴、放血等方法。能够经过时代的洗礼、历史的考验而沉淀下来的东西才是真正的经典，人禀天地五谷之气而长养，也罹乖戾之气害，而疫疠之邪从古至今皆有，物质匮乏的先古遏制疫病荆防败毒散一马当先，物食丰满、科技发达的当今它依然发挥着不可替代的作用。

五、1956年夏和1957年春，上海经历两次流感大流行

上海市立第七人民医院（现上海市第七人民医院）中医科叶景华通过对该院459例中药治疗流感的病案整理后发现，虽然大部分流感患者皆有发热、恶寒、头痛、骨节酸痛、鼻塞流涕、咳嗽、咽痛等症状，但1956年夏季流行的病例中，咳嗽、咽痛、骨节酸痛等症状较少见，而腹泻、苔腻等胃肠症状较多。1957年春季的病例，则咳嗽、咽痛等症状较多见，而兼有腹泻的却很少。结合两次发病季节的运气特点来看，一次在夏季（1956年），乃太阴湿土当令之时；一次是在春季（1957年），为厥阴风木司权之侯。由于季节气候的不同，加之各时令主运的不同，所以其发生的症状亦有不同，运用到临床上，其治疗的具体措施也应不同。因此，该院在这两次流感的处方用药亦有差异。针对不同运气特点，1956年夏季的处方分成5类：①荆防败毒散；②藿香正气散；③香薷饮；④止嗽散；⑤甘露消毒丹，侧重芳香化湿解毒。1957年春季的处方分成3类：①荆防败毒散；②银翘散；③止嗽散，侧重清热解毒。疗效都很显著，再次印证了"因时、因地"治则的重要性。

六、2009年甲型H1N1流感大流行

2009年9月2日~2009年11月16日，定西市人民医院共收治43例甲型H1N1流感确诊患者，非重症病例中属寒者运用荆防败毒散加减治疗，总共8

例。甲型 H1N1 流感主要临床症状：发热、咽痛、流涕、鼻塞、咳嗽、咯痰、头痛、全身酸痛、乏力；部分病例出现呕吐或腹泻；少数病例仅有轻微的上呼吸道症状，无发热。临床中观察发现部分甲型 H1N1 流感患者表现为只恶寒不发热，或恶寒重发热轻，或先恶寒后发热，伴无汗、不渴、周身疼痛、鼻塞流清涕、苔白或白腻、脉浮紧。结合甲型 H1N1 流感发病迅速、传染性强等特征，综合分析其临床征象，部分甲型 H1N1 流感由寒邪疫毒引起，其初起性质属寒。运用荆防败毒散加减治疗甲型 H1N1 流感 8 例，取得了较好疗效。总的来说，对甲型 H1N1 流感属寒者当辛温解肌，透邪解毒，运用荆防败毒散治疗，疗效显著。

七、2010 年广东省东莞市基孔肯雅热社区聚集性疫情

基孔肯雅热流行的季节性与传播媒介埃及伊蚊和白纹伊蚊等蚊虫的繁殖季节相一致，多发生在气温高、雨量多的季节，主要在 5~10 月份。具有较强的传染性及季节性，发病急，证候多相类似，观其临床表现与传变特点，属中医学瘟疫范畴。病因为疫毒时邪，借蚊虫之力侵袭人体。发热、皮疹、关节疼痛为三大主症，兼见恶寒、肌肉酸痛等邪犯卫表经络之证候，及肢体困倦、口渴、纳差等脾胃湿困的表现，故病位主要在卫表经络、关节，涉及脾胃。其病机特点为按卫气营血的规律传变，传变迅速，在卫分时间较短，很快传入气分，初起可见卫气同病，但病程中尚未见营血分传变。2010 年 9~10 月广东省东莞市万江区发现基孔肯雅热社区聚集性病例，东莞市中医院参与了救治工作，应用中西医结合治疗方案，在基孔肯雅热早期，采用寒温合流的治法，选用荆防败毒散加减治疗，取得一定疗效。

第二节　多省份疫病/流感防治方案共识推荐

寻古至今，中医药经典方剂在我国古代疫病和当下新冠肺炎疫情防控中皆发挥出重要的作用，体现出中医药独特的优势和重大应用价值。后疫情时代，诸多经典名方亦被重新发掘和利用，作为当下疫病时期的防治良方。众医家根据荆防败毒散及其中成药制剂荆防颗粒"擅透邪败毒"及辛散平和之

药性而不断拓展其适用范围，将其作为治疗瘟病初起的良剂。目前荆防败毒散及其中成药制剂荆防颗粒亦被诸多省份推荐作为疫病防治方案和共识的推荐方药，用于新冠肺炎和流行性感冒的预防和治疗。

一、针对新型冠状病毒感染诊疗防治的相关推荐

表 7-1　针对新型冠状病毒感染诊疗防治相关推荐

推荐文件	临床应用及推荐
《儿童新型冠状病毒感染诊断、治疗及预防专家共识（第一版）》	**急性期轻型 - 疫毒袭表证** 临床表现：发热或不发热，干咳，咽稍痛或咽痒或咽干，轻微乏力，或伴呕恶，腹泻；舌红或淡红，苔薄白微腻或微黄，脉浮 病机提示：疫毒时邪犯表，卫表失和 推荐治法：解表透邪 推荐方药：银翘散合不换金正气散加减；荆防败毒散加减；新加香薷饮加减
《新疆维吾尔自治区新型冠状病毒感染的肺炎中医药防治方案》	**风寒袭肺，湿邪困脾** 临床表现：恶寒发热，干咳少痰或无痰，胸闷神疲，四肢倦怠，纳呆；舌淡红苔白腻，脉浮 治疗原则：疏风散寒，健脾化湿 推荐处方：荆防败毒散合藿朴夏苓汤加减 加减：伴口鼻咽干加芦根；恶心呕逆加紫苏、厚朴、生姜；腹泻便溏加白扁豆 根据病情，可酌情选用荆防颗粒、藿香正气胶囊等中成药
《云南省防控新型冠状病毒感染肺炎中成药使用建议》	**寒湿郁肺** 临床表现：恶寒较重，发热或无热，干咳，倦怠乏力，咽痛不重，胸闷，脘腹胀闷，或呕恶，肢体沉重乏力，纳差，大便稀溏；舌淡或淡红，苔厚腻白润，脉浮紧或弦滑 推荐方药：藿香正气散、小青龙汤、荆防败毒散、五积散等 推荐中成药：藿香正气颗粒（或水、口服液、胶囊）、止咳丸、通宣理肺片、五积丸、午时茶颗粒、荆防颗粒、九味羌活丸等
《疑似新型冠状病毒感染轻症居家中医调理建议方案（第二版）》	**中医治疗** 中成药推荐荆防颗粒等

（续表）

推荐文件	临床应用及推荐
《广东省新型冠状病毒肺炎中西医结合防治专家共识（试行第一版）》	**轻型－风寒夹湿** 临床表现：低热或不发热，恶寒，周身酸痛，头重体倦，无汗，鼻塞声重，时流清涕，喉痒，口淡不渴，轻咳，胸闷泛恶，纳呆，大便烂或正常；舌淡红，苔白厚或白腻，脉浮紧或濡 治法：祛风解表，宣肺散寒 方药：荆防败毒散加减
《四川省新型冠状病毒肺炎中医药防控技术指南（第五版）》	**风寒夹湿证** 临床表现：发热，微恶寒，头身疼痛，干咳无痰，口淡无味，不思饮食，胸闷，脘腹痞满，倦怠乏力，大便质稀软不爽；舌淡，苔白腻，脉濡 治法：辛温解表，芳香化浊 处方：荆防败毒散合藿朴夏苓汤加减
《江苏省中医药防治秋冬季疫病的专家共识》	**邪犯肺卫证** 临床表现：发热、恶寒，无汗，头痛，肢体酸痛，咽喉干痛，鼻塞，流清涕，喷嚏，或伴咳嗽；舌苔薄白，脉浮数或浮紧 治法：解表透邪 基本方：荆防败毒散 推荐中成药：荆防颗粒、正柴胡饮颗粒 **治未病** 特殊人群（一线防控人员、密切接触者等） 治法：益气养阴，疏风解毒 推荐中成药：荆防颗粒、藿香正气胶囊（丸、水、口服液）

二、针对流行性感冒诊疗的相关推荐

表7-2　针对流行性感冒诊疗相关推荐

推荐文件	临床应用及推荐
《山东省2020年流行性感冒中医诊疗方案》	**风寒束表** 症状：发病初期，恶寒，发热或未发热，无汗，身痛头痛，鼻流清涕；舌质淡红，苔薄而润，脉浮紧 治法：辛温解表 中成药：葛根汤颗粒、荆防颗粒、三拗片、感冒清热颗粒、正柴胡饮颗粒等

（续表）

推荐文件	临床应用及推荐
《四川省2020-2021年中医药流感防治指导方案（修订版）》	**轻症－风寒袭表** 主症：发病初期，恶寒发热，头身疼痛，无汗，鼻塞声重，咳嗽有痰，胸膈痞满；舌质淡，苔白，脉浮数 治法：发汗解表，散寒除湿 基本方推荐：荆防败毒散加减 常用中成药：解表散寒类，譬如荆防颗粒、散寒解热口服液、风寒感冒颗粒等 儿童可选风寒感冒颗粒、荆防颗粒等

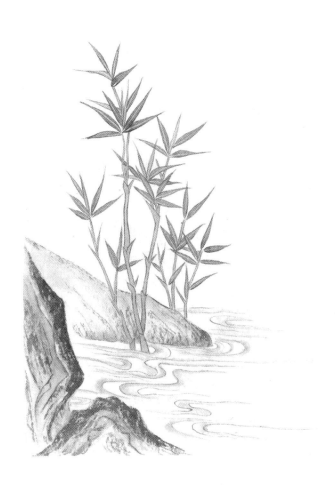

第三篇

实验研究进展

第八章　荆防败毒散组方药物的研究

第一节　荆防败毒散组方药物的化学成分及药理作用述要

一、荆芥

（一）化学成分

荆芥中主要含有挥发油、黄酮类、萜类、甾类、脂肪酸及酚类等化合物，其中挥发油、黄酮类及萜类化合物为荆芥属植物的主要有效成分。

1. 挥发油类成分

荆芥属植物中挥发油类化合物较多，主要含有脂类、萜类、酮类及烯烃类等化合物。其中含量较高的化合物有荆芥内酯（nepetalactone）、1,8- 桉树脑、柠檬醛、胡薄荷酮、薄荷酮、芳樟醇、石竹烯等。苏雪锋等利用超临界二氧化碳萃取法（SFE）提取康藏荆芥（*Nepeta prattii* Lèvl）中的挥发油，利用气相色谱质谱联用（GC-MS）技术分离和鉴定出 26 个组分，其中含量较高的化学成分为胡薄荷酮（pulegone，21.87%）、薄荷酮（menthone，18.26%）、异胡薄荷酮（isomenthone，8.97%）、石竹烯（caryophyllene，4.29%）等，所得产物主要为萜类化合物。王凤等利用水蒸气蒸馏法、SFE 法及微波辅助提取法对荆芥全草进行挥发油提取，通过 GC-MS 法对其进行成分分析，得到胡薄荷酮、异薄荷酮、柠檬烯、香橙烯、苯甲醛、棕榈酸、α- 细辛脑等多种化合物。杜成智等用气相色谱 - 串联质谱法分析不同产地荆芥药材中挥发油的化学成分，得到薄荷酮、异薄荷酮、胡薄荷酮、棕榈酸、亚麻酸等13种成分。

2. 黄酮及其苷类成分

黄酮及其苷类化合物存在于植物的不同部位，存在形式也不同，游离的黄酮苷元大多存在于木质组织中。黄酮苷类在植物的果实、叶子和花中存在较多。在唇形科植物中黄酮类化合物也分布较多，表面的类黄酮化合物（surface flavonoids also called external flavonoids）可作为荆芥属植物亲缘关系的重要特征之一，如蓟黄素、鼠尾草素普遍存在于荆芥属植物中。荆芥属中较常见的黄酮类化合物有芹菜素、山柰酚、芦丁、木犀草素 –7–O– 葡萄苷、木犀草素、去甲中国蓟醇、5,8,3′,4′– 四羟基 –6,7– 二甲氧基黄酮、5,6,4′– 三羟基 –7,8– 二甲氧基黄酮、芫花素、金谷醇、刺槐素蓟黄素、8,8– 羟基蓟黄素和鼠尾草素等。

3. 萜类成分

荆芥挥发油中含有的萜类化合物为倍半萜和单萜类化合物，存在于荆芥中的其他萜类有环烯醚萜、二萜及三萜类化合物，如 8,15– 异海松二烯 –7β,18– 二醇、α– 生育醌、植醇、熊果酸、异海松酸、异海松醇、1,5,9– 表脱氧马前苷和 1,5,9– 表脱氧番木鳖酸等。

4. 其他成分

除上述成分之外，荆芥中还有绿原酸、亚麻酸和 β– 谷甾醇等。

（二）药理作用

目前，荆芥及其活性成分的药理研究主要集中在挥发油类成分上，药理作用主要包括抗病毒、解热降温、抗炎镇痛、祛痰、抗肿瘤、免疫调节、抗菌、保肝、抗氧化、止血等。

1. 抗病毒作用

（1）抗流感病毒

荆芥挥发油对流感病毒具有抑制或直接杀灭作用。何婷等基于 Toll 样受体 / 干扰素（TLR/IFN）信号通路研究了荆芥挥发油抗甲型 H1N1 病毒的作用机制，结果发现，其体内抗病毒机制与 IFN-α、IFN-β 和白细胞介素 2（IL-2）等的调节有关。徐立等将荆芥醇提物粉末配成不同浓度溶液后，用于感染甲型 H1N1 病毒的小鼠，发现用药后小鼠死亡率及肺指数均有一定程度的下降，说明荆芥醇提物对甲型 H1N1 病毒感染可能具有较好的治疗作用。

苟玲等以狗肾传代细胞（MDCK）为载体，采用血凝试验和四甲基偶氮唑蓝（MTT）比色法测定荆芥挥发油含药血清对甲型流感病毒的体外抑制作用，结果发现荆芥挥发油含药血清 5%、3.5% 浓度对 10 TCID50 的甲型流感病毒增殖均有显著抑制作用，甚至对甲型流感病毒具有直接杀灭作用。汤奇等采用鸡胚法观察 SD 法提取的荆芥穗及茎叶挥发油中抗甲型流感病毒肺适应株 A/PR/8/34（H1N1）的作用，结果表明 0.05×2^{-15} mL/ 胚剂量的荆芥挥发油，经尿囊腔途径治疗方式给药能显著抑制病毒的生长；而经卵黄囊途径预防和治疗方式给药，0.05×2^{-15} mL/ 胚剂量的荆芥挥发油均能显著对抗病毒的生长。

（2）抗呼吸道合胞病毒（RSV）

RSV 具有发病率高、流行面广的特点，是导致儿童病毒性肺炎、急性支气管炎等急性呼吸道感染病症的主要病原体之一。张霞等用 D101 大孔树脂充分吸附荆芥穗水提液后，使用不同极性溶剂洗脱，对洗脱液进行体外抗 RSV 病毒活性检测，结果发现荆芥穗水提物对 RSV 具有明显的抑制作用。

（3）抗单纯疱疹病毒（HSV）

HSV 是一种嗜神经性的双链 DNA 包膜病毒，分 2 个血清型，即 I 型（HSV- I）和 II 型（HSV- II），可以引起脑炎、角膜炎、口腔黏膜炎、生殖器疱疹等多种感染。蓝花荆芥是唇形科荆芥属下的一个植物种，马凯琦等将 13 种蓝花荆芥提取物作用于感染 HSV 的非洲绿猴肾细胞（Vero），结果发现其能够抑制 HSV- I 型病毒引起的细胞病变，从而证明蓝花荆芥对 HSV 具有抑制作用。

2. 解热降温作用

大鼠灌胃荆芥挥发油（0.5mL/kg）1 小时后体温逐渐下降，用药后 3 小时体温降低百分率为 5.6%，表明荆芥挥发油有一定降温作用。

3. 抗炎作用

炎症是具有血管系统的活体组织针对损伤性刺激如感染、组织损伤等，所产生的复杂防御反应。研究发现，荆芥的挥发油类成分具有较好抗炎作用，其作用机制具有多靶点 - 多途径特点，主要与影响花生四烯酸（AA）代谢途径、Toll 样受体介导的信号通路转导及氧化反应相关。曾南等建立急性胸膜炎模型大鼠，通过酶联免疫吸附试验（ELISA）和反相高效液相层析法测定大鼠血清中白三烯 B_4（LTB_4）和白细胞三烯 C_4（LTC_4）的含量，结果发现荆芥挥发油能显著减少花生四烯酸代谢产物 LTB_4 和 LTC_4 的生成。Byun MW 等研究发现，荆芥的乙醇提取物能抑制脂多糖诱导的细胞表面分子（CD80 和 CD86）

的表达和促炎细胞因子 [如肿瘤坏死因子 α（TNF-α）、IL-1β、IL-6] 的产生。Choi YY 等研究发现，荆芥可降低特异性皮炎模型小鼠血清中的免疫球蛋白 E（IgE）、TNF-α、IL-6 的含量。

全荆芥挥发油（0.2、0.1mL/kg）连续 6 天灌胃给予 SD 大鼠，末次给药 30 分钟后于大鼠背部气囊内注射角叉菜胶 50mg/kg 致气囊滑膜炎模型，致炎 6 小时后进行相关指标检测。结果发现其能降低气囊灌洗液中蛋白质渗出量及 WBC 计数，降低 PLA_2 活性与 PGE_2 含量，抑制致炎细胞因子 IL-1β、IL-2、TNF-α 的生成，降低 MDA 含量，表现出抗炎作用。

吕红君等从 NLRP3 炎症小体通路角度出发，将不同浓度的荆芥挥发油灌胃给予内毒素中毒模型小鼠，结果发现荆芥挥发油能够明显降低小鼠肺组织中的 NLRP3 蛋白表达及一氧化氮（NO）水平，抑制 NLRP3 炎症小体的激活，表明荆芥挥发油具有明显的抗炎作用。王凤等利用佛波酯将人单核 THP-1 细胞诱导分化成巨噬细胞后，加入不同浓度荆芥挥发油进行培养后，使用脂多糖及三磷酸腺苷（ATP）进行激活，并检测细胞中 IL-1β、IL-18 水平及 NLRP3 炎症小体、Caspase-1 蛋白表达水平，以及 IL-1β、IL-1α、IL-6 mRNA 的表达水平，结果表明，荆芥挥发油体外能抑制 ATP 诱导下 THP-1 巨噬细胞中多种因子的高表达，抑制 NLRP3 炎症小体的激活。

4. 祛痰作用

荆芥挥发油另外具有祛痰和降温作用。小鼠酚红试验法发现，SD 法提取的全荆芥挥发油以腹腔注射（0.25mL/kg）和灌胃（0.5mL/kg）2 种途径给药，均能提高气道酚红的排泌量，表现出祛痰作用。

5. 抗肿瘤作用

荆芥对肺癌有良好的抗肿瘤作用，其主要通过诱导细胞凋亡、抑制细胞生长分裂等达到抗肿瘤作用。采用 SRB 法考察 SD 法提取的全荆芥挥发油的抗肿瘤作用，发现荆芥挥发油对人肺癌 A549 细胞株的增殖具有抑制作用，并表现出显著的量效关系。其中，4~16mg/mL 荆芥挥发油对人肺癌 A549 细胞株有杀伤作用，0.25~1mg/mL 有诱导人肺癌 A549 细胞凋亡的作用，故认为 2~4mg/mL 浓度的荆芥挥发油可作为最佳抗肿瘤治疗的参考浓度。FANJ 等通过 RT-PCR 法和 Western Blotting 法研究荆芥提取物对人肺癌 A549 细胞中微小 RNA126（miR-126）、血管内皮生长因子（VEGF）、胞内磷脂酰肌醇激酶

（PI3K）、抑癌基因 PTEN 的影响，结果发现，荆芥提取物可以干扰 miR-126 的表达，升高 PI3K、PTEN 的蛋白表达水平，降低 VEGF 蛋白表达水平，从而通过调节 AKT 信号通路达到抗非小细胞肺癌的作用。王亚男等研究发现，人肝癌 SMMC-7721 细胞在土荆芥挥发油作用下，表现出典型的晚期凋亡特征，细胞凋亡率呈现浓度 - 效应关系，提示荆芥挥发油可诱导 SMMC-7721 细胞凋亡，表明其可能是通过诱导凋亡而抑制肿瘤生长。Emami SA 等研究发现，荆芥的乙酸乙酯提取物能显著降低人前列腺癌 PC3 细胞的活力，表明其具有良好的抗前列腺癌的作用。

6. 免疫调节作用

杨明慧等将荆芥汤灌胃给予咳嗽模型小鼠后发现，小鼠脾中淋巴细胞亚群（CD4+、CD8+）及血清中免疫因子（IL-1β、IL-6）水平均明显升高，表明荆芥汤可以调节小鼠的免疫功能指标。范慧婕等将荆芥连翘汤用于慢性湿疹模型小鼠，并检测小鼠免疫器官脾指数及脾中淋巴细胞亚群（CD4+/CD8+）细胞比值，结果发现，荆芥连翘汤组能够显著抑制小鼠脾指数及 CD4+/CD8+ 细胞比值的升高，表明荆芥连翘汤具有免疫调节的作用。

7. 抗氧化作用

Wang BS 等研究发现，荆芥抗氧化作用的主要成分是香叶木素、橘皮苷和木犀草素。温子帅等研究发现，荆芥多糖提取物对 1,1- 二苯基 -2- 三硝基苯肼（DPPH）自由基的清除率高达 76.29%，其清除羟自由基活力和清除超氧阴离子活力均非常高，说明荆芥多糖提取物具有较好的抗氧化活性。

8. 保肝作用

Tan J 等研究发现，荆芥挥发油能够增加尿苷二磷酸葡萄糖醛酸糖基转移酶（UGTs）和磺基转移酶（SULTs）的 mRNA 表达，并抑制 CYP2E1 活性，从而抑制毒性中间体的形成，减轻对乙酰氨基酚引起的肝损伤，从而达到保肝的作用。

9. 抑制破骨细胞的形成

Kim JY 等研究发现，荆芥乙醇提取物能够改善脂多糖诱导的骨破坏模型小鼠的骨质流失，还能在体外阻断成熟破骨细胞的丝状肌动蛋白（F-actin）环的形成和骨吸收活性，表明其在抑制破骨细胞形成方面发挥了较好的效果。

二、防风

（一）化学成分

国内外学者已从防风中分离并鉴定出 100 多种化学成分，主要包括色原酮类、香豆素类、挥发油类、有机酸、多糖类、聚炔类、甾醇类等。

1. 色原酮类成分

色原酮是防风主要的活性成分，对其研究也较深入。已从防风中分离鉴定出 3′-O- 当归酰亥茅酚（3′-O-angeloyhamaudol）、3′-O- 乙酰亥茅酚（3′-O-acetylhamaudol）、亥茅酚（hamaudol）、亥茅酚苷（sec-O-glucosylhamaudol）、ledebouriellol、5-O- 甲基维斯阿米醇（5-O-methylvisamminol）、升麻素（cimifugin）、5-O- 甲基维斯阿米醇苷（4-O-β-D-glucosyl-5-O-methylvisamminol）、升麻素苷（prim-O-glucosylcimifugin）9 种色原酮类成分。这 9 种色原酮类化合物均为二氢呋喃色原酮和二氢吡喃色原酮，且骈合位置均为色原酮的 6、7 位。其中化合物 1~5 为二氢吡喃色原酮（Ⅰ），化合物 6~9 为二氢呋喃色原酮（Ⅱ），亥茅酚苷（4）和 5-O- 甲基维斯阿米醇苷（8）为苷类化合物。

2. 香豆素类成分

香豆素类化合物是中药化学成分的一个重要类群，分为简单香豆素、呋喃香豆素类、吡喃香豆素类和其他香豆素类。目前已从防风中发现香豆素类化合物有 19 种，以呋喃香豆素类为主，包括呋喃香豆素类（Ⅰ）的补骨脂素（psoralen）、花椒毒素（xanthotoxin）、香柑内酯（bergapten）、欧前胡素（imperation）、异欧前胡素（isoimperation）、珊瑚菜内酯（phelloptern）和异香柑内酯（isobergapten），以及二氢呋喃香豆素类（Ⅲ）的石防风素（deltoin）、（3′S）- 羟基 - 石防风素 [（3′S）-hydroxydeltoin]、异紫花前胡苷（marmesin）、紫花前胡苷元（nodakenetin）。其次为简单香豆素类（Ⅱ），如嗪皮啶（fraxidin）、异嗪皮啶（isofraxidin）、东莨菪素（scopoletin）、5- 甲氧基 -7-（3,3- 二甲基烯丙氧基）- 香豆素 [5-methoxy-7-（3,3-dimethylallyloxy）-coumarin] 和防风灵（sapodivari）。另外还有二氢吡喃香豆素类，如白芷内酯（anomalin）、紫花前胡素（decurson）和紫花前胡醇当归酸酯（decursinol angelate）。其中异紫花前胡苷和防风灵是香豆素的苷类化合物。

3.挥发油类成分

防风中挥发油的组成较为复杂，以脂肪族化合物和萜类化合物为主。从防风根及果实挥发油中鉴定出 69 种化合物。防风根中挥发油主要有人参炔醇（panaxynol）、α- 蒎烯（α–pinene）、己醛（hexanal）、戊醇（pentanol）、己醇（hexanol）、辛醛（octanal）、壬醛（nonanal）、辛醇（octanol）、辛酸（octanoic acid）、乙酰苯（acetophenone）、7- 辛烯 -4- 醇（7-octen-4-ol）、萘（naphthalene）、十八烷二烯酸（octadecadienoic acid）、镰叶芹醇（falcarinol）、环己烯（cyclohexene）、菖蒲烯（calacorene）、葵烯醛（decenal）、葵二烯醛（decadienal）、[3R-（3α,3aβ,7β,8aα）]-8H-3,8,8- 三甲基 -6- 亚甲基 -1H-3a,7- 亚甲基苷菊环 -6- 醇乙酸酯等。防风果实的挥发油中主要含有正庚烷（n–heptane）、正辛烷（n–octane）、正己醛（n–caproaldehyde）、1- 甲基丙基 - 环己烷、2- 庚酮（2-heptanone）、正壬烷（n–nonan）（e）、正庚醛（heptanal）、α- 侧柏烯（α–thujene）、α- 蒎烯（α–pinene）、莰烯（camphene）、2- 辛酮（2-octanone）、苯甲醛（benzaldehyde）、香松烯、β- 蒎烯（β–pinene）、月桂烯（myrcene）、辛醛（caprylicaldehyde）、冰片烯等。防风因产地不同，提取方法不同，其挥发油的成分及量有较大差别，且与根际土壤中矿物质元素均成一定的相关性。

从防风根及超临界 CO_2 萃取物、脂肪酸提取物、乙醇提取物中分离出了 2-（E）- 壬烯二酸甲酯、10- 十一碳烯甲酯、十四烷酸甲酯、十五烷酸甲酯、7- 十六烷酸甲酯、9- 十六烷酸甲酯、十六烷酸甲酯、(Z,Z) -9,12- 十八碳二烯酸甲酯、十八碳烯酸甲酯 9 种有机酸类成分的甲酯化衍生物，以及蜡酸（cerotic acid）、香草酸（vanillic acid）、19 种脂肪酸和丁烯二酸、4- 羟基 -3- 甲氧基苯甲酸 2 种有机酸类化合物。日本学者从防风中分离得到 3 个聚乙炔类化合物：（9Z）–heptadeca-1,9–dien–4,6–diyn–3,8–diol（falcarindiol）、（8E）–heptadeca-1,8–dien–4,6–diyn–3,10–diol（panaxynol）和（9Z）–heptadeca-1,9–dien–4,6–diyn–3–ol（falcarinol）。

4.多糖类成分

Shimizu 等从防风中分得 3 种均一多糖 Saponikovan A、B、C，其相对分子质量分别为 5.4×10^4、2.8×10^5、1.32×10^5。单糖组成为 Saponikovan A：D-

半乳糖、L- 阿拉伯糖、D- 半乳糖醛酸，其摩尔比为 6∶15∶10；Aponikovan B：D- 半乳糖醛酸、L- 阿拉伯糖、D- 甘露糖、乙酰基和甲氧基，其摩尔比为 27∶4∶3∶4∶17；Saponikovan C：D- 半乳糖醛酸、L- 鼠李糖、L- 阿拉伯糖、D- 半乳糖，其摩尔比为 27∶7∶8∶8。王松柏通过水提醇沉结合脱蛋白及透析等方法，最终分离并鉴定了 2 种新的酸性杂多糖 SPSa 和 SPSb，其组成及摩尔比 SPSa：半乳糖 – 阿拉伯糖 – 鼠李糖 – 半乳糖醛酸 =1∶2.3∶0.15∶4.8；SPSb：半乳糖 – 阿拉伯糖 – 鼠李糖 – 木糖 – 半乳糖醛酸 =1∶1.5∶0.8∶0.2∶10.2。戴晶晶等采用 DEAE-52 纤维素和 SephadexG-200 凝胶柱色谱分离纯化，获得防风多糖主要成分 SPS0 和 SPS1，并对其进行理化性质及结构特征的分析，SPS0 是一种具多分枝结构的酸性多糖；SPS1 是一种含 β-D- 吡喃环的均一多糖，热稳定性较高。刘双利等研究表明野生防风和栽培防风的多糖量差异很大，栽培防风的多糖量明显高于野生防风，为野生防风多糖量的 2 倍以上，栽培防风因产地不同多糖量亦有所不同。

5. 其他成分

另外，防风中还有甘油酯类如 glycerolmonolinoleate、glycerolmonooleate 和 β-谷甾醇（β–sitosterol）、胡萝卜苷（daucosterol）、D- 甘露醇（D-mannitol）、防风嘧啶（fangfengalpyrimidine）、腺苷（adenosine）、Undulatoside、Undulatoside A、汉黄芩素（wogonin）、Divaricatol、5- 羟基 –8- 甲氧基补骨脂素（5–hydroxy–8–methoxypsoralen）、克利米可辛 A（clemiscosin A）、杨芽黄素（tectochrysin）。王建华通过 ICP-AES 检测了防风中 45 种无机元素，结果表明，不同产地防风元素量差异显著，而且防风中锌、铬、锶、镍 4 种微量元素的量都比较高。李文慧等研究发现防风叶中富含钾、钙、镁、磷和维生素 A 等，具有很好的食用价值。

（二）药理作用

历代医家认为防风可呈现解表散风、祛风止痉等功效，对外感风寒、周身尽痛、风寒湿痹、骨节疼痛等症有治疗效果。尤其是防风中色原酮类化合物是其发挥药效的重要有效成分，药理活性研究主要集中在解热、抗菌、镇痛、抗肿瘤、抗炎、免疫调节作用等方面。

1. 解热、镇痛作用

防风的解热镇痛作用已经在大量的药理模型上被证实。姜华等利用致热大鼠和热板致痛小鼠实验考察静脉给药防风色原酮单体的药理作用，发现该化合物具有较好的解热镇痛作用。薛宝云等通过实验发现防风色原酮类 5-O-甲基维斯阿米醇苷和升麻素苷对大鼠发热呈现显著的解热作用，并且对由多种刺激引起的小鼠疼痛呈现明显的抑制作用。王长林等对小鼠进行热板法镇痛试验、解热试验等实验发现防风具有一定的解热及镇痛作用。而且防风、荆芥两味药拥有良好的协同作用，配伍使用时，解热镇痛的疗效更加显著。孟祥才报道称，防风对 2,4- 二硝基苯酚致热大鼠具有显著的疗效，可以有效降低实验动物体温，并且可以有效降低腹腔注射乙酸大鼠的扭体次数，证明防风在解热镇痛方面的疗效。另外其研究还说明防风根的镇痛和抗炎作用优于根茎，解热作用差异不明显。有实验研究证实，防风感冒颗粒可以使 LPS致兔发热模型和干酵母致大鼠发热模型的体温明显下降，与阿司匹林相比，其治疗效果时间更长，这表明防风感冒颗粒在解热退热方面有良好功效。

2. 抗菌、抗炎作用

防风具有抗菌和抗炎作用，其对金黄色葡萄球菌、二型溶血性链球菌、肺炎双球菌等均有抑制作用，还对痢疾杆菌、枯草杆菌、某些皮肤真菌及病毒也有一定的抑制作用。其抗炎抗菌的活性成分主要为色原酮、色原苷和挥发油等脂溶性成分。防风提取物色原酮能够明显抑制巴豆油涂耳致炎实验中小鼠的耳肿胀程度，降低大鼠关节炎积分和发病率。

陈娜建立了 LPS 诱导的小鼠单核 – 巨噬细胞（RAW 264.7）体外炎症模型，研究发现，升麻素苷具有一定的抗炎作用，对 LPS 诱导的急性肺损伤小鼠有一定的保护作用，这为其将来作为新的抗炎药物治疗各种炎症提供了一定的理论基础。刘俊文等分别进行了防风对二甲苯所致小鼠耳郭肿胀的影响及对小鼠肉芽肿生长影响的实验，结果均显示防风各剂量组都能够有效抑制实验动物耳郭肿胀及肉芽肿生长，而且野生防风的治疗作用要优于种植防风的治疗作用。赵娟等建立了 CIA 模型，发现防风色原酮提取物可以降低模型大鼠血清的 IL-1β、IL-6 和 TNF-α 水平，并对大鼠关节炎发病率起到明显的抑制作用。薛宝云等通过防风色原酮类 5-O- 甲基维斯阿米醇苷和升麻苷对二甲苯所致小鼠耳郭炎症实验发现，防风色原酮具有明显的抗炎作用。姜华等发现防风色原酮类升麻素、升麻苷均具有明显的抗炎作用。

3. 止血作用

防风活性部位的止血药效已被多种动物模型所证实，其在调节凝血四项参数、血浆黏度、血小板功能等方面发挥了一定的作用。初丽娟等研究了防风有效部位对醋酸炎症小鼠模型血液动力学的影响，实验结果显示，防风各剂量组都可以显著降低血浆黏度，延长凝血酶原时间，从而证实了防风在抗凝血方面的良好疗效。另外，防风正丁醇萃取物能够有效降低实验动物血小板的黏附功能，说明其具有一定的抗凝血、抗血栓功效。生防风的挥发油提取物可以有效降低小鼠出血时间及凝血时间，进一步确定了防风在止血方面的疗效。

4. 镇静、抗惊厥作用

防风的镇静、抗惊厥作用及相关机制的研究较少。目前报道防风水煎液能够辅助戊巴比妥钠加强其催眠作用，延长巴比妥钠的催眠时间。也有相关研究证实，防风虽然不能改变惊厥的发生概率，但是可以有效延长惊厥发生的潜伏期。

5. 抗肿瘤作用

防风具有抗肿瘤作用，其公认的活性部位为防风多糖。李莉等实验证明，防风多糖作用在体内时，可以显著影响 S180 实体瘤的发育，并且有效提高 S180 瘤免疫小鼠腹腔 M_φ 的吞噬活性，证实防风多糖抗肿瘤的作用机制与干预小鼠腹腔 M_φ 活性有关。张小平对防风多糖抗肿瘤功效的研究表明，利用集落形成法和 MTT 法检测防风多糖 USPS 的抗肿瘤活性，发现防风多糖 USPS 对相关肿瘤细胞的生长抑制效果在药物浓度 $800\mu g/mL$ 时最显著。与防风相关的中药复方玉屏风散，也同样有报道其在抗肿瘤方面的疗效，玉屏风散在临床上的应用很广泛，多用于辅助其他抗肿瘤治疗达到抗肿瘤治疗目的。

6. 免疫调节作用

防风具有免疫增强作用，其有效部位为多糖，防风多糖 Saponikovian A、B、C 及 JBO-6 均具有增强免疫的活性；防风多糖能明显增加体外培养的巨噬细胞释放 IL-1β 和 IL-8，提示防风调节免疫功能的药理作用可能与其多糖组分刺激巨噬细胞释放细胞因子有关。杨淳等做了一系列体外细胞实验，研究防风多糖对体外培养的巨噬细胞分泌细胞因子的影响，实验结果显示，中药防风具有调节机体免疫功能的作用，其作用机制可能与其可以增加体外培养的巨噬细胞释放 IL-1β 和 IL-8 有一定关系。另有报道表明，防风多糖对有些机体免疫功能具有一定的剂量依赖性，如提高小鼠特异性免疫和细胞免疫功能、促进小鼠脾淋巴细胞的增殖都具有剂量依赖性，但是对于小鼠的体液免疫系统没有剂量依赖性的影响。

关于防风的中药复方防风通圣丸在增强机体免疫能力的研究方面也有相关报道，胡伟才观察临床用药患者细胞免疫功能（CD3+、CD4+、CD8+）变化情况，证实防风通圣丸在提高患者生活质量、增强机体免疫力方面疗效确切。

三、羌活

（一）化学成分

近年来，中外学者对羌活的化学成分进行了大量研究，从其根、根茎等部位中分离得到了多种类型化合物，主要包括萜类、挥发油类、香豆素类、有机酸类、酚类等。

1. 挥发油类

羌活挥发油中主要含有萜类、芳香烃和脂肪酸类（包括亚油酸、十六烷酸、硬脂酸等）化合物。杨仕兵等首次从羌活中发现了对异丙基甲苯、三甲基–甲撑基–螺旋（5,5）烯及氧化桥环萜烷。吉力等从羌活、宽叶羌活中分离提取挥发油并采用 GC-MS 分析并鉴定出了 136 种成分，同时测定了各成分的相对百分含量，其中 α- 蒎烯、β- 蒎烯、对 - 聚伞花素、柠檬烯、γ- 松油烯、β- 水芹烯、匙叶桉油烯醇和结草萜烯醇等的含量较高。

2. 香豆素类成分

异欧芹素乙（isoimperatorin）、佛手柑内酯（bergapten）、佛手柑亭（bergamottin）、佛手酚（bergaptol）、羌活酚（notoptol）、羌活醇（notopterol）、脱水羌活酚（anthydronotoptol）、乙基羌活醇（ethylnotopterol）、羌活酚缩醛（notoptolide）、环氧脱水羌活酚（anhydronotoptoloxide）、花椒毒酚（xanthotoxol）、紫花前胡苷（nonakenin）、去甲呋喃羽叶云香素（demethylfuropinnarin）、7-异戊烯氧基 -6- 甲氧基香豆精（7-isopentenyloxy-6-methoxy-coumarin）、7-

（3,7- 二甲基 -2,6- 辛二烯氧基）-6- 甲氧基香豆精 [7-（3,7-dimethyl-2,6-octadienyloxy）-6-methoxly-coumarim]、8- 甲氧基异欧前胡内酯(cnidilin)、6-O- 反 - 阿魏酸酰紫花前胡苷 [6′-O-（trans-feruloyl）nodakenin]、佛手酚葡萄糖苷（bergaptol-o-β-D-glucoryranoside）、前胡苷 V（decuroside V）、5- 羟基 -8-（1′,1′- 二甲基丙烯基）补骨脂素 [5-hydroxy-8-（1′,1′-dimethylallyl）psoralen]、哥伦比亚苷元（columbianetin）、哥伦比亚苷（columbiananin）、异紫花前胡苷元（marmesin）、欧芹属素乙（imperatorin）和珊瑚菜内酯（phellopterin）。

3. 有机酸及有机酸酯

羌活酸性成分中，以色谱 - 质谱联用鉴定出 14 种有机酸。此外还有油酸（oleic acid）、亚油酸（linoleic acid）、阿魏酸（ferulic acid）、茴香酸对羟基苯乙酯（p-hydroxyphenethylanisate）、苯乙基阿魏酸酯（phenethylferulate）、对羟基间甲氧基苯甲酸（p-hydroxy-m-methoxy-benzonic acid）。

（二）药理作用

中药羌活具有止痛散寒、祛湿驱风之功效。现代药理学研究表明，羌活中含有多种化学成分，其药理作用广泛，主要包括抗炎镇痛、抗心律失常、抗血栓、调节消化系统等多种作用。

1. 解热镇痛作用

关于羌活的抗炎镇痛解热药效学研究已有较多论述。研究认为，10g/kg、20g/kg 羌活水提物对醋酸引起的小鼠扭体次数有一定抑制作用，而大鼠口服羌活水提物 5g/kg、10g/kg 则能明显抑制酵母所致大鼠足趾肿胀；研究也指出，20、40g/kg 乙酸乙酯提取物的镇痛作用略优于 20g/kg 正丁醇提取物。为进一步确定镇痛抗炎作用的有效物质基础，开展了较多相关单体的药理与化学实验，研究发现，给予小鼠紫花前胡苷 10、40、80mg/kg 均可取得显著的镇痛作用，大鼠口服 5mg/kg 紫花前胡苷后 2 小时及口服 10mg/kg 在 1、2 小时时能明显抑制酵母致大鼠足趾肿胀，表明中药羌活镇痛抗炎作用的有效单体化合物为紫花前胡苷。Wu 等从羌活根及根茎中分离得到 9 个化合物，以 LPS 刺激小鼠 RAW 264.7 巨噬细胞构建炎症模型，以 L-N6-（1-iminoethyl）-lysine（L-NIL）为参照，研究化合物对 NO 分泌的影响，其中 4-methyl-3-trans-hexenylferulate、（-）-bornylferulate、4-methoxyphenethylferulate、

phenethylferulate 能显著抑制 NO 分泌，表现出抗炎活性（IC_{50} 分别为 1.01、4.63、2.47、2.73μmol/L），且优于 L–NIL（IC_{50}9.37μmol/L）。陈智煌等研究发现，0.125、0.250、0.500g/kg 羌活挥发油能明显抑制二甲苯所致小鼠耳郭肿胀，抑制率分别为 14.03%、33.26%、35.58%，且羌活挥发油在三种剂量下均能减少醋酸所致小鼠扭体次数，其镇痛率分别为 15.35%、40.85%、47.15%。

Pan 等通过建立风湿样小鼠模型评估威灵仙／羌活的抗风湿关节炎作用，通过注射弗氏佐剂构建佐剂性关节炎模型，威灵仙／羌活按给药剂量分组（0.7、2.1、6.3g/kg）。实验过程中监测小鼠自主活动、体质量、脚肿胀及关节炎参数，用 ELISA 法测定 TNF–α、IL–6、VEGF 等确定炎性程度，发现 3 种剂量的威灵仙／羌活均能显著改善小鼠风湿关节炎症状，主要表现为给药组小鼠体质量增加，足肿胀减轻（6.3g/kg，$P<0.01$），炎性参数降低（6.3g/kg，$P<0.01$），同时 TNF–α、IL–6 及 VEGF 显著下调（$P<0.01$），且在给药浓度为 6.3g/kg 时，组织病理学显示滑液增生、软骨损伤、炎性渗入显著减少，表明威灵仙／羌活对风湿样小鼠有明显的抗风湿性关节炎作用。Okuyama 等在抑制渗透性实验中发现羌活醇（notopterol）具有抗炎效果。以上表明，羌活中部分成分能通过抑制 NO 分泌表现出抗炎活性，抗炎效果还与化合物的结构有显著联系。

2. 抗心律失常作用

羌活具有治疗心脑血管疾病的功效，其中以抗心律失常最为显著，现代研究证明发挥作用的主要是羌活的水溶性部分。

路新强等报道，口服 4000mg/kg 羌活提取物（即中药羌活的水溶部分）对经股静脉快速注射 30μg/kg 乌头碱致大鼠心律失常、腹腔注射 60mg/kg 戊巴比妥钠致大鼠缺血–再灌注心律失常及颈静脉恒速（5μg/min）注射哇巴因致豚鼠心律失常有保护作用。其主要通过延迟乌头碱致大鼠心律失常的出现时间，降低大鼠缺血–再灌注诱发的室早、室速和室颤的发生率及提高哇巴因致豚鼠室颤和心搏停止的用量来实现抗心律失常的作用。成伊竹等对比研究羌活水溶液中大、小分子成分（大分子分子量在 5000 以上，小分子分子量在 5000 以下）在对抗乌头碱致大鼠心律失常的作用时发现，羌活水溶液中小分子成分的抗心律失常作用优于大分子成分，主要体现在可以缩短动物的心律恢复正常时间。通过分析实验结果证实，羌活大、小分子在抗心律失常方面不具备明显的协同作用，由此可以断定，羌活水溶液抗心律失常的主要有效部位存在于小分子中。

另有研究也表明羌活水溶性部分对乌头碱引起的小鼠、大鼠实验性心律失常及氯仿－肾上腺素所致家兔实验性心律失常均有明显的对抗作用，且通过对羌活水溶性成分抗心律失常作用的实验研究发现，羌活水溶性成分既不能延缓乌头碱诱发小鼠心律失常的出现时间，也不能缩短心律失常的持续时间，从而初步证明了羌活水溶性成分抗心律失常作用的主要有效成分为非无机盐部分。

3. 抗血栓作用

现代药理学研究表明，羌活可通过抑制血小板的聚集而使血液黏稠度下降，起到预防血栓的作用。血脂异常患者按疗程服用羌活水煎剂，可使其血清胆固醇的水平和全血黏度下降，改善其脑部血供。张明发等针对电刺激所致动脉血栓小鼠的一项研究发现，使用剂量为 3g/kg 和 10g/kg 的羌活水煎剂均能延长小鼠动脉血栓形成的时间，且使用大剂量的羌活水煎剂可使其凝血时间延长约 50%。时博等研究证实，羌活具有抑制血小板聚集、抗血栓及增加脑血流量的作用，可对血液流变学指标产生一定的影响。

吕恩武等研究了 9 种中药的抗血栓形成作用，发现羌活水煎醇沉液质量浓度在 0.1g/mL 时对血小板聚集等 7 个指标（血小板聚集时间、血小板血栓形成、纤维蛋白血栓形成、血栓长度、血栓干重、血栓增长速度、血栓形成时间）均有显著影响，提示羌活对于改善血液高凝倾向，抑制血栓形成有一定意义。张明发等研究表明，羌活主要是通过抑制血小板和红细胞聚集，降低血液黏度产生抗血栓形成作用，因此推测苯乙基阿魏酸酯和（－）－冰片基阿魏酸酯可能是羌活抗血小板聚集的活性成分。

除此之外，羌活还有增加脑血流量、抗急性心肌缺血、抑制血小板聚集作用。人们在筛选防治冠心病的中药时发现，羌活中存在着治疗心血管疾病的活性物质。进一步研究发现，此种活性物质为羌活挥发油，其通过增加营养性血流量来对抗脑垂体后叶素所引起的急性心肌缺血。

4. 抗腹泻和改善胃肠道功能

羌活提取物具有显著的抗腹泻作用。李涛等在比较两种不同溶剂萃取的羌活提取物对灌胃前后小鼠腹泻次数及小肠墨汁推进率的影响时发现，灌胃高、低剂量（5g/kg、15g/kg）的羌活水提物和 75% 醇提物对番泻叶、蓖麻油引起的渗出性腹泻的止泻效果显著，而对硫酸镁引起的小鼠小肠蠕动紊乱所致腹泻作用不显著；同时研究也指出，羌活不同提取物对蓖麻油所致腹泻的止泻效果无论是从发挥作用的快慢程度，还是维持时间的长短来说均强于番泻叶，且羌活水提物止泻效果明显强于醇提物。其抗腹泻的机制主要是修复损伤的小肠黏膜细胞、抑制炎症介质合成和释放、降低结肠水和电解质净分泌及减轻大肠内容物输送而引起的炎症反应。

另外羌活还具有促进肠道蠕动及改善肠胃功能等作用。有研究表明，用羌活、白术水煎剂对脾虚型腹泻患者和肠鸣患者进行治疗，用药3~5天后其腹泻症状可明显改善，其肠鸣症状可基本消失，再用药2~3天可进一步巩固其疗效。俞企望等用以羌活为主要成分的升阳益胃汤（每天服1剂）对39例接受胃癌手术后并发消化不良的患者进行治疗，用药2周后其治疗的总有效率高达94.9%。刘倩在其硕士论文中指出，用升阳益胃汤（每天服1剂，分早晚2次服用，分别于饭前温服）对腹泻型肠易激综合征患者进行治疗后，其中医证候总积分、SF-36量表评分等指标均得到明显改善。

5. 其他作用

羌活除具有以上药理作用外，Kim等研究表明羌活中的主要化学成分之一的紫花前胡苷具有改善学习记忆障碍的功能，其与升高胆碱能神经系统作用有关，提示紫花前胡苷有望发展成为健忘症新的预防和治疗药物。羌活水提物对迟发型变态反应诱导的肝损伤、酵母多糖诱导的腹腔白细胞游出和胶原蛋白诱导的Jurkat细胞分泌基质金属蛋白酶等具有显著的抑制作用。还有实验研究表明，羌活中的紫花前胡苷成分可以有效改善学习记忆障碍，为预防和治疗健忘症提供了新的诊疗思路。

四、独活

（一）化学成分

独活中主要含有香豆素类和挥发油类化学成分。

1. 香豆素类成分

香豆素类化合物由于其具有共轭双键的结构而表现出如抗炎、抗凝血、抗癌等药理活性。据国内外研究报道，香豆素类化合物是独活的主要活性成分，其含量是衡量独活药用价值和质量品质的重要指标。目前从独活中已分离出 69 个单体香豆素类化合物，主要包括二氢欧山芹素（columbianadin）、二氢欧山芹醇（columbianetin）、二氢山芹醇 -β-D- 葡萄糖苷（β-D-glucosyl-columbia）、哥伦比亚苷（columbianin）、佛手酚（bergaptol）、补骨脂素（psoralen）、花椒毒素（xanthotoxin）、欧前胡素（imperatorin）、异欧前胡素（isoimperatorin）、东莨菪内酯（scopoletin）、异当归醇（isoangelol）、毛当归醇（anpubesol）、白花前胡醇（ulopterol）、紫花前胡素（nodaketin）、欧芹酚（osthenol）、伞形花内酯（umbelliferone）、紫花前胡苷元（nodakenetin）、异补骨脂素（isopsoralen）、当归醇 A~L（angelol A~L）、胡萝卜苷（daucosteroside）、异阿魏酸（isoferulic acid）、咖啡酸（caffeic acid）、绿原酸（chlorogenic acid）、异绿原酸 A~C（isochlorogenic acid A~C）等。

2. 挥发油类成分

独活挥发油类成分主要含有萜品油烯、石竹烯、环苜蓿烯、3- 蒈烯、桉叶烷 -4（14）,11- 二烯、α- 芹子烯、β- 水芹烯等烯类，1- 辛醇、喇叭醇（1.14%）、α- 甜没药萜醇（6.03%）等醇类和乙酸 -2- 氯 -1,3- 苯基丙基酯、异戊酸龙脑酯等酯类，其他还有醛类、烷类等物质。研究分析 3 种商品独活（浙独活、资丘独活、川独活）的挥发油成分差异，结果表明，浙独活与资丘独活的共有成分为 12 个，资丘独活与川独活的共有成分为 13 个，3 种商品独活的共有成分仅 4 个。研究分析甘肃产独活及牛尾独活的挥发油成分异同，发现甘肃产独活挥发油主要成分为 α- 蒎烯（20.295%）、1- 甲基 -4- 异丙基苯（15.568%）、3- 甲基 - 壬烷（5.904%）等，牛尾独活挥发油主要成分为 β- 蒎烯（24.321%）、α- 蒎烯（8.167%）、1- 甲基 -4- 异丙烯基 - 环己烯（8.061%）等，两者共有成分为 α- 蒎烯、β- 蒎烯、β- 檀香醇等。以上研究表明，可能由于产地气候、土壤等自然条件及加工等不同，造成了不同产地、不同种的独活挥发油成分有一定差异。

3. 其他成分

目前，已报道从独活中分离得到的其他类化合物有胡萝卜苷（daucosteroside）、阿魏酸（ferulic acid）、3-O- 反式阿魏酰基奎宁酸（3-O-trans-feruloylquinic acid）、3-O- 反式香豆酰基奎宁酸（3-O-trans-coumaroylquinic acid）、新绿原酸（neochlorogenic acid）、异绿原酸 B（isochlorogenic acid B）等

25 个化合物。

（二）药理作用

独活始载于《神农本草经》，被列为上品，具有祛风除湿、通痹止痛的功效，自古以来为治疗风湿痹痛的要药。随着现代药理学研究的深入，独活的多种药理活性已经被逐渐发现，主要包括抗氧化、抗炎、镇痛、抗老年痴呆等。

1. 抗氧化作用

Min 等采用 DPPH 法测定独活提取物的抗氧化能力，发现可能因独活提取物中含有多酚类物质而具有明显的抗氧化活性。胡昱等研究显示，独活不同提取部位均能增强超氧化物歧化酶（SOD）活性，降低丙二醛（MDA）含量，不同程度减轻 H_2O_2 对 SH-SY5Y 细胞损伤。裴媛等研究表明，独活香豆素类能明显降低 PD（帕金森病）模型大鼠血清、脑组织中 MDA、Glu（兴奋性氨基酸谷氨酸）的含量，提高血清中总超氧化物歧化酶（T-SOD）的活性。卢永昌等采用测定油脂过氧化值（POV）的方法，发现独活乙醇提取物中的乙酸、硬脂酸、油酸、亚油酸、亚麻酸及其他酸性物质可延长脂肪氧化的诱导期，终止油脂氧化链式反应的传播，起到对 5 种油脂(菜籽油、花生油、酥油、大豆油、市售猪油）的抗氧化作用。

2. 抗炎作用

贾冬梅等采用网络药理学分析方法，发现细胞外信号调节激酶 1/2（ERK1/2）、芳香烃受体（AHR）、组蛋白 H3（histone H3）、前列腺素 E 受体 2（PGE_2）、核因子 -κB（NF-κB）、程序化细胞死亡分子 5（PDCD5）、IL-36A、IL-10、IL-4、缺氧诱导因子 1A（HIF 1A）、花生四烯酸 15 脂氧合酶（ALOX15）等分子以及类花生酸信号通路是独活靶蛋白及类风湿关节炎相关基因共同关联的分子和通路。已有研究表明，独活乙醇提取物可不同程度地抑制环氧化酶 -1（COX-1）和环氧化酶 -2（COX-2），且其对 COX-2 的抑制率大于 COX-1 而起到祛风湿作用；其能降低二甲苯诱导的炎症反应，尤其是60% 独活乙醇提取物抗炎效果最好。据报道，独活挥发油对蛋清致大鼠足肿胀具有明显的抗炎作用，可能是独活发挥抗炎作用的主要物质基础。将独活挥发油灌胃能部分阻止兔 OA 关节软骨的退变，其机制可能为减少滑液中炎性介质 IL-1β 的分泌，促进 TGF-β 的分泌，从而减轻滑膜炎症，缓解对软骨细胞的破坏。独活挥发油也可抑制 NAAA（N- 脂肪酰基乙醇胺水解酶）水解活性，升高脂多糖（LPS）诱导的 RAW 264.7 细胞内 PEA 水平，下调细胞炎症因子 TNF、iNOS、IL-6 mRNA 表达，抑制 TNF-α、NO 释放发挥抗炎作用。

3. 抗老年痴呆作用

研究表明，独活可通过抑制 p38 MAPK 在痴呆模型大鼠脑中的表达，上调 Bcl-2 表达，抑制 Bax 表达，提高 Bcl-2/Bax 的比值，抑制痴呆大鼠神经细胞的凋亡。宋波等采用 2 种体外抑制酶实验对独活乙醇提取物及不同部位进行胆碱酯酶抑制活性的筛选，结果表明独活醇提取物、石油醚萃取部位及三氯甲烷萃取部位对乙酰胆碱酯酶和丁酰胆碱酯酶均具有抑制作用，三氯甲烷萃取部位为其主要的活性部位，因此从独活的三氯甲烷层中开发出治疗抗老年性痴呆的活性单体化合物药物具有很大的应用前景。教亚男等发现，采用 14.4mg/kg 独活香豆素类浸膏能增强中分子量神经丝蛋白表达和减少细胞凋亡，从而减少 APP/PS1 双转基因阿尔茨海默模型小鼠脑内神经性损伤。已有研究发现，独活及其醇提取物可抑制老龄小鼠脑组织中 mt DNA 的缺失，减少自由基对 mt DNA 的氧化损伤，提高线粒体呼吸链酶复合体 I 和 IV 的活性，或修复大脑皮层、海马、纹状体不同部位的膜磷脂结构，提高衰老模型小鼠的 IL-2 含量，减少自由基及炎症损伤，从而起到提高衰老模型小鼠的学习记忆能力，延缓脑老化的作用。

4. 其他作用

研究表明，独活水提取物在体外对人肝癌细胞亚细胞毒浓度下可以有效抑制人微血管内皮细胞的增殖而抑制血管网形成。陈文良等研究独活乙醇提取物对眩晕患者的作用效果，结果显示，给予独活乙醇提取物能够明显降低患者的全血黏度、血浆黏度及红细胞聚集指数，明显改善患者的脑血管血流速度，具有很好的活血化瘀作用，可治疗眩晕症。独活香豆素类提取物通过降低 TNF-α、IL-1β 和 IL-6 的水平，显著下调受损 DRG 神经元中 TRPV1 和 pERK 的表达而发挥镇痛作用，且可能与其含有甲氧基欧芹素、二氢欧山芹素 2 种活性成分有关。

（三）独活中防治 COVID-19 可能相关成分及药理作用

1. 香豆素类成分

独活中的香豆素类成分已经证实具有抗炎镇痛活性。Chen 等从独活中提取分离得到 16 个单体化合物，分别通过小鼠镇痛实验（醋酸致小鼠腹部扭体实验和福尔马林实验）和抗炎实验（1.5% 卡拉胶诱导后足水肿实验、腹膜血管通透性实验和皮窗实验）发现，当二氢欧山芹素用药剂量在 10mg/kg 时，均表现出较强的镇痛和抗炎活性。

2. 挥发油类成分

独活中的挥发油类成分具有抗炎活性。研究表明其对蛋清致大鼠足肿胀具有明显的抗炎作用，可能是独活发挥抗炎作用的主要物质基础。将独活挥发油灌胃能部分阻止兔 OA 关节软骨的退变，其机制可能为减少滑液中炎性介质 IL-1β 的分泌，促进 TGF-β 的分泌，从而减轻滑膜炎症，缓解对软骨细胞的破坏。独活挥发油也可抑制 NAAA（N- 脂肪酰基乙醇胺水解酶）水解活性，升高 LPS 诱导的 RAW 264.7 细胞内 PEA 水平，下调细胞炎症因子 TNF、iNOS、IL-6 mRNA 表达，抑制 TNF-α、NO 释放而发挥抗炎作用。范莉等分别通过蛋清致大鼠足肿胀实验、醋酸扭体法和小鼠热板法观察独活挥发油类成分抗炎、镇痛效果。实验结果显示，独活挥发油组足肿胀度明显小于空白组的足肿胀度，独活挥发油高剂量组能明显减少小鼠扭体次数，独活挥发油高剂量组的小鼠痛阈平均值在给药 60、120、150min 后均高于空白组，具有镇痛的趋势。这表明挥发油可能是独活发挥抗炎镇痛作用的主要物质基础。

五、柴胡

（一）化学成分

柴胡主要化学成分为皂苷、挥发油（丁香酚等）、多糖、黄酮、甾醇等，除此之外还含多元醇、香豆素、木脂素、脂肪酸（油酸、亚麻酸、棕榈酸、硬脂酸等）色氨酸、木糖醇、尿苷、腺苷和微量元素等多种成分。

1. 皂苷类成分

柴胡皂苷类为柴胡的主要活性成分，《中国药典》（2020 年版）中注明，对于柴胡的质量控制，柴胡皂苷 a 和柴胡皂苷 d 的总含量不得少于 0.3%。由此可见，柴胡皂苷是柴胡质量控制的主要指标之一，也是被研究最多的一种活性化合物。黄海强采用现代色谱方法对柴胡活性化学成分进行分离，并应用 IR、ESI-MS、1D NMR、2D NMR 和 EI-MS 等光谱学方法对柴胡活性化学成分进行鉴定，得到 12 个柴胡皂苷类化合物，分别为柴胡皂苷 a、柴胡皂苷 b_2、柴胡皂苷 b_4、柴胡皂苷 c、柴胡皂苷 d、柴胡皂苷 f、2-O″- 乙酰柴胡皂苷 a、3″-O- 乙酰柴胡皂苷 a、6″-O- 乙酰柴胡皂苷 a、3″-O- 乙酰柴胡皂苷 d、6″-O- 乙酰柴胡皂苷 d、2″-O- 乙酰柴胡皂苷 e。梁鸿等从柴胡根醇提取液的正丁醇部分分离得到 3 个化合物，分别是柴胡皂苷 q-1、3″-O- 乙酰柴胡皂苷 d、3″-O- 乙酰柴胡皂苷 b_2；从柴胡根乙醇提取液的乙酸乙酯部分得到一种新化合物：柴胡皂苷 v。迄今为止，已存在柴胡皂苷 a、柴胡皂苷 b_1、柴胡皂苷 b_2、柴胡皂苷 b_3、柴胡皂苷 b_4、柴胡皂苷 c、柴胡皂苷 d、柴胡皂苷 f、柴胡皂苷 o、柴胡皂苷 g、柴胡皂苷 k、柴胡皂苷 m、柴胡皂苷 n、柴胡皂苷 p、柴胡皂苷 q、柴胡皂苷 S_1、柴胡皂苷 S_3、柴胡皂苷 S_4、柴胡皂苷 v、羟基柴胡皂苷 a、羟基柴胡皂苷 c、3″-O- 乙酰基柴胡皂苷 a、3″-O- 乙酰基柴胡皂苷 d、3″-O- 乙酰基柴胡皂苷 b_2、6″-O- 乙酰基柴胡皂苷 a、6″-O- 乙酰基柴胡皂苷 d、2″-O- 乙酰基柴胡皂苷 b_2、前柴胡皂苷元 A、前柴胡皂苷元 D、前柴胡皂苷元 F、前柴胡皂苷元 G、前柴胡皂苷元 H、丙二乙酸单酰基柴胡皂苷 a、丙二乙酸单酰基柴胡皂苷 d、大叶柴胡皂苷 I 等 150 多种柴胡皂苷。

2. 挥发油类成分

挥发油也是柴胡主要活性成分之一，具有抗炎、解热、利胆、保肝等药理作用。柴胡不同提取方法对柴胡中挥发油含量的影响较大，同时不同种类柴胡及柴胡不同部分挥发油含量也各不相同。张博文等采用 Box-behnken 响应面法对实验进行设计，采用超声法对提取的挥发油进行 GC-MS 分析，共鉴定出 1,2- 二甲基环戊烷、甲基环己烷、庚烷等 46 种化合物。李秀琴等应用 4 种提取方法（水蒸气蒸馏法、蒸馏法、药典法、超临界流体萃取法）对柴胡中挥发油成分进行提取鉴定，共鉴定出 64 种化合物，其中含量较高的有己醛、戊酸、己酸、顺 - 里哪醇氧化物、庚酸、辛酸、2,4- 癸二烯醛、8- 甲基 -1- 十一烯、3- 壬酸 -2- 酮、二氢化 -5- 戊基 -2（3H）呋喃酮、百里氢醌二甲醚、反 -4- 十一烯醛、n- 十六烷酸、油酸等。

3. 黄酮类成分

长期以来，习惯于将柴胡以根入药，但其地上部分含有大量的黄酮类化合物，具有解热镇痛、抗炎、抗病毒、增强免疫力等多种药理活性。迄今为止，在柴胡中发现的黄酮类成分有芦丁（5,7,3′,4′- 四羟基黄酮醇 -3-O- 芸香糖苷）、异鼠李素、异鼠李素 -3-O- 葡萄糖苷、异鼠李素 -3-O-β-D- 葡萄糖苷、异鼠李素 -3-O-β-D- 芸香糖苷、山奈苷（山奈酚 -3,7- 双鼠李糖苷）、山奈酚、山奈酚 -7- 鼠李糖苷、山奈酚 -3-O-β-L- 阿拉伯糖苷、山奈酚 -3-O-β-D- 芸香糖苷、山奈酚 -7-O-β-L- 鼠李糖苷、山奈酚 -3-O-β-L- 呋喃阿拉伯糖 -7-O-β-L- 呋喃鼠李糖、山奈酚 -3-O-β-L- 呋喃阿拉伯糖苷 -7-O-β-L- 吡喃鼠李糖苷、槲皮素、槲皮素 -3-O-β-D- 葡萄糖苷、槲皮素 -3-O-β-L- 阿拉伯糖苷、曲克芦丁、黄芩苷、广寄生苷（5,7,4′- 三羟基 -3′ 甲氧基黄酮醇 -3-O-β-L- 阿拉伯呋喃糖苷）、水仙苷（5,7,4′- 三羟基 -3′- 甲氧基黄酮醇 -3-O- 芸香糖苷）、芸香苷、芸香苷（槲皮素 -3- 芸香糖苷）、水仙苷（异鼠李素 -3- 芸香糖苷）、柴胡色原酮酸、柴胡色原酮 A、7- 羟基 -2,5- 二甲基 - 色原酮、葛根素、7,4′- 二羟基 - 异黄酮 -7-O-β-D- 葡萄糖苷、仙人掌苷、大豆苷、葛根苷等。

4. 糖类成分

柴胡多糖主要由 1-D- 核糖、2-L- 阿拉伯糖、3-D- 木糖、4-D- 半乳糖、5-D- 甘露糖、6-D- 葡萄糖、鼠李糖等单糖构成。颜军等应用水提法对柴胡中多糖成分进行提取，在 DEAE 纤维素柱上进行分离，采用凝胶渗透色谱法测定柴胡多糖的分子量，应用薄层色谱法和高效液相色谱法研究其单糖成分。实验结果表明，该糖的分子量为 67836，是由 5 种单糖构成的杂多糖。肖炳坤等采用气相色谱法对柴胡多糖组分进行测定，用面积归一化法得到各组分的峰面积百分比，实验结果表明，柴胡多糖的主要单糖组分为阿拉伯糖与半乳糖，为柴胡抗辐射植物药理学研究提供参考价值。关皎等在 490nm 波长处，采用紫外分光光度计法对柴胡中多糖成分进行测定，测得柴胡中多糖的平均含量为 15.8%，表明用该方法提取率高，可以用来测定柴胡中多糖含量。

5. 香豆素类成分

从柴胡中分离得到的香豆素一般为简单香豆素类，包括 isoscoparome、脱肠草素（herniarin）、7-（3-methyl-2-butenyloxy）-6-methoxycoumarin、当归

素（7,8-furanocoumarin）、莨菪亭（scopoletin）、Prenyletin、七叶素（aesculetin）、白蜡素（fraxetin）、蒿属香豆素（scoparone）、6,7,8-trimethoxycoumarin、白柠檬素（limettincitropten）、吡喃香豆素的双酯 anomalin 等。

6. 甾醇类成分

甾醇类是柴胡有效活性成分之一，具有抗炎解热等药理作用，亦可作为评价柴胡质量的指标之一。柴胡中的甾醇类成分主要包括 β- 菠甾醇（β-spinasterol）、豆甾 -7- 烯醇（stigmast-7-enol）、β- 谷甾醇（β-sitosterol）、豆甾醇（stigmasterol）、β- 菠甾醇葡萄糖苷（β-spinasterol glucoside）、豆甾 -7-烯醇葡萄糖苷（stigmast-7-enol glucoside）、麦角 -7- 烯醇葡萄糖苷（ergost-7-enol glucoside）、赪桐甾醇（clerosterol）等。

7. 多炔类成分

多炔类是柴胡有效活性成分之一。张峰等采用超高效液相串联二极管阵列检测器对柴胡中 8 种多炔类化合物进行含量测定。结果表明，该方法能简单有效评价柴胡中多炔类成分，为柴胡中多炔类成分的质量控制提供切实可行的方法。迄今为止，报道过的柴胡中多炔类化合物包括（2Z,8Z,10E）-2,8,10- 十五烷三烯 -4,6- 二炔 -1- 醇、（2Z,8E,10E)-2,8,10- 十五烷三烯 -4,6-二炔 -1- 醇、（2Z,8Z,10E）-2,8,10- 十七烷三烯 -4,6- 二炔 -1- 醇、柴胡炔醇、柴胡酮醇、乙酰柴胡毒素、柴胡毒素、（2E,8E,10E）-2,8,10- 十五烷三烯 -4,6- 二炔 -1- 醇、（2Z,8E,10E)-2,8,10- 十五烷三烯 -4,6- 二炔 -1- 醇乙酯、（2E,8E,10E)-2,8,10- 十五烷三烯 -4,6- 二炔 -1- 醇乙酯、（2E,8E,10E)-2,8,10-十七烷三烯 -4,6- 二炔 -1- 醇、（2E,4E,8E,10E）- 十七碳四烯 -6- 炔 -1- 醇乙酯、（2E,4E,9Z）- 十七碳三烯 -6 炔 -1- 醇乙酯、（2E,4E,9Z）- 十八碳三烯 -6-炔 -1,18- 二醇乙酯、（7E,9E,15E)-17- 羟基 - 十七碳二烯 -11,1- 二炔 -4- 酮、（2Z,9Z）- 十五碳二烯 -4,6- 二炔 -1- 醇、（2Z,9Z)- 十七碳二烯 -4,6- 二炔 -1-醇、（2Z,8Z,10E)-1- 羟基 - 十七碳三烯 -4,6- 二炔 -14- 醇乙酯、（2Z,8Z,10E)-十七碳三烯 -4,6- 二炔 -1,14- 二醇、（2Z,8Z,10E）-14S- 羟基十七碳三烯 -4,6-二炔 -1- 醇乙酯、（2Z,9Z)- 十八碳二烯 -4,6- 二炔 -1,18- 二醇、（2Z,8E,10E)-十七碳三烯 -4,6- 二炔 -1- 醇、（2E,4E,9Z）- 十八碳三烯 -6- 炔 -1,18- 二醇、（2E,4E,9Z）-1- 羟基十八碳三烯 -6- 炔 -18- 醇乙酯等。

8.其他成分

柴胡中除上述成分外还含有色氨酸（tryptophan）、木糖醇（xylitol）、尿苷（uridine）、腺苷（adenosine）、木脂素（lignans）等化合物和 Ca、Al、Fe、Co、Mg、Hg、Cu、Mn、Zn 等微量元素。

（二）药理作用

柴胡味苦性平，具有透表泄热、疏肝解郁、升阳举陷的作用，为治疗少阳证的要药。现代药理研究表明，柴胡具有解热、抗炎、抗病毒、抗肿瘤、抗氧化及对中枢神经系统、心血管系统、消化系统、免疫系统的调节作用。

1.解热作用

体温异常偏高会影响体内代谢酶的活性，危及身体正常机能运转，柴胡挥发油具有显著的退热效果，已被开发为多种制剂用于临床。李吉莹研究表明，柴胡能显著降低干酵母致热大鼠的体温，并且发现柴胡能增加大鼠血浆中的精氨酸加压素（AVP），而对环磷酸腺苷（cAMP）无影响。有研究表明柴胡皂苷及柴胡水煎液的解热作用机制与下丘脑环磷酸腺苷（cAMP）和 PKA（cAMP 依赖蛋白激酶）含量的降低有关，还与脑腹中隔区 AVP 水平降低及血浆中 AVP 水平升高有关，并能够抑制外周血中 IL-1β 的增加。余德海研究表明，用小柴胡汤联合常用的抗菌药治疗，可以使患者长期发热体温显著降低，并且减少高热的复发，提高药物的疗效，降低不良反应的发生频率。周王谊等通过干酵母引起大鼠发热实验，比较两种不同柴胡浸膏（普通柴胡浸膏 5、10g 生药 /kg，富集挥发油的柴胡浸膏 5、10g 生药 /kg）的解热作用，结果发现不同含量柴胡挥发油浸膏均有解热效果，且在同一剂量下，两种不同挥发油含量的柴胡浸膏比较无明显差异。金国泰等考察柴胡水提物、柴胡皂苷提取物和柴胡挥发油提取物对大鼠背部皮下注射干酵母混悬液制备的发热模型的作用效果，发现 3 种提取物都具有很好的解热作用，其中柴胡挥发油提取物的解热作用效果最好，与模型对照组比较，首次给药后各个时间段均有较好的解热作用（P<0.01）。通过进一步的药理作用机制研究发现，柴胡挥发油能够作用于下丘脑体温调节中枢，其通过抑制神经元内环磷酸腺苷（cAMP）的生成、释放，使体温调节点上移，达到降温的效果。在解热作用机制明确的基础上，为进一步了解柴胡挥发油解热的具体成分，霍梦逸等采用硅胶柱

色谱法分离柴胡挥发油，通过气质联用鉴定成分，并测试分离成分对内毒素引起家兔发热模型的解热作用，研究结果表明，柴胡挥发油的主要解热物质为月桂醛、γ-古芸烯和2,4-葵二烯醛等。柴胡挥发油解热作用明确，但作用机制和精确药效物质还有待进一步研究。

2. 抗炎作用

柴胡具有显著的抗炎作用，其发挥活性的成分主要为挥发油类和皂苷类化合物。霍梦逸等以二甲苯致小鼠耳郭肿胀、蛋清致SD大鼠足趾肿胀实验观察柴胡的抗炎作用，结果表明，在柴胡中挥发油可使二甲苯致小鼠耳肿胀和蛋清致大鼠足趾肿胀度显著降低，可见柴胡中挥发油成分是抗炎、解热、镇痛的主要物质基础。谢东浩等通过北柴胡及南柴胡挥发油的抗炎镇痛作用实验发现，北柴胡与南柴胡挥发油均具有抗炎效果（$P<0.05$），两者都能抑制二甲苯所致小鼠耳肿胀和毛细血管的通透性。同时，杨辉等研究发现柴胡高剂量组（12g/kg）能使二甲苯所致小鼠耳肿胀度显著减轻（$P<0.01$ 或 $P<0.05$）。刘道新研究发现小柴胡汤主要作用于巨噬细胞，可减少游离花生四烯酸的含量，从而抑制磷脂酶A的活性，抑制前列腺素、白三烯的生成，从而发挥抗炎作用。

3. 抗肿瘤作用

研究表明柴胡皂苷可通过诱导肿瘤细胞凋亡来发挥其抗肿瘤的作用，其中柴胡皂苷d可通过诱导Fas和FasL的表达促进细胞凋亡；通过MTT法检测，柴胡皂苷d可使A549肺癌细胞的存活率降低，同时抑制肝癌HepG2细胞的增殖来诱导细胞凋亡；柴胡皂苷可通过调节凋亡基因的表达来调控细胞凋亡，其中柴胡皂苷b可使TNF-β表达降低，柴胡皂苷d可通过调节Fas/FasL、Bax、Bcl-2等基因抑制癌细胞增殖，诱导细胞凋亡；柴胡皂苷d还可以通过激活半胱氨酸蛋白酶3和半胱氨酸蛋白酶7诱导细胞凋亡，进而导致聚腺苷二磷酸核糖聚合酶（PARP）的裂解，诱导细胞凋亡。竹叶柴胡作为药用柴胡重要来源之一，其在体内与体外均显示较好的抗肿瘤活性。体外实验显示，竹叶柴胡中的挥发油对6种癌细胞株具有体外细胞毒性作用，并且对CCRF-CEM细胞株活性最强，其细胞毒性活性主要归因于挥发油中多种成分，如β-石竹烯和β-石竹烯氧化物显示具有很强且广泛的细胞毒活性。柠檬烯对啮齿类动物的乳腺、肝、肺、胃、皮肤癌细胞具有细胞毒活性。实验表明，竹叶柴胡中柴胡皂苷能抑制二乙基亚硝胺诱导的大鼠实验性肝癌，其作用机制是通过抑制淋巴细胞生长，促进 c-myc 基因及 p53 基因 mRNA 表达，抑制 Bcl-2 mRNA 表达，减少细胞因子分泌，达到阻止肝细胞的免疫损伤，延缓肝肿瘤发生，其抑制作用呈剂量依赖性。

4. 免疫调节作用

柴胡能增加 Kupfer 细胞吞噬功能，增强巨噬细胞、NK 细胞活性。以碳粒廓清法测正常小鼠单核巨噬细胞吞噬功能，结果表明，柴胡乳剂可提高正常小鼠碳粒廓清指数和校正廓清指数 α，增强小鼠非特异性免疫功能。与正常对照组相比，柴胡乳剂 8g/kg 剂量组可提高小鼠碳粒廓清指数 κ（$P<0.01$），柴胡乳剂 810g/kg、410g/kg、210g/kg 组均可显著提高小鼠校正廓清指数 α（$P<0.01$），说明柴胡乳剂可增强正常小鼠中性粒细胞吞噬能力。南柴胡对特异性免疫也有增强作用。刘晓斌等用小鼠脾细胞培养，研究南柴胡的正丁醇与水提取物对经 Con A 刺激后的 T 淋巴细胞增殖反应、IL-2 和 TNF-α 分泌水平的影响，结果发现南柴胡水提取物对小鼠 T 淋巴细胞增殖反应、IL-2 和 TNF-α 分泌水平均有增强作用，而南柴胡的正丁醇提取物只对 IL-2 分泌水平有增强作用。巩涛等发现柴胡有利于梗阻性黄疸手术中 T 细胞免疫功能的恢复。

5. 其他作用

大鼠肝脏内质网应激（ERS）相关的 IRE-1α/NF-κB 参与高脂饮食诱导的大鼠 NASH 的发生发展。柴胡疏肝散可能通过调节 IRE-1α/NF-κB 通路抑制过度的 ERS，来调节肝脏脂质代谢紊乱，减轻肝脏炎性反应，防止非酒精性脂肪性肝炎的进展。

有研究表明在柴胡皂苷联合辐射抑制的实验中，柴胡皂苷使辐射对癌细胞超微结构损伤作用增强，并拮抗辐射所产生的降低细胞中谷胱甘肽（GSH）含量、增加细胞中丙二醛（MDA）含量的作用，提高细胞抗氧化水平。LIU 等着重于 PC12 细胞中皮质酮诱导的神经毒性细胞保护及其对 TSS 抗抑郁作用的潜在分子机制研究，结果表明，柴胡皂苷能增加人体抑癌基因 p53 和细胞凋亡基因 Bax 的表达。在柴胡皂苷对大鼠海马神经元影响实验中发现，柴胡皂苷可以抑制 NMDA 受体（N-甲基-D-天冬氨酸受体）电流和持续的钠电流，抑制 4AP 诱导的癫痫发作模型海马 CA1 神经元的癫痫样放电频率和持续时间，并且其抑制作用强度与柴胡皂苷的剂量有关。

六、前胡

（一）化学成分

白花前胡中的主要化学成分是香豆素类化合物，此外还包括挥发油类、菲醌类、有机酸类及甾醇类化合物。

1. 香豆素类成分

白花前胡中的香豆素类成分较多，大体上可以分为 3 种结构母核：

（1）简单香豆素（simplecoumarin）

伞形花内酯（umbelliferone）、东莨菪内酯（scopoletin）、（-）- 前胡醇、东莨菪苷、异东莨菪素、茵芋苷等。

（2）呋喃香豆素（furanocoumarin）

①补骨脂素型（psoralentype）：补骨脂素（psoralen）、佛手苷内酯（bargapten）、欧前胡素（imperatorin）、5- 甲氧基补骨脂素（5-methoxypsoralen）、8- 甲氧基补骨脂素（8-methoxypsoralen）、5,8-dimethoxypsoralen。

②二氢补骨脂素型（dihydropsoralentype）：白花前胡苷Ⅰ（praeroside Ⅰ）、异丁酸（isorutarin）、rutarin、marmesinin。

③异补骨脂素型（angelicintype）：异补骨脂素（angelicin）等。

（3）吡喃香豆素（pyranocoumarin）

①二氢花椒内酯型：Pd-C-I、前胡香豆素 F。

②二氢邪蒿内酯型：白花前胡甲素 [Pd- Ⅰ a,（±）praeruptorin A]、白花前胡丙素 [Pra-C,（+）praeruptorin C]、白花前胡乙素 [（±）praeruptorin B]、peucedanumarin Ⅰ、peucedanumarin Ⅱ、白花前胡丁素 [Pd- Ⅱ,（+）praeruptorin D]、d- 白花前胡素 E、Pd- Ⅰ b、前胡香豆素 A（qianhucoumarin A）、前胡香豆素 B（qianhucoumarin B）、前胡香豆素 C（qianhucoumarin C）、前胡香豆素 D（qianhucoumarin D）、前胡香豆素 H（qianhucoumarin H）、白花前胡苷Ⅱ（praeroside Ⅱ）、白花前胡苷Ⅲ（praeroside Ⅲ）、白花前胡苷Ⅳ（praeroside Ⅳ）、白花前胡苷Ⅵ（praeroside Ⅵ）、白花前胡苷Ⅶ（praeroside Ⅶ）、顺式 -3′,4′- 二千里光酰基 -3′,4′- 二氢邪蒿内酯、北美芹素（pteryxin）、（-）-trans-khellactone、isobocconin、3′- 当白花前胡苷归酰氧基凯琳内酯

（3'-angeloyloxykhellactone）等。

2. 挥发油类成分

白花前胡中的挥发油成分较多，其中含有烷烃、酯、酮、倍半萜 / 芳香化合物和萘醌类等成分，已鉴定的成分有 40 多种。孔令义等利用气质联用对白花前胡挥发油进行研究，从气相色谱图中发现，香木兰烯、β- 榄香烯等倍半萜为主要成分；俞年军等认为 α- 蒎烯、桉醇、香木兰烯、萜品油烯、α- 金合欢烯和长叶烯 6 种为主要成分，占相对成分的 60% 以上，可以作为质量控制的标准。

3. 其他成分

白花前胡中亦含有多种其他成分：丹参酮 II A（tanshinone II A）和丹参酮 I（tanshinone I）等菲醌类化合物；胡萝卜苷、白花前胡苷、紫花前胡苷等苷类成分；棕榈酸（palmiticacid）、二十四烷酸等脂肪酸类；香草酸、没食子酸等苯甲酸类，以及 β- 谷甾醇等甾醇类成分。

（二）药理作用

前胡能散风清热、降气化痰，可用于治疗肺热痰郁、外感风热、咳喘痰多、痰黄稠黏、胸膈满闷等，临床应用广泛，有较高的药用价值。其主要的药理作用包括降血压、抗心衰、平喘、抗癌等。

1. 止咳平喘作用

白花前胡提取得到的白花前胡丙素能够增强小鼠的气管排泌酚红，对小鼠实验性咳嗽有一定的镇咳作用，同时具有祛痰作用；白花前胡甲素有显著的钙离子拮抗活性，可松弛支气管平滑肌，抑制过敏介质的释放，用于上呼吸道感染的治疗。关福兰等研究发现，白花前胡石油醚提取物能够抑制乙酰胆碱及 KCl 引起的家兔气管平滑肌收缩，其中 Pd- I a 对家兔离体气管平滑肌的松弛作用与钙拮抗剂维拉帕米相似，对高钾诱发收缩反应的较强抑制作用与抑制电位依赖性钙通道有关，而对 Ach 诱发的收缩反应的抑制作用与抑制细胞内 Ca 释放有关。

2. 抗心肌缺血及保护心肌的作用

白花前胡提取液能调节因腹主动脉缩窄所致的心肌细胞凋亡相关基因的表达，从而抑制心肌重塑，对心衰发挥生物学治疗作用。白花前胡提取液含药血清可有效抑制细胞信号转导 JNK 通路中重要的核转录因子 c-Jun 蛋白的表达等从而发挥保护心肌的作用，这可能是白花前胡遏制心肌肥大心衰恶化进程的机制之一。进一步试验发现，白花前胡提取液含药血清可能通过有效抑制细胞信号转导 JNK 通路中重要的核转录因子 c-Jun 蛋白的表达，降低心肌细胞对高浓度内皮素 -1（ET-1）刺激的反应性，遏制心肌肥厚、心室重塑以及细胞凋亡，而且有调节因 ET-1 引起的心肌细胞凋亡相关基因表达改变的作用，发挥保护心肌的作用。近期研究表明，白花前胡提取物对垂体后叶素（Pit）诱发小鼠急性心肌缺血模型、结扎左冠状动脉前支（LAD）致麻醉大鼠急性心肌缺血模型有显著的保护作用。

白花前胡丙素（Pra-C）可以在一定程度上提高动物心肌组织耐缺氧的能力，而且可以保护 $Na_2S_2O_4$ 和 H_2O_2 损伤的心肌细胞，对急性缺血及缺血 - 再灌注模型有保护作用。Pra-C 可显著减轻缺血 / 再灌注（I/R）损伤，其对 I/R 心肌的保护与下调细胞膜钠钙交换蛋白（NCX）mRNA 的转录及其蛋白质的活性有关。刘小叶等发现，Pra-C 对于冠脉结扎引起的大鼠心肌细胞缺血有明显的保护作用，其机制可能与减少氧自由基的释放及降低其活性有关。于晓顿等应用激光扫描共聚焦显微镜技术直观地进行细胞内钙离子研究，发现 Pra-C 有明显减轻心肌细胞模拟缺氧再灌注时 Ca 超载的作用，验证了 Pra-C 的较强的钙拮抗作用。Pra-C 对于缺氧复氧损伤后的心肌细胞的保护作用可能与减轻细胞内钙超载、减少细胞凋亡有关，同时证明了 Pra-C 有较强的钙拮抗作用。

从白花前胡提取的吡喃香豆素成分前胡甲素（Pd-Ⅰa）具有钙内流阻滞剂和钾通道开放剂双重作用，可保护或减轻心肌缺血再灌注时心肌细胞的损伤。它能拮抗血管紧张素Ⅱ（AngⅡ）诱导的心肌细胞肥大，其机制可能与抑制 AngⅡ诱导的心肌细胞核转录因子（c-Jun）蛋白质表达上调有关。而心肌肥大所致的收缩性障碍，Pd-Ⅰa 可以在即早基因表达的调变中发挥重要作用。其能明显降低心肌缺血再灌注时血清中乳酸脱氢酶（LDH）、天冬氨酸转氨酶（AST）、肌酸激酶（CK）及同工酶（CK-MB）的活性，并呈剂量依赖趋势，进一步证实其对心肌细胞的保护作用。从细胞水平分析，可能与抑制缺血再灌注大鼠血清中 IL-6 的表达水平，降低凋亡刺激蛋白 Fas、凋亡促进蛋白 Bax 及凋亡抑制蛋白 Bcl-2 的表达，以及提高 Bcl-2/Bax 比率等有关。此外，

Pd–Ⅰa能上调巢蛋白表达，增加中间丝结蛋白及波形蛋白的含量，保护心肌细胞缺血，减轻心肌损伤。

3.改善心脏功能

白花前胡提取液可以有效地改善左室舒缩功能，改善机体血液的供应，减轻心衰的症状。早先陈政雄等报道，Pra-C具有明显增加离体豚鼠心脏冠脉血流量的作用。吴欣等报道，Pra-C能够明显抑制离体豚鼠心房的自律性和$CaCl_2$的正性频率，非竞争性拮抗异丙肾上腺素对心脏的正性频率作用，说明Pra-C对肥厚心肌的顺应性具有一定的改善作用。Pra-C有利于再灌注心脏冠脉血流量（CBF）、每分钟搏出量（SV）、心率（HR）等的恢复，而对正常的心脏无明显影响，表明Pra-C具有抗缺血再灌注损伤的活性。周四桂等在研究两肾两夹肾性高血压大鼠左室肥厚及功能紊乱的基础上首次观察到Pra-C可明显保护高血压模型大鼠心脏的收缩及舒张功能，其作用可能是通过扩张冠状动脉、改善心肌缺血、降低心肌胶原含量实现的。Pra-C在预防与逆转左室肥厚的同时，抑制KCl引起的细胞内钙增加，增加心肌细胞膜和线粒体Na^+-K^+-ATP酶、Ca^{2+}-Mg^{2+}-ATP酶的活性，从而阻滞钙通道，解除冠脉痉挛，降低后负荷而减少心肌耗氧，同时限制了胞内及线粒体内钙聚集，保护线粒体功能。长期用药，Pra-C可以增加单位蛋白质重量心肌组织心肌细胞膜Na^+-K^+-ATP酶及线粒体Ca^{2+}-ATP酶数量而非增加酶与ATP的亲和力，Pra-C可以增加心肌组织ATP酶的表达。

4.降血压作用

魏敏杰等研究发现，白花前胡发挥舒张肺动脉作用的有效成分为其石油醚提取物，主要为香豆素类化合物。Zhao等研究发现，8-MOP是白花前胡中香豆素类化合物的主要成分之一，对离体大鼠及兔的肺动脉较主动脉有较高的选择性舒张作用；此外，8-MOP抑制KCl收缩的作用显著地比抑制去甲肾上腺素（NE）和新福林（PE）的作用弱，且对NE和PE收缩的抑制作用无明显差别，提示8-MOP舒张肺动脉的作用机理不是Ca拮抗作用，而可能与α_1肾上腺素受体作用的某些环节有关。白花前胡中的另一香豆素类化合物Pra-C能够完全阻断血管紧张素Ⅱ（AngⅡ）诱导的牛主动脉平滑肌细胞的增殖效应，部分阻止小牛血清诱导的细胞分裂，这对于动脉粥样硬化和高血压等血管增生性疾病的防治有重要意义。

白花前胡提取物能减少低氧引起的犬肺动脉压升高及肺血管阻力增加，能使其心搏量、混合静脉血氧分压和运氧量增加，并使慢性阻塞性肺疾病继发性肺动脉高压患者血浆 ET-1 水平降低；但白花前胡提取物降低肺血管阻力和肺动脉压并非完全作用于 ET-1 的结果，可能还有其他途径。肺血管重建以血管平滑肌细胞的增生和细胞外基质（ECM）蛋白沉积的异常增多为特点，Tenascin-C（TN-C）是重要的 ECM 蛋白，在肺动脉高压的形成中起重要作用。白花前胡提取物可明显减少野百合碱（MCT）引起的大鼠肺动脉压升高及右心指数的升高，但对体循环压力无明显影响；并明显减少肺组织炎性细胞浸润、肺血管 TN-C 的表达及平滑肌细胞的增殖，从而减轻 MCT 所致的肺血管损伤与肺血管重建。此外，在肺动脉高压形成过程中血液流变学表现异常，白花前胡提取物能有效降低 MCT 诱导的肺动脉高压大鼠全血黏度和还原黏度、肺循环血液的表观黏度、红细胞聚集指数，改善肺部微循环，从而有效降低肺动脉压。

脑、肾是高血压病理损害重要的靶器官，高血压的刺激往往导致脑、肾血管痉挛，使脑、肾血流量下降，脑、肾细胞有氧代谢障碍，ATP 合成和储备均降低，因此依赖 ATP 的钠钾泵和钙泵活性降低，导致细胞内钙超载。Pra-C 可提高肾型高血压伴左室肥厚大鼠脑、肾细胞膜 Na^+-K^+-ATP 酶和 $Ca^{2+}-ATP$ 酶活性并降低血压。

5. 抗肿瘤作用

Zhang 等研究发现，Pra-C 在 10~30mg/L 浓度时可引起 HL-60 肿瘤细胞凋亡，凋亡程度随 Pra-C 浓度增加而增加。进一步研究表明，HL-60 肿瘤细胞经 Pra-C 作用 24h 后有明显的线粒体膜电位降低和细胞色素 C 减少，总细胞和线粒体的 Bax 蛋白增加，依赖半胱天冬酶的 Bcl-2 裂解加强。Bax 基因和 Bcl-2 基因分别是促进和抑制细胞凋亡的基因，提示 Pra-C 诱导的 HL-60 细胞凋亡的发生与其上调促进凋亡基因 Bax 和下调抑制凋亡基因 Bcl-2 的表达有关。由于广谱半胱天冬酶抑制剂 zVAD-fmk（苄氧羰 – 缬氨酰 – 丙氨酰 – 天冬氨酰 – 氟甲基酮）能阻断 Pra-C 诱导 HL-60 细胞凋亡，但半胱天冬酶 -8 抑制剂 IETD-fmk（异亮氨酰 – 谷氨酰 – 苏氨酰 – 天冬氨酰 – 氟甲基酮）却不能阻断 Pra-C 诱导的 HL-60 细胞凋亡，说明 Pra-C 诱导 HL-60 细胞凋亡涉及 Caspase-9 级联反应，即 Caspase-9 裂解成 Caspase-3 和其他半胱天冬酶，可激活凋亡的效应器期，从而使细胞结构被破坏。方仁杏等发现 β- 榄香烯对小鼠的 Lewis 肺癌皮下移植瘤有明显的抑制作用，其抑瘤率在 30% 以上，且与细胞毒药物替加氟的抑瘤率差异无显著性，说明 β- 榄香烯对肺癌有明显的治疗作用。毛连根等采用腹腔注射 β- 榄香烯制剂治疗脑内接种神经胶质瘤小鼠，结果表明，β- 榄香烯制剂具有明确的抗肿瘤作用和镇痛作用。

6. 其他作用

白花前胡中的香豆素类（TCP）有解热镇痛抗炎、抑制肝药酶活性的作用。白花前胡甲素能促进体外培养的视网膜神经细胞存活。此外，还有一定的抑制体外高压诱导的视网膜神经细胞凋亡的作用。有文献报道，分别用 95% 乙醇和 60~90℃石油醚提取的前胡挥发油样品对大肠杆菌、金黄色葡萄球菌、伤寒杆菌和弗氏志贺菌四种供试病原菌，有一定抑菌或杀菌作用。

七、桔梗

（一）化学成分

桔梗的主要活性成分主要以皂苷类成分为主，也含有一部分黄酮类和多糖类成分。

1. 皂苷类成分

桔梗中含有大量的三萜皂苷，它们是药理活性中的主要成分。桔梗皂苷的种类繁多，包括桔梗皂苷 A、桔梗皂苷 B、桔梗皂苷 D、远志苷 D、远志苷 D_2 等。其中桔梗皂苷中主要的苷元有 3 种，分别是桔梗酸、桔梗二酸和远志酸。桔梗皂苷中的糖基配体主要是由 D- 葡萄糖、L- 鼠李糖、L- 阿拉伯糖、D- 木糖和 D 芹糖以及其衍生物组成的。

2. 黄酮类成分

黄酮类化合物主要存在于桔梗的地上部分，目前共分离和鉴定出 9 种黄酮类成分，主要为黄酮、二氢黄酮及黄酮苷类化合物。从日本产的桔梗花中得到一种花色素：飞燕草素 – 二咖啡酰芦丁醇糖苷，是最早从桔梗中分离得到的黄酮类化合物。在日本产桔梗的种子中获得了 5 种黄酮类化合物，分别为（2R,3R）– 黄杉素、（2R,3R）– 黄杉素 7-O-α-L- 吡喃鼠李糖基 –（1→6）– β-D- 吡喃葡萄糖苷、槲皮素 –7-O- 葡萄糖苷、槲皮素 –7-O- 芸香糖苷、木

犀草素 –7–O– 葡萄糖苷。在波兰产桔梗的地上部分获得了芹菜素 7–O– 葡萄糖苷、木犀草素、芹菜素等黄酮类化合物。

3. 酚类成分

桔梗的地上部分和根中均存在酚类化合物。波兰桔梗地上部分检测出 12 种酚酸类及其衍生物，分别是咖啡酸、绿原酸、香草酸、异阿魏酸、间 – 香豆酸、对 – 香豆酸、3,4– 二甲氧基酸、α– 二羟基酸、对羟基苯甲酸、2– 羟基 –4– 甲氧基苯甲酸和 2,3– 二羟基羧酸。从韩国桔梗根的石油醚提取物中分离提取出了棕榈酸和油酸 2 种具有抗氧化活性的酚类化合物。

4. 甾醇类成分

桔梗中含有菠菜甾醇、α– 菠菜甾醇 –β–D– 葡萄糖苷、Δ7– 豆甾烯醇、白桦脂醇以及 β– 谷甾醇等。

5. 多糖类成分

多糖是一种由单糖连接而成的天然高分子化合物，又称多聚糖，大多由 10 个以上单糖通过糖苷键连接而成，广泛存在于植物、微生物和动物体内。桔梗含有桔梗多糖，有增强免疫功能、抗肿瘤、降血糖、抗衰老、抗病毒等药理作用，而且毒副作用低。

6. 其他成分

桔梗和其种子中含有脂肪酸软脂酸、亚油酸、硬脂酸、亚麻酸、油酸、棕榈酸等多种化合物。桔梗根中含有 16 种以上氨基酸，包括 8 种必需氨基酸，占氨基酸总量的 6.42%，总氨基酸含量高达 15%，其中包括一种 C– 氨基丁酸，是一种神经传导的化学物质，在人脑能量代谢过程中起到了重要作用。

（二）药理作用

1. 止咳平喘祛痰作用

桔梗具有优异的镇咳祛痰活性，据统计，仅《中国药典》就收载了 65 种含桔梗的镇咳祛痰复方。现代研究表明，不同产地桔梗水提液对由浓氨水引起的咳嗽次数均具有较好的抑制作用，并可明显增加小鼠气管的酚红排泄量。桔梗根、茎、花、果、叶的 95% 乙醇提取液具有非常显著的祛痰药理活性。桔梗 70% 乙醇提取物经 D–101 纯化，正丁醇萃取得到的总皂苷以及黑曲霉转化的总次皂苷，在高、中剂量组均具有显著的祛痰活性。

桔梗具有止咳和化痰的功效，其中桔梗皂苷 D 为主要的镇咳活性成分。动物实验表明，呼吸道分泌液量增多，有利于使附着呼吸道黏膜的浓痰变稀，从气道壁脱落，从而起到祛痰作用。然而，化痰作用包括促进唾液和支气管分泌物的产生，研究表明，黏蛋白是支气管的分泌物，也是衡量药物祛痰效果的指标之一。肺组织病理学研究表明，桔梗水提物可抑制卵清蛋白诱导的黏液分泌过多，减少痰液。

梁仲远研究了桔梗水提液在镇咳、祛痰方面效果，该实验利用氨水刺激建立小鼠咳嗽模型，并用桔梗水提液进行治疗，结果与模型组比较，桔梗水提液高、中剂量组咳嗽潜伏期显著延长（$P<0.01$ 或 $P<0.05$），咳嗽次数显著减少（$P<0.01$ 或 $P<0.05$）；与空白对照组比较，桔梗水提液高、中剂量组小鼠气管酚红排泌量显著增加（$P<0.01$ 或 $P<0.05$）。桔梗水提物还可促进哮喘豚鼠肺组织中脂氧素（LXA4）释放，并调节机体内 LXA4 发挥广泛的抗炎促消散作用。于维颖等曾报道，氧自由基代谢异常与哮喘发生相关，桔梗提取物高剂量能有效延长哮喘豚鼠引喘潜伏期。对其进一步研究显示，桔梗对哮喘豚鼠释放 LXA4 有促进作用；还可促进 IFN-γ 的分泌，间接起到调节 Th1/Th2 平衡作用；同时可减少氧自由基的生成和释放。

2. 抗炎作用

桔梗的抗炎活性主要是由桔梗皂苷 D 和 D_3 发挥作用。桔梗皂苷 D 通过激活 LXRα，抑制脂多糖诱导原代牛乳腺上皮细胞中 TNF-α、IL-10205 和 IL-6 的表达产生抗炎作用。桔梗总皂苷，在体外肥大细胞抗过敏实验、皮试中具有明显抑制己糖胺酶和组胺的释放功能，有开发成抗过敏药的潜力。桔梗皂苷 D、桔梗皂苷 D_3 通过剂量依赖方式，抑制 NO 的产生（IC_{50}=15、50μM），增加 TNF-α 的分泌，抑制 TNF-α mRNA 表达。桔梗皂苷 D 有抑菌作用，随着桔梗皂苷 D 浓度的增加，能使白色念珠菌由孢子相向菌丝相改变逐渐减少，白色念珠菌的黏附数、菌活力逐渐降低，上清液中 IL-8 和 HBD-2 蛋白含量以及 KB 细胞中 HBD-2 mRNA 的表达量逐渐减少，说明桔梗皂苷 D 降低白色念珠菌对口腔黏膜的感染可能与其参与口腔黏膜上皮细胞的免疫抑制作用有关。

桔梗饮片 75% 乙醇提取物经 AB-8 纯化的桔梗 50% 乙醇洗脱部位，通过抗肺炎支原体 - 肺炎大鼠模型实验，阿奇霉素和桔梗有效部位高、中剂量组具有明显下调 TGF-1 mRNA 表达水平的作用。桔梗水提物在 H9C2 心肌细胞筛选中具有显著抑制 Ang Ⅱ 诱导的 IGF-IIR 信号通路的作用，以防止心肌细胞凋亡。

研究表明桔梗不仅能有效改善支气管哮喘症状，而且能预防支气管炎疾病。桔梗提取物高剂量组能有效延长哮喘豚鼠引喘潜伏期，并明显抑制氧自由基的生成与释放，同时有效促进哮喘豚鼠 IFN-γ 和 LXA4 释放，间接平衡辅助性 T 细胞 Th1/Th2，并调节机体内 LXA4，使其更好地发挥抗炎、促消散作用。经桔梗皂苷治疗慢性支气管炎小鼠 30d 后，小鼠肺组织中支气管壁明显变薄，管腔逐渐增大，炎性细胞浸润明显减轻，肺组织中 IL-1β 和 TNF-α 的表达量明显降低，并可明显减轻气道重塑的病理改变。

3. 降血脂作用

徐丽萍认为高、中剂量的桔梗总皂苷能显著降低高脂血症大鼠总胆固醇水平，并能降低其低密度脂蛋白水平；高、中、低剂量给药后的高脂血症大鼠的甘油三酯水平均显著降低，而高密度脂蛋白水平增加。相关研究表明桔梗皂苷降低胆固醇的作用是通过低密度脂蛋白受体转运胆固醇来实现的，说明桔梗具有降血脂作用。张俐勤等研究发现，罗汉果皂苷提取物能降低四氧嘧啶糖尿病小鼠 TC 和 TG 的含量，提高 HDL-C 的含量，恢复糖尿病小鼠的血脂水平。高云芳等采用饲喂高脂饲料建立大鼠高脂血症模型，研究桔梗总皂苷对高脂血症的作用。结果表明，桔梗总皂苷具降血脂的作用，不同剂量的桔梗总皂苷对大鼠高血脂的降低作用差异较为显著：大剂量 [200mg/（kg·d）] 可显著降低高脂血症大鼠的 TC、LDL-C、HDL-C，其作用程度超过阳性药物组（绞股蓝）、小剂量组和中剂量组，仅对血脂的部分指标有影响。

4. 降血糖作用

桔梗总皂苷有很好的降血糖作用。栾海艳等采用高脂高糖饮食加链脲佐菌素尾静脉一次性注射法制造 Ⅱ 型糖尿病肝病大鼠模型，然后给予不同剂量的桔梗总皂苷，观察血糖、血脂、肝功及骨形态发生蛋白 -9（BMP-9）mRNA 等指标的变化。结果与模型对照组相比，桔梗总皂苷高剂量组的空腹血糖（FBG）水平显著降低（$P<0.01$），且已达正常标准，甘油三酯（TG）、总胆固醇（TC）、低密度脂蛋白（LDL）水平显著降低（$P<0.01$），高密度脂蛋白（HDL）水平显著增高（$P<0.01$）；桔梗总皂苷中剂量组的 TG、TC 水平明显

降低（$P<0.05$）。与模型对照组相比，桔梗总皂苷高剂量组的丙氨酸氨基转移酶（ALT）明显降低（$P<0.05$），天门冬氨酸氨基转移酶（AST）水平显著降低（$P<0.01$），肝组织中 BMP-9 mRNA 的表达显著增加（$P<0.01$）；桔梗总皂苷中剂量组的 BMP-9 mRNA 的表达明显增加（$P<0.05$）。因此，桔梗总皂苷能明显降低 2 型糖尿病肝病大鼠的血糖，改善血脂代谢紊乱，保护肝功能，上调 BMP-9 mRNA 的表达，从而减轻 2 型糖尿病肝病大鼠肝脏的损伤。乔彩虹等观察给予桔梗多糖后的糖尿病大鼠，发现其进水量、进食量和尿量显著减少，体质量显著增加，且桔梗多糖低、中、高剂量组空腹血糖明显降低，空腹胰岛素水平、胰岛素敏感指数及葡萄糖耐受能力明显增强。除此之外，桔梗多糖还能有效促进肝组织超氧化物歧化酶活性，降低丙二醛含量，说明桔梗降血糖作用很好，其作用机制可能与改善空腹胰岛素水平，提高抗氧化能力有关。

桔梗水提醇沉上清部分能通过增强糖尿病大鼠的胰岛素敏感性，修复其胰腺损伤，从而改善其糖耐量水平。桔梗水提醇沉上清部分对离体和在体的 α- 葡萄糖苷酶活性均有显著抑制作用，12g/kg 的桔梗水提醇沉上清液对糖耐量异常小鼠餐后各时段血糖的升高均有显著改善作用。陈美娟等的体外实验表明，桔梗多糖部位对高糖引起的血管内皮细胞损伤的保护作用呈剂量依赖关系，桔梗水提醇沉上清部位能有效对抗 H_2O_2 对血管内皮细胞的损伤，且能抑制体外蛋白糖基化的形成；体内实验表明，高剂量（8g/kg）的桔梗水提醇沉上清部分能显著降低糖尿病大鼠的血脂水平并有效抑制肾脏并发症。提示桔梗可能是通过降低高糖和 H_2O_2 对血管内皮细胞的损伤，并降低蛋白糖基化的形成从而达到有效抑制糖尿病血管并发症和肾脏损伤的目的。

5. 抗肿瘤作用

目前可知桔梗皂苷类成分和桔梗多糖有抗肿瘤作用。据报道，桔梗皂苷影响肿瘤细胞端粒酶逆转录酶的磷酸化，并控制细胞端粒酶的活性，从而调控肿瘤细胞的生长。陆文总等进一步推测，调控 P19ARF 和 Bcl-2 相关 Bax 基因的表达是桔梗多糖抑制 U-14 移植瘤生长的作用机制之一，从而诱导癌细胞发生凋亡。ZHANG 等体内研究证实，通过灭活 NF-κB 途径，桔梗皂苷 D 可抑制人口腔鳞状细胞癌（OSCC）细胞的增殖和侵袭，并诱导 OSCC 细胞显著凋亡。李伟等发现桔梗皂苷 D、桔梗皂苷 D_3 和远志皂苷 D 均可抑制人肝癌

Bel-7402 细胞株、人胃癌 BGC-823 细胞株及人乳腺癌 MCF-7 细胞株的增殖，其中桔梗皂苷 D 抑制作用最强。代群等通过测定不同浓度桔梗皂苷 D 培养下人肺癌细胞株 A549 体外表达产物，证明了桔梗皂苷 D 具有明显的细胞毒作用，其能诱导 A549 细胞凋亡，分子机制为通过对 Bax、Bak、Bcl-2 和 Bcl-xl 表达的调控，导致线粒体膜电位下降，进而激活 Caspase 最终导致肺癌细胞死亡。此外，桔梗皂苷 D 可抑制人胃癌 MKN-45 细胞的增殖、迁移和侵袭。同时桔梗皂苷 D 可诱导前列腺癌 PC-3 细胞呈 Caspase 非依赖性坏死样死亡，这可能是通过 FOXO3a 通路介导前列腺癌 PC-3 细胞程序性坏死。

桔梗多糖对 U14 宫颈癌实体瘤小鼠肿瘤生长有显著的抑制作用，能明显诱导 U14 移植瘤细胞发生凋亡，并增加了 P19ARF 和 Bax 蛋白的表达量，同时降低了突变型 p53 蛋白的表达量，推测桔梗多糖可能是通过调控相关基因的表达来促进肿瘤细胞发生凋亡而起到抗肿瘤的作用。

6. 其他作用

在一定质量浓度范围内，桔梗皂苷 D 可促进小鼠脾淋巴细胞增殖，诱导细胞因子分泌，提高 CD4+/CD8+ 亚群比值，促进细胞进入 DNA 合成期，具有良好的免疫调节活性。吴敬涛研究表明桔梗总皂苷清除体内自由基的能力较强，可显著改善高脂乳剂诱导的大鼠血清与肝脏高脂质水平的氧化状态，同时还有强还原力。冯慧慧等报道称桔梗皂苷 D 可促进脾淋巴细胞增殖，加强巨噬细胞的吞噬功能，提高小鼠的自身免疫力。于婷等对小鼠腹腔注射高、中、低剂量（738.4、369.2、184.6mg/kg）的桔梗醇提物，连续给药 3 周，结果发现 3 种剂量的桔梗醇提物均显著延长了小鼠爬杆和游泳时间，并显著提高了小鼠运动后肝糖原和肌糖原的储备，从而达到延缓疲劳和提高机体对运动负荷的适应能力。

八、枳壳

（一）化学成分

枳壳的植物基原虽然有多种，但其临床药理作用基本是一致的，所含化学成分的类型大致相同。目前研究发现，枳壳的主要化学成分主要有 4 大类：挥发油类、黄酮类、香豆素类和生物碱类。除此之外，枳壳里还包括少量的微量元素和其他类型成分。

1. 黄酮类成分

枳壳中的黄酮类化合物主要为黄酮、黄酮醇、异黄酮、二氢黄酮、二氢黄酮醇、查耳酮、花色素类等。

（1）黄酮、黄酮醇类

枳壳中的黄酮与黄酮醇类化合物主要有柚皮黄素（natsudaidain）、5,6,7,4'- 四 甲 氧 基 黄 酮（5,6,7,4'-tetramethoxyflavone）、5,7,8,4'- 四 甲 氧 基 黄 酮（5,6,8,4'-tetramethoxyflavone）、5- 羟 基 -6,7,3',4'- 四 甲 氧 基 黄 酮（5-hydroxy-6,7,3',4'-tetramethoxyflavone）、4'- 羟 基 -5,6,7- 三 甲 氧 基 黄 酮（4'-hydroxy-5,6,7-trimethoxyflavone）、5- 去甲川陈皮素（5-demethylnobiletin）、3,5,6,7,8,3',4'- 七甲氧基黄酮（3,5,6,7,8,3',4'-heptamethoxyflavone）、5,7,4'- 三羟基 -8,3'- 二甲氧基黄酮 -3-O-6″-（3- 羟基 -3- 甲基戊二酸单酯）-β-D- 葡 萄 糖 苷［5,7,4'-trihydroxy-8,3'-dimethoxyflavone-3-O-6″-（3-hydroxyl-3-methylglutaroyl）-β-D-glucopyranoside］、甜橙素(sinensetin)、橘皮素(tangeretin)、川陈皮素（nobiletin）、5,6- 二羟基 -7,4'- 二甲氧基黄酮（5,6-dihydroxy-7,4'-dimethoxyflavone）、5- 羟基 -6,7,8,4'- 四甲氧基黄酮（5-hydroxy-6,7,8,4'-tetramethoxyflavone）、3- 羟 基 -5,6,7,8,3',4'- 六 甲 氧 基 黄 酮（3-hydroxy-5,6,7,8,3',4'-hexamethoxyflavone）、去甲川陈皮素（nornobiletin）、芦丁（rutin）、野漆树苷（rhoifolin）、忍冬苷（lonicerin）等。

（2）二氢黄酮、二氢黄酮醇类

枳壳中的二氢黄酮与二氢黄酮醇类化合物主要有柚皮苷及其苷元柚皮素（naringin&naringenin）、异柚皮苷（isonaringin）、橙皮苷及其苷元橙皮素（hesperidin&hesperitin）、新橙皮苷（neohesperidin）、柚皮芸香苷（naringenin-7-O-rutinoside）、枸橼苷(poncirin)、异樱花素 -7-O- 芸香糖苷(isosakuranetin-7-O-rutinoside)、新圣草苷（neoeriocitrin）、新枸橘苷（neoponcirin）、橙皮素 -7-O-β-D- 葡 萄 糖 苷（hesperetin-7-O-β-D-glucopyranoside）、(2R) 和（2S）-6″-O- 乙酸基洋李苷 [-6″-O-acetylprunin]、圣草次苷（eriocitrin）、香风草苷（didymin）等。

丁邑强等从枳壳中分离得到一个新二氢黄酮类化合物（2R）-6″-O- 乙酸基洋李苷 [（2R）-6″-O-acetylprunin]，并首次从酸橙植物中分离得到柚皮

素 –7–O– 葡萄糖苷（naringenin–7–O–glucoside）。

2. 挥发油类成分

枳壳中挥发油成分主要有柠檬烯（limonene）、芳樟醇（linalool）、α– 松油醇（α–terpineol）、α– 蒎烯（α–pinene）、β– 月桂烯（β–myrcenen）、β– 石竹烯（β–caryophyllene）、γ– 松油烯（γ–terpinene）、3,7– 二甲基 –1,6– 辛二烯 –3– 醇（1,6–octadien–3–ol–3,7–dimethyl）、2– 十一烷酮（2–undecanone）等。柠檬烯作为枳壳主要的挥发油，是其发挥理气效果的重要活性成分。

郑莹等采用 GS–MS 法从枳壳中鉴定出 15 个挥发油成分，其中柠檬烯相对含量最高，为 64.524%。于欢等从江枳壳炮制品中共鉴定出 181 个化合物，研究结果显示，炮制辅料能够影响枳壳部分挥发油成分含量。张金莲等从枳壳 24 目及 50 目粉末中分别鉴定出 45 个、39 个挥发油成分，占其挥发油总量的 99.46% 和 99.53%。

3. 生物碱类成分

枳壳中的生物碱主要有辛弗林（synephrine）、酪胺（tyramine）、N– 甲基酪胺（N–methytyramine）、大麦芽碱（hordenine）、那可汀（narcotine）、喹诺林（qinoline）等，其中辛弗林和 N– 甲基酪胺为其主要活性生物碱成分。Karsten P 等研究表明，酸橙中生物碱成分主要为 synephrine、tyramine、N–methytyramine、octopamine、hordenine。

4. 苯丙素类成分

枳壳中苯丙素类化合物主要为马尔敏（marmin）、葡萄内酯（aurepten）、伞形花内酯（umbelliferone）、异前胡素（isoimperatorin）、环氧橙皮油素（epoxyaurapten）、马明丙酮化合物（marminacetonide）、泼朗弗林（pranferin）、橘皮内酯（meranzin）、异米拉素（isomerancin）、5– 甲氧基线呋喃香豆素（bergapten）、花椒毒酚（xanthotoxol）等。

邓可众等从枳壳中分离得到 6 个苯丙素类化合物，分别为佛手酚（bergaptol）、伞形花内酯（umbelliferone）、阿魏酸（ferulicacid）、马尔敏（marmin）、水合橙皮内酯（meranzinhydrate）、6',7'– 二羟基香柠檬素（6',7'–dihydroxybergamo–ttin）。

5. 微量元素

枳壳中含有 Cr、Mg、Zn、B、Tl、Cd、Fe、Al、Li、Sr、Na、P、Sn、Ba、

Mo、Be、Ni、Ti、Pt 等微量元素。吴万征采用等离子体发射光谱和原子荧光法测定了不同产地枳壳中微量元素的含量，结果显示，Fe 和 Al 是枳壳中含量最高的两种元素。冯梅等采用火焰原子吸收光谱法测定枳壳中 Fe、Zn、Cu、Mn 4 种微量元素的含量，结果显示，枳壳中 Fe 的含量最高，远大于其他 3 种元素。罗先本分析比较了四川和江西产地的枳壳中微量元素的种类，发现同种枳壳虽然产地不同，但主要微量元素含量及分布基本相同。

（二）药理作用

1. 胃肠道调节作用

现代药理研究表明枳壳对胃肠平滑肌呈双向调节，一方面能够兴奋胃肠，增强肠胃蠕动；另一方面能够降低胃肠平滑肌张力，具有解痉作用。枳壳促进胃动力和加速肠蠕动作用的主要活性成分为挥发油和黄酮类，促进胃动力作用挥发油大于黄酮类。

王刚等采用离体肠平滑肌实验方法，观察枳壳提取物对大鼠十二指肠、空肠、回肠及结肠不同肠段平滑肌收缩功能的影响，结果表明枳壳提取物对大鼠离体肠平滑肌的舒张作用强弱表现为回肠 > 空肠 > 结肠 > 十二指肠。郑莹等采用半固体糊碳末推进法，以胃残留率和小肠推进率为指标，考察枳壳挥发油促胃肠动力作用，研究结果表明枳壳促胃肠动力作用的主要成分为挥发油，其促胃肠动力作用效果与柠檬烯的含量呈一定正相关。易徐航等研究表明枳壳水煎液能够促进正常小鼠小肠推进；新橙皮苷、柚皮苷单独给药对正常小鼠小肠推进无明显促进作用，两者配伍给药能够显著促进正常小鼠小肠推进。

官福兰等研究枳壳对兔体外小肠运动影响发现，枳壳能够抑制家兔十二指肠的收缩力，降低其活动能力，且抑制作用与浓度呈现出一定的量效关系；研究家兔不同试验模型发现，枳壳可能通过胆碱能受体、5- 羟色胺介导，以及对平滑肌的直接作用发挥抑制效应。在枳壳水煎液和辛弗林对小肠排空、小肠推进功能的影响试验中，采用酚红排泌法，得出两者均有促进胃肠动力的作用，进一步的试验推测胆碱能系统与其作用机理有一定的相关性。

2. 降血脂作用

动脉硬化、心脑血管疾病的发生与血脂升高有着密切的联系。衡量血脂的主要指标有血清总胆固醇（TC）、甘油三酯（TG）、高密度脂蛋白（HDL）、肝脏胆固醇和肝脏甘油三酯等。杨佩磊等研究胡柚皮中的黄酮对高脂血症大鼠的降血脂作用，结果表明胡柚皮黄酮对高脂血症大鼠的体重有明显降低趋势，对血清中 TC、TG、LDL-C、HDL-C 与动脉硬化指数均有明显的降低作用，对血清中的 LDL-C/TC 有明显升高作用。衢枳壳（胡柚片）中的黄酮类物质具有降血脂作用，后来研究衢枳壳（胡柚片）中的柠檬苦素类物质也具有一定的降血脂作用。林敏等研究发现，胡柚中的黄酮类物质和柠檬苦素类物质具有降血脂作用，黄酮类物质对于胰脂肪酶的活性抑制率为 50.88%。

枳壳提取物辛弗林可提高交感神经末端去甲肾上腺素释放激活磷酸化酶，同时枳壳黄酮可提高交感神经末端去甲肾上腺素释放激活磷酸化酶，两者均可加快体内脂肪代谢。李顺文等研究发现，枳壳总黄酮能够促进胆固醇在肠道的排泄表现出降低血脂的作用。周燕文等建立实验性 2 型糖尿病（T2DM）大鼠模型，研究结果显示柚皮苷能显著降低大鼠总胆固醇及三酰甘油等水平。毛炜等观察小陷胸汤加枳壳水提液对 ApoE 基因敲除小鼠病理学改变的影响，结果表明小陷胸汤加枳壳水提液能够增强动脉粥样硬化（As）斑块稳定性，发挥降低血脂的作用。相关研究表明，柚皮苷能够调节糖脂代谢，具有一定的心肌保护作用。

3. 调节免疫作用

免疫功能的增强表现为免疫防御、免疫稳定和免疫监视 3 个方面的增强。李荣等研究了橙皮苷对免疫功能低下小鼠免疫调节的作用，结果表明其可增强免疫力低下小鼠的脏器指数、碳廓清指数 K 及吞噬指数 α，恢复小鼠的迟发型超敏反应指数和提高 CD4+、CD8+ 细胞数目，对非特异性免疫和特异性细胞免疫均有良好的促进作用，对特异性体液免疫反应无影响。赵雪梅等对胡柚皮进行免疫生物活性试验，结果发现胡柚皮中的提取物对于 T 淋巴细胞增殖反应的抑制作用优于对 B 淋巴细胞增殖反应的抑制作用，广谱性更强，对免疫增殖病有一定的治疗效果，但这还需要进一步的试验筛选和验证。

邢娜等从枳壳粗多糖中分离出精致多糖（CALB-1），采用体外脾细胞增殖试验和体内小鼠单核细胞吞噬试验，测定 CALB-1 的免疫调节活性，结果发现，CALB-1 能促进小鼠脾细胞的增殖，提高免疫低下小鼠的廓清指数值和吞噬指数，表明 CALB-1 拥有良好的免疫调节作用。

4. 抗肿瘤作用

枳壳所含川陈皮素具有抗肿瘤作用，对肺癌、腹膜肿瘤、胃癌、结肠癌、纤维瘤有较强的抗肿瘤活性。体外研究表明，川陈皮素具有抗肿瘤细胞转移作用，并且可抑制基质金属蛋白酶表达，破坏微管蛋白动态平衡体系，抑制微管蛋白聚合。体内研究显示，川陈皮素具有抑制人胃癌细胞在严重免疫缺陷小鼠腹膜内扩散的抗侵袭能力，对小鼠肝癌移植性肿瘤 H22 有一定抑制作用。罗刚等以环磷酰胺为阳性对照，川陈皮素高（300mg/kg）、中（200mg/kg）、低（100mg/kg）浓度组小鼠 Lewis 肺癌抑瘤率分别为 43.7%、27.59% 和 20.14%，川陈皮素能使 Lewis 肺癌细胞发生凋亡，且呈一定量 – 效关系。徐耀庭等研究发现，枳壳中的 D- 柠檬烯对人膀胱癌 EJ 细胞具有显著的抑制作用，它能使 EJ 细胞停滞于 S 期，并能诱导细胞凋亡。有报道称，柚皮苷能引起癌细胞凋亡和防止正常细胞癌变。

5. 其他作用

罗艳春等以盐酸林可霉素致肠道微生态失调大鼠为模型，与自然恢复组比较，枳壳治疗组肠道双歧杆菌和乳酸杆菌的量增加，肠杆菌群均降低，小鼠肠道微生态失调得以调整。另外，孙艳等研究发现，枳壳中的挥发油有较强的体外抗蠕形螨活性，且还具有一定的抗菌杀菌能力。此外，枳壳中的柚皮苷具有抗真菌、抑制高糖诱导的血管炎症、促进骨损伤部位骨质生长、改善心肌超微结构病变、保护心脏与促进小肠运动等作用。王梅兰等研究发现，柠檬烯有镇痛和促进神经中枢维持觉醒作用。

九、茯苓

（一）化学成分

茯苓中富含多种化学成分，主要有三萜类、多糖类、甾醇类、挥发油类、蛋白质、氨基酸及微量元素等，其中三萜类和多糖类化合物为茯苓的主要活性成分。

1. 三萜类成分

从茯苓中已分离得到 57 种三萜类化合物，茯苓中三萜类物质骨架有六种类型：羊毛甾烷型、齿孔甾烷型、7,8- 脱氢羊毛甾烷型、羊毛甾 –7,9（11）–

二烯型、开环羊毛甾烷型、开环齿孔甾烷型。其中有活性的三萜类化合物有 18 个，根据结构分为七种类型：羊毛甾 -8- 烯型三萜、羊毛甾 -7,9（11）- 二烯型三萜、3,4- 开环 - 羊毛甾 -8,11- 烯型三萜、3,4- 开环 - 羊毛甾 -8- 烯型三萜、三环二萜类、齐墩果烷型三萜、羊毛甾 -8- 烯型三萜。

2. 多糖类成分

茯苓中多糖成分占其菌核干质量的 70%~90%，并具有抗肿瘤、抗炎、免疫调节等重要作用，因而受到国内外研究者的重视。根据其结构可以分为 2 大类：一类是以 β-（1→3）葡聚糖支链构成，并携带有少量的 β-（1→6）葡聚糖支链；另一类是以鼠李糖、木糖、甘露糖、半乳糖等构成。近年来已从茯苓中分离出多种多糖化合物，如 PCM3、PC3、PC4、PCS3- Ⅱ、ab-PCM3- Ⅱ、ab-PCM4- Ⅰ、ab-PCM4- Ⅱ、PCS4- Ⅰ、PCS4- Ⅱ、PCSG、PCM1、PCM2、PC1、PC2、PC2-A、ab-PCM0、ab-PCM1- Ⅰ、ab-PCM2- Ⅰ、ab-PCM2- Ⅱ、ab-PCM3- Ⅰ、PCS1、PCS2、PCS3- Ⅰ、Pi-PCM0、Pi-PCM1、Pi-PCM2、PCP-Ⅰ、PCP-Ⅱ、PCWPS、PCWPW 等。

3. 甾醇类成分

有研究从茯苓菌核中分离得到 7 个甾醇类化合物，它们分别为 ergosterol、（22E）-ergosta-5,7,9,22-tetraen-3β-ol、ergosta-5,7-dien-3β-ol、（22E）-ergosta-8,22-dien-3β-ol、（22E）-ergosta-6,8,22-trien-3β-ol、（22E）-ergosta-7,22-dien-3β-ol、ergost-7-en-3β-ol。Li 等从茯苓菌核分离得到 ergosterolperoxide。胡斌等从茯苓块中分离得到胡萝卜苷。王帅等从茯苓菌核中分离得到啤酒甾醇。杨丹等从茯苓皮中分离得到 biemnasterol 和 β- 谷甾醇。杨鹏飞等从茯苓菌核中分离得到 3β,5α-dihydroxy-ergosta-7,22-dien-6-one、3β,5α,9α-trihydroxy-ergosta-7,22-diene-6-one、crgosta-7,22-diene-3-one、6,9-epoxyergosta-7,22-diene-3-ol、ergosta-4,22-diene-3-one、ergosta-5,6-epoxy-7,22-dien-3-ol。Chen 等从茯苓菌核中分离得到 pregn-7-ene-2β,3α,15α,20-tetrol。

4. 蛋白质与氨基酸类成分

茯苓是一种药食同源药材，其含有较丰富的蛋白质和氨基酸成分，因而蛋白质和氨基酸种类的测定对其质量评价具有一定意义。有研究对茯苓发酵液中的蛋白质进行分离，并采用质谱鉴定得到 51 种蛋白质，如过氧化氢酶、甘露醇脱氢酶、蛋白激酶、糖化酶、溶菌酶等。此外，柱前衍生 - 高效液相色谱法可以测定茯苓中氨基酸的含量，其中包括天冬氨酸、谷氨酸、丝氨酸、甘氨酸、组氨酸、精氨酸、苏氨酸、丙氨酸、脯氨酸、酪氨酸、缬氨酸、蛋氨酸、异亮氨酸、亮氨酸、苯丙氨酸、赖氨酸、胱氨酸、色氨酸共 18 种氨基酸。

（二）药理作用

1. 利尿作用

茯苓的利水作用，并不等同于西医学的利尿作用，而是把多余水分从身体各组织中收集起来，运到肾脏，排出体外。健康成人口服煎剂，效果并不太理想，但其对水滞留型体质效果值得肯定，这被称为茯苓的特异利尿作用。现代药理研究认为，茯苓的利尿作用机制与茯苓素具有潜在的拮抗醛固酮受体活性有关，茯苓素对细胞中总 ATP 酶和 Na^+-K^+-ATP 酶有一定的激活作用，能促进机体水盐代谢，改进心肌运动。

李斌等研究茯苓对脾虚水湿内停大鼠健脾利水的药效物质基础及作用机制，发现茯苓水煎液、乙酸乙酯组分和多糖组分能显著提高脾虚后大鼠体重。除醇洗组分外，茯苓其他拆分组分能显著提高大鼠血清白蛋白水平，多糖组分能降低肾髓中水通道蛋白 1 的水平，乙酸乙酯和多糖组分能有效提高血清胃泌素水平，乙酸乙酯组分能有效提高大鼠水负荷后体重下降率，且增加尿量。杨婷等考察茯苓对上焦水饮内停大鼠的利水功效，结果表明茯苓高低剂量（12g/kg、6g/kg）均可明显降低肺通透指数、肺的干湿比及肌酸激酶（CK）含量，并可以显著增加血清中白蛋白的含量，提示茯苓可通过"强心利水"作用降低上焦水饮内停大鼠的肺组织中水液潴留，从而改善大鼠上焦水饮内停症状。李森等研究显示茯苓酸具有利尿作用，其利尿机制主要是与茯苓酸能激活细胞膜上的 Na^+-K^+-ATP 酶有关。

2. 抗炎作用

茯苓能够对抗不同实验模型下的急慢性炎症，其显著的抗炎效果在国外公认度很高。国外学者对茯苓抗炎作用的关注远远高于其他传统功效，甚至是抗肿瘤这种热点作用。他们从茯苓提取液中分离出三萜化合物茯苓酸和去氢土莫酸，可以抑制 12-O- 十四烷酰佛波醇 -13- 乙酸酯（TPA）引起的鼠耳肿胀，显示出良好的抗炎潜力。孙蕾在进行防己茯苓汤抗炎组分筛选及其机制分析过程中发现，方剂中单味药茯苓能抑制激活巨噬细胞中亚硝酸盐含量，同时其乙醇提取物在高剂量对静息巨噬细胞具有一定的细胞毒性，这表明茯苓乙醇提取物体外具有较强抗炎活性，但在其抗炎剂量对巨噬细胞具有杀伤作用，需要配伍臣药黄芪以起到减毒增效作用。

实验显示，防己茯苓汤中茯苓对激活巨噬细胞中的亚硝酸盐含量具有一定抑制作用，其高剂量乙醇提取物对静息巨噬细胞有一定的细胞毒性。茯苓多糖小剂量下能抑制二甲苯所致的小鼠耳肿，同时对棉球所致大鼠皮下肉芽肿的形成有抑制作用，证明茯苓多糖具有抑制急慢性炎症反应的作用。Hattori T 等从茯苓中分离出茯苓聚糖（pachyman）并发现其具有抗肾炎效果。

通过（亚）急性炎症模型实验显示，总三萜类成分是茯苓抗炎作用的有效部位之一。Nukaya H 等从茯苓的甲醇提取液中分离得到 23 个活性三萜类化合物，能有效抑制 TPA 引起的鼠耳肿。Cuéllar MJ 等从茯苓提取液中分离得到的三萜类化合物能够抑制蛇毒液的磷脂酶 A_2 的活性。茯苓酸的主要抗炎机制是：首先通过减弱白细胞与微血管内皮细胞间的黏附，抑制肠黏膜微血管内皮细胞的过量分泌，阻止过多白细胞到达炎症部位和过度炎症反应，发挥抗炎作用。

3. 抗肿瘤作用

茯苓抗肿瘤作用已引起广大科研工作者高度关注，关于茯苓三萜类成分的生理活性研究热点也集中在其抗肿瘤活性方面。Ukiya 等的研究表明茯苓中 3,4- 开环 - 羊毛甾烷三萜烯类茯苓新酸 A 对人体癌细胞均有一定抑制作用，茯苓新酸 G 能显著抑制白血病 HL-60 细胞，推测茯苓新酸 G 能预防和治疗相关疾病。茯苓新酸 A 抑制对苯二甲酸诱导的 EB 病毒早期抗原与其抑制癌细胞之间的活性作用有着紧密联系。Akihisa 等首次报道了茯苓中羊毛甾 -7,9（11）- 二烯型三萜类 3- 酮基 - 羊毛甾 7.9（11）,24（31）- 三烯 -21- 酸和去氢依布里酸能够抑制小牛胸腺 DNA 聚合酶 α 和 β，而 DNA 聚合酶活性抑制剂因其细胞毒性可能成为有用的抗癌化学试剂；同年，Mizushina 等也有类似报道。2006 年，Gapter 等研究表明，茯苓酸可以通过抑制雄性激素敏感的 LNCaP 减少前列腺癌细胞增殖，并通过诱发线粒体功能紊乱促进癌细胞凋亡。Akihisa 等研究表明，茯苓新酸 C、16- 去氧茯苓新酸 B 能抑制由二羟甲基丁酸作为诱发剂、对苯二甲酸作为促进剂诱导产生的皮肤肿瘤生长。2011 年，

Kikuchi 等将从茯苓中分离出来的 6 种三萜以及其甲酯化和羟基化衍生物进行了细胞毒性试验，通过筛选得出 Poricotriol A——茯苓新酸 A 的羟基化衍生物，对 6 种细胞的 IC_{50} 值在 1.2~5.5 具有潜在细胞毒性，而其对正常肺细胞杀伤作用很小，因此对肺癌可能具有一定的治疗作用。2016 年，林嘉对茯苓总三萜诱导人结肠癌 RKO 细胞凋亡进行了研究，结果表明茯苓总三萜能够抑制结肠癌 RKO 细胞的增殖反应（代谢活力），其机制可能与诱导肿瘤细胞凋亡有关，凋亡途径主要是线粒体凋亡通路，因此茯苓总三萜在治疗结肠癌方面有一定前景。

张密霞等研究茯苓多糖对 B16 黑色素瘤小鼠人工肺转移的影响，发现茯苓多糖高剂量可明显降低肺表面转移灶个数，茯苓多糖高、低剂量可减少肺微小转移灶个数，高剂量组外周血白细胞数量明显降低。LING 等研究茯苓酸对人乳腺癌细胞的影响，发现茯苓酸（20μmol/L）可阻断核因子 κB 抑制物激酶（IKK）磷酸化，减少核因子 κB 抑制物 α（IκBα）降解，不影响丝裂原活化蛋白激酶（MAPK）磷酸化水平，抑制核因子 κB（NF-κB）信号通路（对转录激活蛋白 AP-1 没有影响），从而降低基质金属蛋白酶 -9（MMP-9）蛋白表达量，抑制乳腺癌细胞侵袭能力。HONG 等发现茯苓酸（10~40μg/mL）可抑制磷酸肌酸转运蛋白 3（PIT-PNM3）磷酸化，阻止其配体趋化因子 CCL18 与 PIT-PNM3 结合，抑制乳腺癌细胞转移和侵袭。

4. 免疫调节作用

在免疫调节方面，茯苓多糖对特异性和非特异性免疫功能均有促进作用，其不仅能够显著增强巨噬细胞的吞噬功能，而且能够提高血清中的抗体水平，增强小鼠体液免疫和细胞免疫，促进小鼠脾淋巴细胞的增殖反应等，在固有免疫和适应性免疫反应中都具有重要的作用。近年来，越来越多的研究表明肠道黏膜免疫系统很可能是口服多糖发挥免疫调节作用的重要靶点，通过黏膜接触发挥其生物效应，是否是茯苓多糖发挥免疫作用的重要机制，有待进一步探究。同时，茯苓多糖因其较强的免疫调节能力以及生物可降解和低毒性等优点，成为新型佐剂研究的一大热点。研究表明茯苓多糖能显著提高流感疫苗抗原免疫小鼠的体液免疫能力，联用茯苓多糖可以显著提高疫苗免疫小鼠的抗原特异性抗体滴度，产生强大和持久的免疫反应，其佐剂效果优于明矾佐剂和铝佐剂。

　　王青等研究发现小鼠口服茯苓多糖后，可以恢复环磷酰胺诱导的小鼠T、B淋巴细胞亚群比例的失衡，明显优化派氏结、肠系膜淋巴结中CD3+、CD19+细胞的比例，但对脾脏内免疫因子的作用不显著，因此茯苓多糖主要对肠道黏膜免疫系统起作用。李海霞等研究茯苓多糖（PCP）中PCP-Ⅰ和PCP-Ⅱ作为疫苗佐剂的免疫原性，发现PCP-Ⅰ和PCP-Ⅱ本身免疫原性弱，作为疫苗佐剂能产生高滴度抗原特异性抗体，安全性良好。刘坤等研究茯苓多糖PCP-Ⅰ作为疫苗佐剂增强抗原特异性体液免疫反应的机制，发现PCP-Ⅰ可通过促进树突状细胞（DC）成熟和增强生发中心反应来增强抗原特异性体液免疫反应。王慧莲等研究茯苓多糖对系统性红斑狼疮（SLE）患者外周血辅助性T细胞17（Th17）/调节性T细胞平衡的免疫调节作用，发现茯苓多糖可以通过升高T细胞并降低Th17细胞的比例，对SLE起到一定的治疗作用。

　　彭小彬等发现茯苓多糖对环磷酰胺免疫抑制小鼠血清中IgG和IgM水平以及溶血素、IL-4、脾脏IL-4 mRNA水平均有提升作用，最小有效剂量为50mg/kg，茯苓多糖的最小有效浓度为25μg/mL。罗辉等研究表明茯苓酸性多糖能使红细胞吞噬指数和吞噬率显著升高，能促进淋巴T细胞分泌，使氢化可的松导致的免疫功能低下小鼠血清中IL-2、TNF-α和TNF-γ等免疫因子水平显著升高，高剂量茯苓酸性多糖能使胸腺指数和脾脏指数显著升高，说明茯苓酸性多糖具有调节免疫功能。邓媛媛等通过给小鼠注射氢化可的松造成小鼠免疫功能低下，在吞噬细胞吞噬鸡红细胞实验中，茯苓乙醇提取物、水溶性部位、碱溶性部位均能促进红细胞的吞噬作用，显著提高小鼠体内免疫因子的含量，认为免疫调节的活性成分主要为三萜类、多糖类或有机酸。

　　5.保肝作用

　　对茯苓保肝作用研究较少。蒋征奎等发现肝硬化动物模型经茯苓醇治疗3周，肝硬化明显减轻，结果表明茯苓能使谷丙转氨酶活性明显降低，防止肝细胞坏死，对四氯化碳所致大鼠肝损伤有明显的保护作用。新型羧甲基茯苓多糖可使小鼠实验肝损伤模型代谢障碍明显减轻，血清ALT活性降低。段会平等研究发现羧甲基茯苓多糖在细胞株培养中对HBsAg和HBeAg分泌有较好的抑制作用，其治疗指数（TI）值为3.06和2.42，高于阿昔洛韦。陈春霞用羧甲基茯苓多糖100、200mg/（kg·d）给小鼠腹腔注射5天后，皮下注射四氯化碳花生油溶液，测得血清谷丙转氨酶27.32%与41.03%，说明羧甲基茯苓多糖对肝损害具有保护作用；按100mg/（kg·d）剂量给大鼠肝部分切除手术前连续腹腔给药4天，手术后再连续腹腔给药3天，大鼠的肝再生度与再生肝重/体重分别增加73.29%和18.95%，说明羧甲基茯苓多糖具有促进肝细胞再生的作用。

实验还显示，连续8天对大鼠皮下注射茯苓注射液能够对抗四氯化碳致转氨酶升高。茯苓醇能降低转氨酶活性，防止肝细胞坏死，保护四氯化碳致肝硬化模型大鼠肝损伤。新型羧甲基茯苓多糖可明显减轻肝损伤小鼠的代谢障碍，降低血清转氨酶活性，连续给药可明显加快肝再生速度，增加肝质量，防止肝细胞坏死。

十、川芎

（一）化学成分

目前从川芎中分离得到的化学成分包含苯酞及其二聚体、生物碱、有机酸、多糖、脑苷脂和神经酰胺等类成分，其中苯酞类化合物是其主要化学成分。

1. 苯酞类成分

苯酞类化合物是伞形科药用植物的特征性成分之一，主要存在于藁本属、当归属、欧当归属、蛇床属、山芎属等植物中。苯酞类化合物也是川芎中的一种主要活性化合物，其主要包括两类，一类是含有一个苯酞母核结构的苯酞单量体化合物；另一类是含有两个苯酞母核结构的苯酞二聚体化合物。从20世纪80年代到目前为止，有研究从川芎药材中分离鉴定70余个苯酞类化合物，其中包括苯酞类单体化合物和苯酞类二聚体化合物。

苯酞单体类化合物分别为Z-藁本内酯（Z-ligustilide）、E-藁本内酯（E-ligustilide）、洋川芎内酯A~N及Q~S（senkyunolides A~N, Q~S）、正丁基苯酞（butylphthalide）、Z-丁烯基苯酞（Z-butylidenephthalide）、3-丁烯基-7-羟基苯酞（3-butylidene-7-hydroxyphthalide）、4-羟基-3-丁基苯酞（4-hydroxy-3-butylphthalide）、4,7-二羟基-3丁基苯酞（4,7-dihydroxy-3-butylphthalide）、川芎内酯（cnidilide）、新蛇床内酯（neocnidilide）、Z-6,7-

环氧藁本内酯（Z-6,7-epoxyligustilide）、3-羧乙基-苯酞（3-carboxyrthyl-phthalide）、chuanxiongnolide R_1、chuanxiongnolide R_2、3-hydroxy-4,5,6,7-tetrahydro-6,7-dihydroxy-3-butylphthalide、6-羟基洋川芎内酯B（6-hydroxy-senkyunolide B）、川芎苷A(chuanxiongoside A)、川芎苷B(chuanxiongoside B)、celephthalide A、藁本内酯苷A(ligusticoside A)、藁本内酯苷B(ligusticoside B)、（+）-chuanxiongin A、（-）-chuanxiongin A、chuanxiongins B~F。

苯酞类二聚体化合物分别为洋川芎内酯O（senkyunolide O）、洋川芎内酯P（senkyunolide P）、欧当归内酯A（levistolide A）、tokinolide B、ansaspirolide、3,8-二氢双藁本内酯（3,8-dihydrodiligustilide）、riligustilide、Z,Z'-6,8',7,3-双藁本内酯（Z,Z'-6,8',7,3'-diligustilide）、新当归内酯（angelicide）、Z,Z'-3,3',8,8'-双藁本内酯（Z,Z'-3,3',8,8'-diligustilide）、Z-藁本内酯二聚体（Z-ligustilidedimer E-232）、chuanxiongnolide A、chuanxiongnolide B、川芎萘呋内酯（wallichilide）、chuanxiongdiolide A、chuanxiongdiolide B、chuanxiongdiolide R_1、chuanxiongdiolide R_2、chuanxiongnolides L_1-L_5、3,6,8,3a-二聚藁本内酯（3,6,8,3a-diligustilide）、Z,Z-6,6',7,3'a-二聚藁本内酯（Z,Z'-6,6',7,3'a-diligustilide）、Z'-3,8-二氢-6,6',7,3'a-二聚藁本内酯（Z'-3,8-dihydro-6,6',7,3'a-diligustilide）、（3'Z）-（3S,8S,3a'S,6'R）-4,5-dehydro-3.3a',8.6'-diligustilide、（3'Z）-（3S,8R,3a'S,6'R）-4,5-dehydro-3.3a',8.6'-diligustilide、chuanxiongdiolide R_3。

2. 生物碱类成分

从川芎中分离得到11个生物碱类化合物，其中川芎嗪（tetramethylpyrazine）为川芎中特征性生物碱，这些生物碱分别为川芎嗪（tetramethylpyrazine）、L-异丁基-L缬氨酸酐（L-isobutyl-L-valineanhydride）、L-缬氨酸-L缬氨酸酐（L-valine-L-valineanhydride）、尿嘧啶（uracil）、腺嘌呤（adenine）、三甲胺（trimethylamine）、胆碱（choline）、1-乙酰基-β-卡啉（1-acetyl-β-carboline）、1-β-丙烯酸乙酯基-7-醛基-β-卡啉(1-β-ethylacrylate-7-aldehydo-β-carboline)、黑麦草碱（pelolyrine）、腺苷（adenosine）。

3. 神经酰胺和脑苷脂类成分

2009年，Yang等从川芎中分离得到3个神经酰胺类化合物和2个脑苷脂类化合物，其中有新的神经酰胺类化合物，这些化合物分别为（2R）-2-hydroxy-N-[（2S,3S,4R,8E）-1,3,4-trihydroxypentadec-8-en-2-yl] heptacosanamide、（2R）–2–hydroxy–N–{（3S,4S,5S）–4–hydroxy–5–[（4E）–undec–4–en–1–yl]tetrahydrofuran–3–yl} heptacosanamide、（2R）–2–hydroxy–N–[（2S,3S,4R,8E）–1,3,4–trihydroxyicos–8–en–2–yl]tetracosanamide、（2R）–N–[（2S,3R,4E,8E）–1–β–D–glucopyranosyloxy）–3–hydroxydodeca–4,8–dien–2–yl]– 2–hydroxydocosanamide、（2R）–N–[（2S, 3S,4R,8E）–1–（β–D–glucopyranosyloxy–3,4–dihydroxyoctadec–8–en–2–yl]–2–hydroxyhexadecanamide。

4. 多糖类成分

川芎中多糖类化合物约占 5.71%，其主要包括 LCXP1~3、LCP1~4 以及 LCA~LCC 等多种多糖组分，具体包括葡萄糖、半乳糖、阿拉伯糖、半乳糖醛酸、甘露糖以及鼠李糖等。

5. 其他成分

川芎中除上述有效化学成分外，亦含有东莨菪内酯、大豆苷元、紫云英苷、过氧化麦角甾醇、淫羊藿次苷、菜油甾 –4– 烯 –3– 酮、孕甾烯醇酮、二十四烷酸，以及新的化合物如（–）–alloaromadendrane–4β,10α,13,15–tetrol、新的川芎三萜化合物 xiongterpene、4–pentylcyclohex–3–ene–1α,2β–diol 等。

（二）药理作用

1. 抗炎、镇痛作用

马宁宁等实验研究确定了川芎发挥抗炎功效的有效成分为其所含有的洋川芎内酯 A 和 Z– 藁本内酯、新蛇床内酯，而这些有效成分可通过 COX–2、EKR2、PKC、JAK1、JAK2、JAK3、IKKβ、TNF–α 有效抑制炎性信号的转录，进而干预其下游因子的表达，并有效发挥抗炎的功效。孙存霞等亦指出川芎中所含有的藁本内酯、洋川芎内酯 A 和洋川芎内酯 C 具有较好的抗炎功效，尤以藁本内酯为著，而洋川芎内酯 I、H、N 亦具有一定的抗炎活性，同时指出洋川芎内酯 A、C 的含量较其他化合物的含量低，但仍有较好的抗炎活性，故可作为药材的指标性成分。夏青松等则指出川芎具有行气活血之功效，其与当归配伍可有效应用于多种证型的痛经治疗之中，且经实验表明当以 3：2 的比例配伍当归与川芎时，其养血补血的功效最佳；而当以 1：1 的比例配伍当归与川芎时，其活血化瘀的功效最佳，并均可有效对抗小鼠二甲苯所致耳郭肿胀，均可提高热板所致小鼠疼痛的阈值。因而，其具有较好的抗炎、镇痛之功效，且此配伍对妇科疾病的治疗效果亦显著。甘草中的阿魏酸具有较强的抗氧化作用，可清除超氧自由基、羟自由基和过氧化硝基，且能促进产生清除自由基的酶并抑制生成自由基的酶，对各种促炎因子所引起的毛细血管通透性的急性升高、慢性炎症和组织水肿具有显著的抑制作用。

2. 抗缺血作用

川芎嗪具有保护缺血损伤心肌的功效。心肌缺血、缺氧可导致高能磷化合物代谢障碍，进一步减少 ATP 含量，继而导致线粒体 Ca^{2+}-ATP 酶活性降低，使心肌线粒体中 Ca^{2+} 含量升高。而川芎嗪能起到稳定线粒体中 Ca^{2+} 含量的作用，且可提高线粒体 Ca^{2+}-ATP 酶活性，达到保护线粒体结构及功能的目的。文献报道，心肌组织一旦缺血后能够产生大量自由基及脂肪酸，继而通过多种途径破坏心肌细胞膜与亚细胞器膜结构，造成再灌注损伤，采用川芎进行治疗，则能明显提高心肌细胞的清除能力，尤其是清除氧自由基的能力，还能进一步增强线粒体抗氧化能力，从而对心肌中琥珀酸脱氢酶及细胞色素氧化酶活性的降低发挥明显的拮抗作用，有利于减少线粒体功能的损伤程度，且可对心脏功能发挥预保护作用。

研究结果表明，缺血性脑血管疾病能导致神经元逐渐凋亡，只有通过调节血液状态，保护血管内皮细胞及神经细胞，才能达到改善神经功能的目的。川芎嗪具有改善微循环的功效，且可增加脑皮质血流量，促进神经功能恢复，其能通过调节凋亡基因及促凋亡基因的表达，保护缺血缺氧性损伤的脑组织。此外，川芎苯酞与川芎素也能改善局部缺血性脑损伤，后者主要通过增强大脑皮质细胞外信号调节激酶，以达到减少脑梗死面积的作用，有利于改善神经功能缺损程度。脑组织持续性缺血/再灌注能对下丘脑造成一定影响，主要是减少合成的去甲肾上腺素含量，增加多巴胺及脑组织神经肽 Y 含量，继而促使心脏动脉发生痉挛及收缩，可进一步加重缺氧程度，造成脑组织损伤。川芎嗪与其他中药配伍应用，能增加下丘脑去甲肾上腺素含量，降低大量分泌的多巴胺及脑组织神经肽 Y 含量，从而改善冠状血管痉挛、收缩现象。巩婷等研究结果表明，川芎与当归配伍能明显抑制脑缺血再灌注损伤过程所产生的炎症反应，进一步改善神经缺损症状，还能在一定程度上缩小缺血再灌注损伤所引起的脑梗死面积，达到减轻脑细胞损伤程度的目的。经过 6 组试验对比发现，高、中剂量的川芎与当归均具有较高的临床疗效，对促进康复具有积极作用，主要是通过降低 COX-2 mRNA、细胞间黏附分子 1mRNA 的表达及抑制炎症反应，发挥保护神经细胞的作用。

肾脏缺血之后，会导致急性肾衰竭产生，川芎中的阿魏酸钠具有一定的保护作用，保护肾脏功能，对肾小管上皮细胞凋亡有一定的抑制作用。凋亡信号处于肾组织细胞内，凋亡信号转导时，阿魏酸钠可以起到调控的作用，从而产生抑制作用。

3. 对心肌细胞和神经细胞的保护作用

川芎的化学成分川芎嗪、香兰素、大黄酚及阿魏酸等可直接作用于心肌细胞膜受体，其中，川芎嗪可作用于 α 受体，香兰素可作用于 β1 受体。研究结果表明，脂多糖能够对早期反应基因表达环氧酶 2（COX-2）起到明显促进作用，且产生一系列炎性介质，而川芎嗪能抑制蛋白表达于 COX-2 mRNA，且不会影响 COX-2 的活性，由此说明，川芎嗪主要通过阻断脂多糖信号传导，拮抗脂多糖所引起的心肌细胞凋亡现象。

由于川芎嗪能快速通过血脑屏障，所以其在对抗中枢神经缺血损伤、改善学习记忆、抑制癫痫发作方面有一定的效果。川芎嗪对以糖尿病为代表的代谢性疾病并发中枢神经系统、周围神经系统和眼底视神经病变均具有一定保护作用，对中枢神经细胞保护机制为：对神经细胞和血管内皮细胞起到抗凋亡作用；抑制神经细胞炎症反应；抗氧化作用；钙离子通道阻滞作用；促进中枢神经营养因子表达；保护中枢神经细胞尼氏体及促进中枢血管内皮生长等。

另外通过用川芎挥发油软胶囊预防性给药，可明显改善大脑中动脉闭塞（MCAO）致急性脑缺血损伤大鼠的神经学评分。低剂量川芎挥发油可延长体外培养大鼠原代神经元细胞存活时间，同时可降低 MCAO 大鼠脑梗塞比例，升高谷胱甘肽过氧化物酶（GSH-Px）、一氧化氮合酶（NOS）、超氧化物歧化酶（SOD）的活性，降低丙二醛（MDA）的含量。

川芎挥发油对 MCAO 大鼠的神经保护作用与抗氧化、抗炎作用有关。Guo J 基于藁本内酯含量考察了川芎挥发油在正常大鼠脑部的含量变化，发现经口给药方式可使川芎挥发油快速分布于大鼠脑部，这从物质基础的角度说明了川芎挥发油对神经细胞的作用能力。作为川芎挥发油中的主要成分，藁本内酯可通 GABAα 受体对抗低钾对神经细胞的损伤，也可干预细胞自噬，调节

RhoGT-Pases、MAPK、NF-κB 与 TLR4/Prx6 等信号通路发挥抗凋亡作用。丁基苯肽则可通过调节 Akt、STAT3 信号通路及 Keap1-Nrf-2/ARE 途径、线粒体凋亡途径和 MAPK 通路、NF-κB 信号通路等多个通道，从而发挥抗神经细胞凋亡、抗脑缺氧、增强认知能力等作用。目前，丁基苯肽已成功开发为治疗脑血栓的国家级一类新药，目前临床用于治疗神经脱髓鞘、急性缺血性中风有良好疗效。

4. 血管保护作用

川芎嗪可对血管收缩起到明显抑制作用，阻止 Cl^- 外流，达到降低细胞兴奋性的目的，有利于舒张血管平滑肌，尤其对于血管内皮细胞受损，其能对释放的乳酸脱氢酶起到一定的抑制作用；此外，可抑制丙二醛生成，降低细胞膜流动性，发挥稳定细胞膜功效的作用；有利于预防微血栓的形成，减轻血管内皮细胞的损伤程度；还能通过其他途径防治动脉粥样硬化病变，对脂质过氧化反应起到一定的对抗作用，有利于延缓早期动脉粥样硬化病变的进展。

氧自由基释放会对细胞膜产生一定的损害，并带来肺损伤，对此，川芎嗪有着比较好的抑制作用，能够保护细胞膜，降低肺损伤，对于吸烟所致的肺损伤，川芎嗪同样具备一定的缓解作用。肺水肿的内皮素与一氧化氮之间的动态平衡被破坏，通过川芎嗪能够将动态平衡恢复，并将血管的通透性降低，改善缺氧状态，保护肺血管。

5. 抗肿瘤作用

川芎的多种成分如苯酞类化合物、川芎嗪等可有效抑制癌细胞及其因子表达，例如川芎嗪能直接作用于人肝癌细胞 Bel-7402，对细胞增殖起到一定的抑制作用，有利于减少甲胎蛋白的分泌，降低醛缩酶活性，升高鸟氨酸氨基甲酰转移酶活性，还具有诱导 Bel-7402 细胞分化的作用，起到抗肿瘤的作用。宋向岗通过实验表明川芎中的有效成分川芎嗪对肺癌、卵巢癌以及胰腺癌具有一定的抑制作用，并可对上述癌症患者起到一定的延缓病情进展的作用，说明川芎嗪具有较理想的抗肿瘤作用。陈红丽则指出川芎中所含有的苯酞类化合物具有靶向调控 TR3 抑制肿瘤生长的作用，并进一步筛选川芎中的苯酞类化合物，发现 Tokinolide B 能够靶向调控 TR3 细胞凋亡信号通路，诱导癌细胞凋亡，为靶向 TR3 核受体抗肿瘤提供一个新的先导化合物或候选药物，说明川芎中的苯酞类化合物具有较好的抗肿瘤功效，被认为是抗肿瘤的新方向。郭秀伟亦指出川芎可通过抑制 HIF-1α 和 EMT 相关分子的表达，进而干预肺癌干细胞样细胞荷瘤小鼠肿瘤原发模型和复发模型的作用。且在术后将其与顺铂联合应用对复发瘤组织的抑制作用较单纯应用顺铂效果显著，说明川芎可有效抑制肺癌干细胞样细胞荷瘤小鼠肿瘤的复发，具有较好的抗肿瘤功效。

6. 其他作用

保肝作用：川芎中的川芎嗪能有效保护肝缺血再灌注损伤以及肝纤维化，能有效降低肝脏中的甘油三酯、游离脂肪酸以及丙二醛含量水平，升高超氧化物歧化酶以及肝脂酶的活性，减少急性肝损伤性脂肪肝中脂肪的堆积，达到保护肝脏的效果。

保肾作用：川芎中的川芎嗪能有效抑制肾皮质糖基化终末产物含量，调节凋亡相关蛋白的表达，且能诱导肾小管上皮细胞中 SnoN 蛋白表达，达到抑制肾脏细胞凋亡的效果。

十一、甘草

（一）化学成分

目前，我国相关研究者对甘草的化学成分进行了大量的研究。已分离出化合物 200 余种，其黄酮类和三萜类占总量的多数部分，少量部分包括生物碱、多糖和一些微量元素。

1. 黄酮类成分

在甘草中含有丰富的黄酮类化学成分以及相关的衍生物，且在不同的产地、批次，经过炮制后的甘草中黄酮类化合物的含量也有所不同，都会间接影响到治疗效果。其中具有黄酮类基本母核且生物活性较强的成分包括黄酮醇、异黄酮、查尔酮、双氢黄酮、双氢异黄酮、双氢黄酮醇等。黄酮类包括 4',7- 二羟基黄酮、甘草黄酮 A、芒柄花素、芒柄花苷等。查耳酮有甘草查耳酮 A、异甘草苷、异甘草素等。二氢黄酮类有甘草苷、6"-O- 乙酰基甘草苷、甘草素等。异黄酮类有甘草异黄酮 A、黄甘草苷、异芒柄花苷、黄甘草异黄酮 A、黄甘草异黄酮 B 等。

2. 三萜类成分

三萜类化合物：从甘草属植物中已鉴定到 61 种三萜类化合物，其中苷元 45 个。该类化合物中最主要的是具有甜味的皂苷——甘草甜素。甘草甜素又称为甘草酸，是甘草的主要成分，由甘草次酸及 2 分子葡萄糖醛酸所组成。甘草甜素可能以钾盐或钙盐形式存在于甘草中，含量大体在 5%~11% 之间，而乌拉尔甘草中的甘草皂苷含量高达 6%~14%。除了甘草酸和甘草次酸尚有多种三萜类化合物被分离出来，比如甘草萜醇、甘草内酯、去氧甘草内酯及异甘草内酯等。迄今自甘草中分离得到的甘草三萜皂苷元均为 3β- 羟基齐墩果烷型化合物的衍生物。

3. 多糖类成分

甘草多糖是甘草中除甘草黄酮、三萜类等之外的又一重要生物活性物质。1965 年 H. L. Tookey 和 Quentin Jones 报道从乌拉尔甘草（*Glycyrrhiza uralensis* Fisch.）种子中分离得到一种黏性很强的种子胶，并证明是一种中性多糖。主要由葡萄糖、鼠李糖、阿拉伯糖和半乳糖构成，并以葡聚糖为主链。其主要分子量分布在 3 万左右。甘草多糖至少由三种主要核心结构组成：①以葡萄糖为主链，通过 α-（1,4）键连接的单一葡萄糖结构；②以 1,3-D- 半乳糖组成一个主链，在主链所有半乳糖单元的 6 位带有一个由 α-1,5- 连接的 L- 阿拉伯糖残基组成的侧链；③以 1,3-D- 半乳糖组成一个主链，在主链半乳糖某单元的 6 位带有一个由 1,6- 半乳糖残基组成的侧链分支。

（二）药理作用

1. 抗炎作用

炎症因子的表达是引起机体炎症反应的重要生物活性物质。管燕的研究结果发现甘草黄酮对 LPS 诱导的小鼠肺部急性炎症反应有明显保护作用，其抗炎作用可能与抑制肺组织 TNF-α 和 IL-1β mRNA 和蛋白表达水平，调节氧化或抗氧化反应有关。张佳莹进一步通过实验验证了甘草黄酮可以有效改善鼻腔滴入 LPS 后刺激产生的肺部组织病变和 TNF-α、IL-6、IL-1β 等促炎症因子的表达情况，并通过抑制 NF-κB 通路，有效调节炎症因子的表达。除此之外，还可以有效抑制败血性休克小鼠的 TNF-α、IL-1β 和 IL-6 的表达。研究显示，甘草黄酮能够在细胞水平上减少炎症介质的合成和释放，调节炎症因子的表达，完成正常的生命活动。

抗炎是甘草酸最主要的药理作用之一。抗炎机制一直是甘草酸研究的热点之一。研究表明，甘草酸可通过对多种炎症相关信号通路的调控发挥抗炎症活性。甘草酸可抑制 NF-κB 信号通路的激活，从而降低巨噬细胞 TNF-α 和 IL-1β 等的分泌。甘草酸能抑制 LPS 活化的 TLR4/NF-κB 信号通路，进而下调 LPS 诱导的促炎基因表达，减轻肠上皮细胞的炎症性损伤。甘草酸亦可通过降低 NF-κB p65 和 p38 MAPK 表达水平，实现预防肠炎的作用。通过阻断 IFN-γ 介导的 JAK/STAT1 通路的激活，甘草酸能有效抑制 IFN-γ 诱导 HaCaT 细胞分泌 CXCL10。此外，甘草酸二铵可有效降低肌酸激酶同工酶（CK-MB）、肌钙蛋白及炎性因子水平。

Ohtsuki 等认为甘草次酸的抗炎作用是选择性地抑制与花生四烯酸发生级联反应的代谢酶——磷脂酶 A_2 和脂加氧酶的活性，使前列腺素、白三烯等炎性介质无法产生，抑制前列腺素的合成与释放，从而发挥抗炎作用。Matsui 等选用人胎儿肺成纤维细胞系人胚肺成纤维细胞，以肿瘤坏死因子 α 和白细胞介素 4 刺激构建肺炎体外模型，发现 18α- 甘草酸与 18β- 甘草酸可以抑制嗜酸粒细胞趋化因子 1 的生成。动物注射醋酸模拟炎症引起的腹腔毛细血管通透性增加，在给予不同结构的 11- 脱氧甘草酸衍生物后，可明显降低血管的通透性，使染料渗出减少。研究发现甘草酸对异硫氰酸 -1- 萘酯诱导的急性肝内胆汁淤积型肝炎有显著保护作用。

甘草次酸发挥抗炎作用的机制可能是由于甘草次酸与氢化可的松的结构相似，因而在肝内代谢中产生了竞争性的抑制作用，增加了皮质激素的活性。

2. 抗氧化作用

甘草的抗氧化活性成分分离、提取和鉴定已有较多研究。至目前为止，甘草抗氧化能力得到了众多研究的证实，是一种安全、高效的天然抗氧化剂，可以延长贮藏期。邢燕等用 H_2O_2 处理建立 H9C2 大鼠心肌细胞氧化损伤模型，用 100μmol/L 和 200μmol/L 的甘草次酸分别作用 24 小时和 48 小时，研究结果表明甘草次酸可能通过磷酸肌醇 3 激酶 - 蛋白激酶 B（PI3K-AKT）途径抑制 H_2O_2 致大鼠心肌细胞氧化损伤，且呈时间依赖效应。Kim 等探讨了甘草衍生黄酮类化合物三类成分氢甘肽 C（DGC）、去氢甘肽 D（DGD）和异山梨 A（ISOA）的抗氧化活性。结果显示，从甘草中分离出的 DGC、DGD 和 ISOA 具有显著的抗氧化活性，其中 DGC 具有最显著的抗氧化活性。徐谓用沸水和醇分别提取了甘草的三种物质，甘草酸、酚类和黄酮类，与人工合成的抗氧化剂进行对比研究，结果发现，甘草水提物中甘草酸、总酚和总黄酮含量最高，且两种方法提取的甘草均在 80℃、90℃和 100℃蒸煮时表现出较强的抗氧化作用。

陈晶晶等通过过氧化氢所致 SH-EP1 细胞株氧化应激损伤模型，研究甘草苷对模型细胞的活力值及线粒体凋亡分子、抗氧化分子含量的影响。结果表明，4 天后，与过氧化氢组比较，甘草苷组细胞活力值、X 连锁凋亡抑制蛋白（XIAP）、Bcl-2 蛋白较高，兔抗人单克隆抗体、Caspase-3 水平较低，SOD、核因子相关因子 -2（Nrf2）、抗氧化反应元件（ARE）蛋白、GSH-Px、血红素氧合酶（HO-1）含量也高于过氧化氢组（$P<0.05$），并成剂量依赖性。所以甘草苷可以在一定程度上抑制细胞氧化、凋亡，对细胞具有保护作用。甘草黄酮对自由基的清除能力能够检测其抗氧化效果。蒋歆研究甘草废弃物中总黄酮的体外抗氧化性实验及清除自由基的能力，测定了不同浓度甘草黄酮乙醇溶液对它们的清除能力，结果证明高浓度黄酮醇溶液对自由基具有较大的清除能力，降低了自由基的生成量。通过实验验证了甘草黄酮提取液具有能够抑制减少自由基生成的物质，具有抗氧化的作用，并且浓度越高清除能力越好，而该研究也是对甘草废弃物的再次利用。

3. 免疫调节作用

甘草酸（GA）提取自甘草的根部，是甘草最重要的活性成分，其主要的生物活性之一是免疫调节。它能够通过对免疫细胞、细胞因子等调节，实现对细胞免疫和体液免疫的双重调节作用。研究表明，甘草酸的免疫调节作用具有双向性，一方面，在炎症模型中发挥免疫抑制作用；另一方面，也具有免疫激活作用。

一定浓度范围内的甘草酸可通过调节细胞周期来促进巨噬细胞 RAW 264.7 的增殖，增加绵羊肺炎支原体（MO）感染后的巨噬细胞活性，促进炎症因子 TNF-α 等分泌，从而对 MO 感染有一定的治疗作用。甘草酸能够增强自身免疫性肝炎患者肝脏巨噬细胞的吞噬功能，增加单核巨噬细胞抗原提呈能力，对于该类患者的治疗具有现实意义。另有研究表明，甘草酸通过 NF-κB 和 JNK 信号通路激活鸡巨噬细胞，提高鸡巨噬细胞活化相关分子（如 CD40、CD80、CD83 和 CD197 等）基因的表达水平，并显著增加 NO 的合成

及 H_2O_2 的产生量，从而增强鸡巨噬细胞吞噬和清除胞内沙门菌的能力。复方甘草酸能够有效调节 IL-10、IL-17 的水平，对于临床治疗寻常型银屑病具有很好的效果和较高的临床推广价值。甘草酸还能够通过降低血清 IL-2、IL-5、IL-6、IL-18 和 IFN-γ 的含量，升高 IL-4 的含量，使 T 细胞亚群百分比明显升高，而 CD8+ 百分比明显降低，以此调节 Th1/Th2 平衡，纠正免疫功能失调。Fouladi 等人证实，甘草酸通过抑制 OX40，增加调节性 T 细胞活性，调节 Th1/Th2 平衡，对于临床治疗变应性鼻炎具有积极的意义。

现代药理学研究表明，甘草多糖同样具有免疫调节的作用，而且对机体细胞无毒副作用。甘草多糖的免疫调节作用不仅体现在特异性免疫功能，对非特异性免疫功能也有一定的促进作用。在特异性免疫功能方面，药物对淋巴细胞的增殖数量可检测该物质免疫能力的强弱。热米拉·米吉提等研究胀果甘草多糖 GiP-B1 对小鼠脾淋巴细胞增殖及诱生 IL-2、IL-13、TNF-α 等细胞因子的影响，结果 GiP-B1 在 25~100g/mL 浓度范围内能显著促进小鼠淋巴细胞增殖，并与 Con A、LPS 协同促进 T、B 淋巴细胞增殖，还能诱导脾淋巴细胞分泌 IL-2、TNF-α。该结果说明，甘草多糖通过对小鼠淋巴细胞的增殖提高其免疫能力，对 T、B 淋巴细胞的增殖和转化起到积极作用。

巨噬细胞是固有免疫细胞，没有专一性，属于非特异性免疫。廖成水等探讨甘草多糖对鼠伤寒沙门菌诱发巨噬细胞氧化 - 抗氧化平衡紊乱的调节作用，结果显示甘草多糖呈剂量依赖明显降低细胞氧化水平和增强抗氧化水平。在该研究中，鼠伤寒沙门菌能够扰乱巨噬细胞的环境平衡，同时甘草多糖对巨噬细胞氧化 - 抗氧化平衡紊乱有免疫调节作用，作为免疫调节剂，其用量也是研究的重点。

天然多糖类化合物具有抗肿瘤和免疫增强作用，一部分多糖类化合物已用于临床，并取得良好的效果，但在多糖类化合物的提取、纯化等方面尚不尽如人意，稳定性较差，还需要继续深入研究。

4. 抗肿瘤作用

相关研究表明，甘草提取物对乳腺癌、埃列希腹水肿瘤、欧利希肿瘤、子宫内膜癌等多种实体瘤的生长和细胞的增殖均具有显著的抑制作用。不仅如此，研究还发现，甘草提取物对肺癌转移具有显著的抑制作用。这表明了甘草及其有效成分具有良好的抗肿瘤活性。鉴于甘草的这一药理活性，目前临床上常将甘草与顺铂联合应用，用于肿瘤患者的治疗，甘草的加入不仅能够降低顺铂诱导的氧化应激，从而显著降低化疗的不良反应，并且能够增强顺铂化疗的效果。

Zhang 等在 2017 年发现甘草次酸可诱导骨肉瘤细胞凋亡，随后又合成了壳聚糖 – 甘草次酸耦联物（CS–GA）。体内和体外实验证明 CS–GA 包裹的材料表面对骨肉瘤细胞（MG63）具有强烈的抗增殖和促凋亡作用。此外这种材料能够促进和刺激成骨细胞（MC3T3–E1）黏附和增殖，有效拮抗了骨肉瘤中破骨细胞的蚀骨功能。Park 等构建 4T1 小鼠乳腺癌细胞模型，探讨甘草的乙醇提取物异戊烯基异黄酮和甘草苷抗肿瘤机制。结果表明，治疗后小鼠肿瘤组织中血管内皮生长因子受体 2（VEGF–R2）、血管内皮生长因子受体 3（VEGF–R3）、血管内皮生长因子 C（VEGF–C）、血管内皮生长因子 A（VEGF–A）、淋巴管内皮透明质酸受体（LYVE–1）含量明显降低，异戊烯基异黄酮和甘草苷对细胞迁移、基质金属蛋白酶 –9（MMP–9）分泌和血管细胞黏附分子（VCAM）表达均有抑制作用，说明甘草中的黄酮类化合物与其他植物提取物中的黄酮类化合物一样，具有抑制或促进细胞凋亡、阻断或调节细胞存活信号通路、增加癌细胞毒性等作用，有很好的抗肿瘤效果。

Ayeka 等构建 CT–26 荷瘤 BALB/c 小鼠模型，研究甘草多糖的抗癌活性。结果显示，多糖，特别是低分子多糖，可显著升高 IL–2、IL–6、IL–7 水平和降低肿瘤坏死因子 –α 水平，从而显著抑制肿瘤生长，提高免疫器官指数。

诱导型一氧化氮合酶（iNOS）在抗癌中起着重要作用，也被认为是乳腺癌疾病发展的主要驱动力。Jiang 等通过在雌性裸鼠乳腺脂肪垫上注射 MDA–MB–231 细胞，建立乳腺肿瘤原位移植模型，探讨甘草总黄酮的抗肿瘤作用。研究发现，甘草总黄酮能有效地阻断 LPS/IFN–γ 诱导 NO 生成和 iNOS 表达，无细胞毒性，从而达到抗肿瘤目的。

Song 等用紫外线照射构建小鼠的皮肤癌模型，研究发现甘草查尔酮 A 可抑制太阳紫外线（SUV）诱导的环氧合酶（COX）–2 和太阳紫外线（SUV）诱导的前列腺素 E_2（PGE_2）的表达，提示甘草查尔酮 A 具有较强的抗肿瘤和抗炎作用。

5. 其他作用

（1）抗纤维化作用

田静等分别以 18α- 甘草酸及 γ- 干扰素治疗以二甲基亚硝基胺造膜的大鼠纤维化模型，发现 18α- 甘草酸预治疗和治疗组纤维化程度与 γ- 干扰素相近，且明显小于染毒对照组，肝羟脯氨酸（HYP）、血清透明质酸（HA）较染毒组明显降低。有研究者发现甘草酸能对成纤维细胞I、Ⅲ型前胶原 mRNA 表达有抑制作用，提示甘草酸可能通过抑制其 mRNA 表达而使I、Ⅲ型前胶原的合成减少，起到抗纤维化的作用。

（2）抗动脉粥样硬化

通过抗炎和抗氧化手段可能是治疗动脉粥样硬化有效途径之一，研究表明甘草中的有效成分甘草苷等具有此类功效。朱有胜等探讨甘草苷对大鼠动脉粥样硬化的干预作用及其抗炎和抗氧化活性。研究发现对动脉粥样硬化大鼠连续 8 周灌胃甘草苷给药，能显著降低动脉粥样硬化大鼠主动脉胆固醇含量并调节血脂代谢；进一步研究发现，甘草苷还可降低动脉粥样硬化大鼠血清肿瘤坏死因子 -α（TNF-α）、IL-1 和丙二醛（MDA）水平，同时提高 SOD 活性，因此，甘草苷对大鼠动脉粥样硬化具有治疗作用。

（3）保肝作用

陈冬雪等研究发现甘草多糖各剂量可下调肝损伤小鼠 AST、ALT、NOS、NO、MDA 水平，升高肝脏组织中 SOD 和 GSH-Px 水平，减轻肝细胞肿胀、变性、坏死程度，改善病理损伤。因此甘草多糖对 CCl_4 诱导的小鼠急性肝损伤具有一定的保护作用。曹丽萍等采用叔丁基氢过氧化物（t-BHP）诱导异育银鲫原代培养肝细胞损伤模型，并用甘草多糖进行干预，结果表明甘草多糖能通过提高上清中 GSH-Px 和 SOD 酶活力以及抑制脂质过氧化物 MDA 的生成来减轻 t-BHP 对肝细胞的损伤，减少丙氨酸氨基转移酶（GPT）的释放，使 GPT 活力水平的升高受到明显抑制，显著提高肝细胞的存活率，且具有剂量依赖性，提示甘草多糖对肝细胞的保护作用可能与其抗氧化、清除自由基能力有关。

第二节　荆防败毒散组方药物的配伍研究

一、荆芥 – 防风的配伍研究

（一）对化学成分的影响

挥发油是荆芥和防风的共有成分，但在煎煮过程中荆芥 – 防风药对的挥发油成分会发生变化。李晓如等研究发现，（R）–1– 甲基 –4–（1– 甲基乙烯基）– 环己烯、苯亚甲基丙二醛、十四烷酸是荆芥 – 防风药对及单味药物荆芥、防风三者共有的挥发油成分；1– 辛烯 –3– 醇、D– 薄荷酮、（2R– 反式 ）–5– 甲基 –2–（1– 甲基乙基）– 环己酮、2– 异亚丙基 –5– 甲基环己酮、双环 [7.2.0] 十一碳 –4– 烯是荆芥 – 防风药对挥发油和荆芥挥发油的共有成分；庚醛、2– 戊基呋喃、2,4– 癸二烯醛、镰叶芹醇是荆芥 – 防风药对挥发油和防风挥发油的共有成分；辛酸、5– 甲基 –2–（1– 甲基乙烯基）环己酮则是两者配伍后产生的一些新物质。从挥发油组分数量及含量来看，荆芥 – 防风药对挥发油组分主要来自单味药荆芥，但化学组分种类基本为 2 味单味药的加和。荆芥 – 防风药对与单味药荆芥共有的挥发油组分有 22 种，与单味药防风共有的挥发油组分有 14 种。

（二）对药理活性的影响

李淑蓉等研究表明，荆芥、防风单煎剂及混合水煎剂均具有抗炎、镇痛、解热、抑制肠肌收缩的作用，其中混合水煎剂抑制小鼠耳肿胀作用明显优于单煎剂，且对于醋酸引起的炎症，混合水煎剂表现出更明显的抗炎作用。王长林等研究发现，荆芥配伍防风（1 : 1）水煎剂在抗炎、解热镇痛作用上有明显的协同作用，比荆芥、防风两味药物单独应用更为明显。刘晓帅等采用大鼠同种被动皮肤过敏反应和小鼠异种被动皮肤过敏反应实验证明了荆芥 – 防风药对具有良好的抗过敏作用。

二、羌活 – 独活配伍研究

药对羌活 – 独活的配伍研究主要集中在其药理活性上。有研究报道，羌活、独活的配伍及其单味药对弗氏完全佐剂关节炎大鼠有一定的治疗作用，能够显著减轻关节炎大鼠的足趾肿胀，增强大鼠对机械压力刺激的痛阈值，抑制 IL-1β、IL-6、TNF-α、PGE$_2$ 的异常分泌，且羌活、独活配伍应用的治疗效果更佳。

三、防风 – 羌活配伍研究

防风 – 羌活配伍研究主要聚集在对两者化学成分的影响。采用顶空固相微萃取法（HS-SPME）与气相色谱 – 质谱联用（GC-MS）法检测防风 – 羌活药对的化学成分变化，结果显示羌活挥发性成分 92 个，防风挥发性成分 71 个，药对挥发性成分 150 个，分别占挥发性成分总量的 70.90%、88.52% 和 81.48%。药对中新增 43 种新的成分，单味药中有 34 种成分在药对中未能检测出，44 种共有成分含量减少，10 种共有成分含量增加。

四、防风 – 枳壳配伍研究

防风 – 枳壳配伍研究主要聚集在对两者化学成分的影响。防风、枳壳和药对中鉴定的化合物数量分别为 20、32 和 34 个，含量分别占防风、枳壳和药对挥发油总含量的 88.48%、94.94% 和 85.36%。药对与单味药防风和枳壳的共有组分分别为 17、28 个。药对挥发油组分主要来自单味药枳壳，但化学成分种类基本为 2 个药味的加和，而单味药挥发油组分的含量在药对中发生了变化。

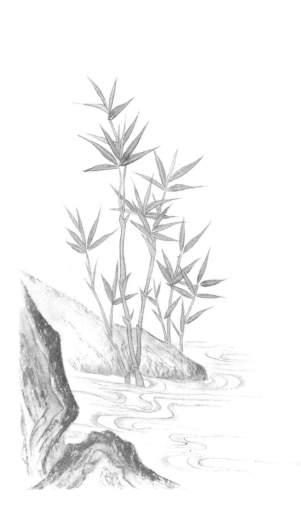

第四篇　现代成方制剂荆防颗粒的应用与研究

第九章 荆防颗粒的临床应用

第一节 荆防颗粒临床应用范围

荆防颗粒组方含有荆芥、防风、羌活、独活、柴胡、前胡、川芎、枳壳、茯苓、桔梗、甘草 11 味中药,有发汗解表、散风祛湿之功,用于风寒感冒,头痛身痛,恶寒无汗,鼻塞清涕,咳嗽白痰。

本方来源于明·张时彻《摄生众妙方》荆防败毒散(荆芥、防风、羌活、独活、柴胡、前胡、川芎、枳壳、茯苓、桔梗、甘草),原方配比关系。本方发散风寒,解表祛湿,用于"流感"、感冒等病证初起,出现恶寒,发热,无汗,剧烈头痛,肌肉关节酸痛,舌苔白腻,脉浮或浮紧者。本方亦可用于痢疾、疮痈初起而有表寒证者。

荆防颗粒的溯源方荆防败毒散"平而不凡,卓而有度",常用于风热、风寒、风湿等为病者,可用于呼吸系统、消化系统、皮肤科疾患等多种临床常见病(如感冒、疮疡、温毒、斑疹、水痘、肠风下血等)。荆防败毒散被称为"四时感冒之神剂",适合外感风寒湿邪引起的恶寒发热,肢体疼痛,是治疗瘟病初起的良剂;除善治疫病外,同样适合疮疡、痘疹、大头瘟等毒在肌表的皮肤外科病,是荆防败毒散的应用拓展。人参败毒散作为"逆流挽舟"治痢之法的代表,荆防败毒散与其一脉相承,俱可疏表救里,升内陷之邪气,挽下陷之清阳,使邪气从肌表而散,亦有逆流挽舟治泻痢之用。荆防败毒散的透利邪气,疏畅气机,还可对结节等毒蕴肌表的病证有消散作用。

现今临床常将荆防败毒散用于流行性及传染性疾病的治疗,如急性病毒性上呼吸道感染、登革热、甲型 H1N1 流感、水痘、流行性腮腺炎等诸多临床常见疾病,疗效显著。

第二节 荆防颗粒用药人群探讨

荆防颗粒来源于荆防败毒散，荆防败毒散源于"治疫第一方"人参败毒散，亦是治疫良方，被称为"瘟疫通治剂"，用于"四时瘟疫""疫疾表证""孕妇初染瘟疫"等。荆防颗粒组方药味以"辛"为主，四气以"平"为主，这与以"温热"为主的麻桂剂差异明显；极大地拓宽了治瘟之剂的适应证、适应人群、适宜气候与地域。不仅疫病初起，或重症，或无症状者，俱可用；不论性别、年龄、地域、气候均可使用；孕妇、儿童也是适应人群。

一、妊娠期妇女感冒用药

由于妊娠时期特殊的生理特点和患者体质的差别，复因寒热调理不当、饮食不节或起居不慎等，均可导致妊娠感冒。《内经》"有故无殒，亦无殒也"提示妇人在妊娠期间，有病则当治疗其病，这样对孕妇和胎儿均有益处。治疗得当就不会产生不良的影响。相反，若有病不医，一味担心药物对胎儿可能产生的副作用，则不仅会延误病情，还会对孕妇和胎儿都会产生不良的后果。

为探索妊娠期感冒的中医证候特点及其证治规律，分析中医治疗的疗效及其安全性，曾勇等对 87 例妊娠期感冒的患者随机分组，治疗组针对风热感冒运用桑菊饮、风寒感冒运用荆防败毒散加减治疗，对照组给予对症支持治疗，观察 2 组疗效及不良反应。结果风寒证治疗组总有效率为 84%，对照组总有效率为 54.6%，中药组疗效优于西医对症支持治疗组，且无明显不良反应。中医辨证治疗妊娠期感冒患者有效、安全。

该研究经过中医以辨证论治治疗，针对风寒感冒，治以解表散寒，选方用荆防败毒散加减。组成：荆芥 12g，防风 15g，炙甘草 6g，茯苓 15g，桔梗 10g，枳壳 6g，紫苏叶 15g，羌活 12g，独活 12g，柴胡 15g，前胡 10g，生姜 3 片。兼气虚倦怠者加红参 10g，白术 15g；表寒重者加桂枝 12g，大枣 3 枚以合桂枝汤意；平素表虚自汗者合玉屏风散。水煎服，日 1 剂，注意保暖休息。指标观察参考《中药新药临床研究指导原则》，疗效判定标准参考《中药新药

临床研究指导原则》

妊娠期感冒不可忽视，用药时要果断出手，不能瞻前顾后。对于孕妇感冒，到目前为止还没有疗效好、对胎儿无不良反应的西药。一般来说，妊娠期的前3个月禁用一切药物，因为前3个月正是胚胎形成的关键时期，如果是轻度感冒，症状不是特别重，可以采取非药物疗法，如推拿、穴位按摩、理疗等；孕中期要谨慎用药，像庆大霉素、链霉素、卡那霉素等对听神经有损害的药物应谨慎使用，最好尽量不用；而孕晚期用药，一般来说对孕妇、胎儿都没有太大的影响，但有些药物仍然可能影响胎儿的正常发育。中药治疗妊娠妇女感冒有一定的优势，该研究用荆防败毒散加减治疗孕妇风寒感冒，用桑菊饮加减治疗孕妇风热感冒取得了良好的效果，且未发现明显不良反应。

荆防颗粒组方药味与荆防败毒散一致，为妊娠期感冒治疗提供了治疗选择，临床经验显示安全有效。

二、儿童感冒用药

儿童感冒是由多种病原体引起的一种十分常见的急性感染性呼吸道疾病。儿童一般器官功能发育不全，酶系统发育不全，药物代谢速度较慢，易导致体内药物蓄积。儿童感冒的主要症状有发热、鼻塞、流涕、咽喉肿痛、咳嗽等，有时可伴有呕吐、腹痛、腹泻等消化道症状。

由于儿童感冒多发，当前我国市场上所销售儿童感冒药物的品种繁多，很多儿童感冒药物的成分都有类似之处，因此，临床治疗过程中一定要根据患儿的感冒类型和病情状况给予感冒药物治疗，在儿童感冒药的选择上要慎之又慎，避免感冒药物使用不合理的情况发生。

章孔旭对常见儿童感冒药的使用误区与儿童感冒药存在的问题进行了归纳。认为家长在选用（选购）抗感冒药时存在四个误区：第一，盲目用药，发热即认为感冒了，应用感冒药，甚至联用抗菌药物。第二，儿童应用成人感冒药，将成人感冒药剂量分成小剂量喂给孩子。第三，盲目听信广告，广告主要是宣传该药的特点、功效和适应证，而对不良反应、毒副作用则避重就轻。第四，服药过于频繁，有的甚至多种感冒药同时服用，忽视了随着药量和品种的增加，药物的不良反应和毒副作用也在增加。医务人员给患者诊断开处方存在的误区有：第一，为感冒患者处方抗菌药物。第二，儿童处方成人抗感冒药，将成人感冒药减半用量处方给儿童患者。第三，存在重复用药现象。第四，不注意感冒药与其他药物之间的相互作用，间接增加不良反应的可能。

近年来，国内外儿童感冒药特别是 OTC 感冒药的不良反应发生率均呈上升趋势。综合分析认为，目前对儿童感冒的治疗是过度的，往往抗菌的、抗病毒的、缓解症状的药全用上，这是导致严重不良事件的重要原因。感冒药和抗生素一样，已成为最容易被滥用的药物之一，在一定程度上导致了感冒药的误用、错用、过量以及重复用药。

张治成总结了目前临床上应用较为广泛的化学儿童感冒药，主要有小儿泰诺、优卡丹、护彤、好娃娃、小快克等。小儿泰诺（酚麻美敏口服溶液）的主要成分为对乙酰氨基酚、盐酸伪麻黄碱、氢溴酸右美沙芬、马来酸氯苯那敏；优卡丹、好娃娃（小儿氨酚烷胺颗粒）的主要成分为乙酰氨基酚、盐酸金刚烷胺、人工牛黄、咖啡因、马来酸氯苯那敏；小快克、护彤（小儿氨酚黄那敏颗粒）的主要成分为对乙酰氨基酚、马来酸氯苯那敏、人工牛黄。以上产品都是对症治疗，并都含有对乙酰氨基酚、马来酸氯苯那敏等退热、抗过敏成分。据调查，多数医生、家长仅记住药品的商品名，不熟知配方组成，常给孩子选用两种或两种以上的化学感冒药，易造成某些成分过量重复。FDA 警告，过量服用对乙酰氨基酚药物将会导致肝功能衰竭甚至死亡，特别是儿童特殊人群，器官功能发育不全，药物代谢较慢，过量服用危害最大。

中医疾病诊断的小儿感冒，相当于西医的急性上呼吸道感染，病因以感受风邪为主，亦有感受时邪疫毒而致者，常兼杂寒、热、暑、湿、燥等，辨证分型包括风寒感冒证、风热感冒证、暑邪感冒证、时疫感冒，主要治则分别为辛温解表、辛凉解表、清暑化湿、清热解毒。对于儿童常见的兼证，如夹痰、夹滞、夹惊，则在疏风解表的基础上，分别佐以化痰、消导、镇惊之法。作为中医的优势品种，中成药因其应用方便、疗效确切，报道日益增多。

张治成认为，中成药在中医理论指导下辨证施治，其安全性、有效性得到大家的认可，在临床上使用越来越广泛，特别是儿童用药方面。治疗儿童感冒的中成药主要有两大类：风热感冒药和风寒感冒药，用药时要根据感冒的病情和类型，正确辨证选用。

中医学认为，风寒感冒是感受风寒之邪侵袭肺卫，导致卫表不和，肺失清肃而发病。症状体征表现为怕冷重，发热轻，头痛，无汗，鼻塞，流清涕，咳嗽，痰稀白，咽痒，苔薄白，脉浮紧等。其治法以辛温解表、发散风寒为主。用于儿童风寒感冒的中成药品种较少，部分成人用的颗粒剂、口服液可选用。此类药中多含麻黄、桂枝、荆芥、柴胡等辛温解表药，临床常用有风寒感冒颗粒、感冒清热颗粒、杏苏感冒颗粒等。风寒感冒颗粒主要成分为麻黄、紫苏叶、桂枝、桔梗、白芷、陈皮、防风、干姜、甘草等。本品解表发汗，疏风散寒，用于治疗风寒感冒所致发热、头痛、咳嗽、鼻塞、流涕等，具有抑菌、镇痛、镇咳作用。用法用量：口服，每次1袋，每日3次，小儿酌减。该药解表发汗力量较强，用药期间要多喝水，以防出汗过多。

荆防颗粒主要用于普通感冒风寒湿证。方用荆芥、防风、羌活、独活祛风解表、除湿止痛为君，除外感寒湿。川芎、柴胡行血祛风、解表邪止头痛以为臣。桔梗开肺与大肠之痹，枳壳利气行痰，一升一降，宽胸利气，善治胸膈痞闷；前胡疏风祛痰，配桔梗、枳壳宣肺祛痰治咳嗽有痰，与柴胡配伍，一降一升，升清降浊，使体内气机恢复正常；茯苓、甘草渗湿健脾化痰，使补而不滞以为佐。甘草调和诸药以为使。诸药合用，具宣疏肌表风寒湿邪之效。

胡浩原等选取2019年1~12月临沂市中医医院收治的86例风寒感冒患儿，按随机数字表法分为两组，各43例。对照组患儿给予利巴韦林治疗，观察组患儿给予荆防颗粒治疗，均治疗7天，比较两组患儿临床疗效和治疗前后血清炎性因子指标。结果与对照组比，观察组患儿治疗后临床总有效率高，鼻塞消失时间、咳嗽消失时间、流涕消失时间短；治疗后两组患儿血清 TNF-α、IL-1、IL-6 水平低于治疗前，且观察组比对照组低（均 $P<0.05$）。荆防颗粒治疗风寒感冒患儿效果显著，有利于提高临床疗效，缩短症状消失时间，减轻炎性症状。

荆防颗粒通过发汗，外散肌表郁闭之风毒；内除表里之湿邪，畅气机郁滞，消痰瘀血郁；多方面、多层次给邪气以出路。荆防颗粒味辛性平，非峻汗解表，非苦寒解毒，以其轻轻灵动之性拨动周身气机，祛邪外出，其性虽平，但其意高法巧。为儿童感冒提供了临床用药选择，值得临床实践应用。

治疗儿童感冒的中成药还有多种，中成药的使用要以中医理论为指导，辨证选药，如果使用不当，可能延误病情，还可能引发不良反应。儿童感冒药应用还要注意以下几个问题：是药三分毒，剂量不得过大，服用时间不应过久；服药期间多喝开水，以利于药物的吸收和排泄，减少药物对小儿身体的毒害；发热时最好选用物理降温，如冷敷、酒精擦浴等，如物理方法不能使体温下降，应在医生指导下使用退热药，以保证儿童的用药安全。

第三节　荆防颗粒上市后的不良反应监测

根据鲁南制药集团药物警戒部门提供的最新的荆防颗粒定期安全性更新报告（报告期 2015 年 1 月 1 日至 2019 年 12 月 31 日），本报告期内销售荆防颗粒 2376.03 万袋。荆防颗粒的用量为 1 次 1 袋，1 日 3 次。依据《小儿急性上呼吸道感染中药新药临床试验设计与评价技术指南》，为观察反复用药的安全有效性，疗程一般设为 3 天，则每疗程用药为 1 袋 ×3 次 ×3 天 =9 袋。用药人数为 2376.03 万袋 /9 袋 ≈ 264.0033 万人。

报告期内，山东新时代药业有限公司（以下简称"该公司"）生产的荆防颗粒共收到 7 例不良反应报告，由于说明书中不良反应项为尚不明确，故均为新的不良反应报告。其中 1 例为新的严重不良反应报告，6 例为新的一般不良反应报告。除 1 例转归不详外，其余病例经对症处理后均好转或痊愈。

报告期内，该公司的荆防颗粒新的和严重的不良反应病例列表如表 9–1 所示。

本报告期内，荆防颗粒不良反应病例汇总表如表 9–2 所示。

个例报告分析：

报告期内，共收到 1 例新的严重不良反应报告，表现为药物性皮炎，经对症处理后好转，其具体过程如下：患者男，30 岁，吸烟史。于 2019 年 9 月 29 日因"上呼吸道感染"自行在药店购买药物治疗（包括荆防颗粒和阿莫西林片），10 月 1 日患者自觉皮肤瘙痒难忍，来医院皮肤科就诊。专科检查：胸背部、大腿伸侧可见米粒大小红色斑丘疹，密集分布，周围散在大量抓痕。初步诊断：药物性皮炎，给予患者口服氯雷他定片，外用派瑞松乳膏，次日症状缓解。评价为可能有关。该患者在服用荆防颗粒后出现不良反应，存在合理的时间关系，但该患者同时服用阿莫西林片，阿莫西林作为青霉素类抗

表 9-1　荆防颗粒新的和严重的个例药品不良反应病例列表

（通用名：荆防颗粒）

序号	企业病例号	药品批号	不良事件名称	不良事件发生时间	不良反应结果	开始使用时间	结束使用时间	用法用量	用药原因	性别	年龄	初始/跟踪报告	病例来源/报告	病例发生地	评价意见	备注
1	J2019SDNT003942	不详	药物性皮炎	2019/10/1	好转	2019/9/29	2019/9/30	1袋，每日3次，口服	上呼吸道感染	男	30岁	首次报告	医疗机构	陕西	可能有关	—
2	J2019SDNT001324	0011810028	皮疹瘙痒	2019/5/23	不详	2019/5/23	2019/5/23	1袋，每日3次，口服	上呼吸道感染	女	30岁	首次报告	医疗机构	福建	可能有关	—
3	2019SDNT001329	0011810002	面部水肿	2019/5/7	好转	2019/5/7	2019/5/7	1袋，每日2次，口服	感冒	男	18岁	首次报告	个人	宁夏	可能有关	—
4	2019SDNT001317	0011810002	嗓子疼痛	2019/5/21	痊愈	2019/5/21	2019/5/21	1袋，每日1次，口服	感冒	男	18岁	首次报告	个人	宁夏	可能有关	—
5	2019SDNT003635	不详	手、头皮麻木	2019/11/7	痊愈	2019/11/5	2019/11/10	1袋，每日3次，口服	感冒	男	65岁	首次报告	个人	河南	可能有关	—
6	J2019SDNT004112	0011709014	眩晕	2019/11/2	痊愈	2019/11/1	2019/11/1	1袋，每日3次，口服	感冒	男	55岁	首次报告	经营企业	江苏	肯定有关	—
7	J2019SDNT004544	0011903013	呕吐	2019/12/4	痊愈	2019/12/3	2019/12/4	1袋，每日3次，口服	鼻塞	女	25岁	首次报告	医疗机构	安徽	可能有关	—

表 9-2　报告期内荆防颗粒不良反应病例汇总表

不良反应所累及的器官系统	不良反应名称	报告期内数据（例次）					累计数据（例次）
		新的严重的	严重的	新的一般的	一般的	总计	新的严重的
全身性疾病及给药部位各种反应	面部水肿	0	0	1	0	1	0
各类神经系统疾病	感觉减退	0	0	2	0	2	0
呼吸系统、胸及纵膈疾病	喉部疼痛	0	0	1	0	1	0
皮肤及皮下组织类疾病	皮疹瘙痒	0	0	1	0	1	0
皮肤及皮下组织类疾病	药疹	1	0	0	0	1	1
耳及迷路类疾病	眩晕	0	0	1	0	1	0
胃肠系统疾病	呕吐	0	0	1	0	1	0
总计（例次）		1	0	7	0	8	1

生素，其常见不良反应包括皮疹等过敏反应，该病例的混杂因素包括青霉素类抗生素，该混杂因素对不良反应的发生具有重要作用。目前看来，新的严重不良反应对总体安全性评估无影响。

以"荆防颗粒"为关键词，在中国知网、维普网、万方等中文网址，未搜到与荆防颗粒不良反应相关中文文献。

本报告期内，该公司生产的荆防颗粒收到 7 例不良反应报告，不良反应涉及各器官系统，不良反应的表现多样化，未出现集中趋势，故其特点未发生改变。该公司生产的荆防颗粒不良反应报告率为 0.27 例 /10 万人，十分罕见发生不良反应，不良反应报告率未增加。

本报告期内未发现与既往累积数据及企业核心说明书不一致的安全性数据。荆防颗粒说明书注意事项中给予患者用药提醒：

1. 忌烟、酒及辛辣、生冷、油腻食物。

2. 不宜在服药期间同时服用滋补性中成药。

3. 糖尿病患者及有高血压、心脏病、肝病、肾病等慢性病严重者，孕妇或正在接受其他治疗的患者，均应在医师指导下服用。

4. 对本品过敏者禁用，过敏体质者慎用。

5. 本品性状发生改变时禁止使用。

6. 儿童必须在成人监护下使用。

7. 如正在使用其他药品，使用本品前请咨询医师或药师。

该公司在推广过程中，加强对临床医生的宣讲工作，对药品的使用风险进行充分告知，尽量降低不良反应的发生。在临床使用时，严格按照说明书规定的适应证、禁忌证和剂量用药，提醒医护人员在用药过程中关注说明书中的注意事项、药物相互作用等信息，为患者提供安全的用药指导，**做到提前预防**。

鲁南制药集团通过24小时客服、医学专员、药品包装二维码、公司网站、微信公众号等多渠道主动收集出现的不良反应，畅通不良反应的上报途径，对患者、经营机构、医疗机构等出现的不良反应及时记录，做好相关性评估，及时上报省和国家不良反应监测中心。

第十章　荆防颗粒的网络药理学研究

第一节　荆防颗粒组方中相关药对的网络药理学研究

一、荆芥 – 防风

1. 抗过敏

通过网络药理学方法来研究荆芥 – 防风药对抗过敏作用机制，并辅助体外细胞实验对相关靶点进行初步验证。运用 Cytoscape 3.7.2 软件，通过 TCMSP、TTD、OMIM、Genecards 和 Uniprot 数据库构建荆芥 – 防风药对活性成分 – 靶点交互网络；采用 String 数据库构建蛋白质相互作用（PPI）网络，运用 DAVID 在线数据库对交集靶点进行基因本体（GO）功能分析和基于京都基因与基因组百科全书（KEGG）通路富集分析。以抗 –DNP–IgE 致敏 RBL–2H3 细胞模型为载体，研究荆芥 – 防风药对乙酸乙酯萃取部位及分离物 C、D 对致敏细胞 PI3K/AKT 信号通路中相关蛋白表达量的影响。结果共筛选出荆芥 – 防风药对潜在活性成分 27 个及相应靶点 209 个，过敏性疾病相关靶点 2552 个，交集靶点 81 个。GO 富集分析结果显示，81 个靶点主要涉及 DNA 模板转录、细胞增殖调控、细胞因子活性、酶结合等多种生物学过程。KEGG 通路富集分析结果显示，PI3K/AKT 信号通路、MAPK 信号通路、Toll 样受体信号通路等经典通路与过敏性疾病调控密切相关。细胞实验结果表明，荆芥 – 防风药对乙酸乙酯部位及其分离物 C、D 联用 PI3K/AKT 信号通路激活剂 IGF–1，可下调致敏细胞内 p–AKT 蛋白表达量，而该通路抑制剂 Wort 则加强药物对 PI3K、AKT、p–AKT 蛋白表达的抑制作用。荆芥 – 防风药对中槲皮素、木犀草素、汉黄芩素、β– 谷甾醇、豆甾醇等活性成分可能是通过作用于 AKT1、TNF、JUN、IL–4 等 81 个靶点，及 PI3K/AKT、MAPK、Toll 样受体等主要信号通路来发挥抗过敏作用，且抑制 PI3K/AKT 信号通路的激活获得初步实验支撑，展现了荆芥 – 防风药对抗过敏作用多成分、多靶点、多通路的作用特点。

2. 治疗荨麻疹

基于网络药理学方法探讨荆芥 – 防风药对治疗荨麻疹的作用机制。通过中药系统药理学分析平台（TCMSP）检索荆芥、防风的化学成分和作用靶点，运用 Uniprot 数据库查询靶点对应的基因，以 Cytoscape 3.7.1 软件构建化合物 – 靶点（基因）网络。借助 OMIM、Digsee、TTD 等数据库查询荨麻疹相关的基因，运用 Venny 2.1.0 筛选出荆芥 – 防风与荨麻疹的交集基因，并将筛选出的核心靶标蛋白导入 String 在线网站数据库，获取蛋白相互作用关系。运用 DAVID 数据库进行基因本体（GO）功能富集分析和基于京都基因与基因组百科全书（KEGG）通路富集分析。化合物 – 靶点网络包含 26 个化合物和 208 个相应靶点，关键靶点涉及前列腺素内过氧化物合酶 2（PTGS2）、二肽激肽酶 4（DPP4）、凝血因子 Ⅱ（F2）、热休克蛋白 HSP90α（HSP90AA1）、前列腺素内过氧化物合酶 1（PTGS1）等。荆芥 – 防风与荨麻疹蛋白质相互作用网络包含 18 个蛋白，关键蛋白涉及白介素 2（IL-2）、干扰素 γ（IFNG）、白介素 4（IL-4）等。荆芥 – 防风药对可能通过 RAC-α 丝氨酸 / 苏氨酸 – 蛋白激酶（AKT1）、IL-4、白介素 6（IL-6）、肿瘤坏死因子（TNF）等靶点调节炎症细胞因子，并调控 FCεRI 信号通路、T 细胞受体信号通路、Jak-STAT 信号通路等发挥治疗荨麻疹的作用。

3. 治疗溃疡性结肠炎

基于网络药理学方法筛选其治疗溃疡性结肠炎的作用靶点，探讨治疗溃疡性结肠炎作用机制。利用 TCMSP 数据平台，以口服利用度（OB）≥ 30%，类药性（DL）≥ 0.18 为阈值，筛选得到荆芥、防风的主要化学成分，并根据相应的作用靶点构建靶点 PPI 网络。用 Uniprot 数据库检索中药靶点对应的人类基因 182 个，从 Genecard 数据库中检索溃疡性结肠炎对应的基因 3874 个，将疾病基因与中药基因取交集共 115 个，使用 String 工具对疾病与中药的基因交集进行 PPI 互作分析。采用 Cytoscape 软件绘制疾病靶点 PPI 网络，建立药物成分 – 靶点基因 – 疾病关系网络，发现共有 108 个节点，1882 个连接，并进行网络合并，筛选核心网络，进行基因 GO 功能和 KFGG 通路富集分析，采用动物实验进行机制验证。基因 GO 功能分析提示涉及生物过程、分子功能、细胞组成 3 个方面，发现溃疡性结肠炎可能与转录因子活性、细胞因子受体结合等有关。基因 KEGG 通路富集分析发现溃疡性结肠炎发病机制可能与 TNF 及 Toll 样受体信号通路介导细胞炎性因子 IL-1 及 IL-6 有关。荆芥、防风治疗溃疡性结肠炎机制可能与其有效成分干预 TNF 信号通路及 TLRs 信号通路中细胞因子受体结合、降低核转录因子 -κB（NF-κB）转录、抑制肠道炎症因子 IL-1 及 IL-6 的分泌等具有相关性。

二、独活 - 羌活

抗炎作用

据口服生物利用度 ≥ 30% 和类药性 ≥ 0.18 的原则分别筛选羌活、独活的活性成分，通过中药系统药理学分析平台（TCMSP）对羌活、独活的潜在作用靶点进行预测和筛选，然后以 "Anti-inflammatory" 为关键词在人类基因数据库 Genecards 中检索炎症相关靶基因，并与羌活、独活中活性成分靶基因映射筛选出共同靶点，再利用 Cytoscape 3.5.1 软件建立活性成分 - 靶点网络。将筛选得到的靶点在相互作用基因 / 蛋白质搜索工具平台 String V10.5 构建其靶蛋白相互作用（PPI）网络，并进行京都基因与基因组百科全书（KEGG）信号通路和基因本体（GO）富集分析，以研究其抗炎机制。从羌活、独活药对中共筛选得到香豆素、β- 谷甾醇、欧前胡素、紫花前胡苷等 15 个活性成分，作用于转录因子 AP-1、磷脂酰肌醇激酶 3r 亚基、雌激素受体等 49 个靶点，主要涉及乙型肝炎、细胞凋亡等 19 条信号通路，参与炎症反应调节、前列腺素类生物合成等 47 个生物过程。预测了羌活 - 独活药对活性成分多靶点、多通路、多生物过程的抗炎机制。

三、甘草 - 枳壳

抗乳腺癌

基于网络药理学研究甘草 - 枳壳药对抗乳腺癌的潜在活性成分及其作用机制。从中药系统药理学分析平台（TCMSP）筛选的甘草 - 枳壳活性成分与药物数据库 Therapeutic Target Databas（TTD）数据库检索的乳腺癌靶点进行了对比分析，归纳总结出甘草 - 枳壳中活性成分抗乳腺癌作用的主要潜在靶点，利用 Cytoscape 3.7.1 软件构建甘草－枳壳活性成分－靶点－疾病网络并进行分析。根据类药性（DL）及口服生物利用度（OB）相关条件筛选获得甘草－枳壳活性成分－乳腺癌靶标网络图，该网络总共包括 133 个节点，化学成分 116 个，乳腺癌药物靶点有 17 个；与乳腺癌药物靶点相互作用的甘草活性成分有 109 个，与乳腺癌药物靶点相互作用的枳壳活性成分有 6 个，与乳腺癌药物靶点相互作用的枳壳、甘草共有的活性成分有 1 个；网络图中有 400 个乳腺癌靶点－相互作用靶标对。揭示了甘草－枳壳抗乳腺癌作用的发挥是基于多成分、多通路和多靶点的整体药效效应，挖掘了抗乳腺癌的潜在作用机制，为后续的研究提供了基础。

四、桔梗－甘草

作用机制研究

从中药系统药理学分析平台（TCMSP）中寻找与这两味中药相关的所有化学成分。选择口服利用度（OB）≥ 50%，类药性（DL）≥ 0.18 作为化合物分子的筛选条件。通过中药系统药理学分析平台（TCMSP）寻找与候选化合物相关的潜在靶点，进而构建药物靶点相互作用的网络图和靶点疾病相互作用网络图。通过 OB、DL 条件筛选，得出 43 个候选活性分子，相应靶点有 98 个，相关疾病有 224 种。其度值前三的候选化合物分子分别是柚皮素（48）、芒柄花黄素（41）、shinpterocarpin（36）；度值前三的靶点蛋白为 PTGS2（32）、PPAR-γ（21）、ERS1（18）；度值较高的相关疾病依次是非特异性癌症、炎症、痛症、乳癌、阿尔茨海默病等。初步验证了该药对的基本药理学作用和相关机制。

五、茯苓－甘草

1. 治疗 2 型糖尿病

通过网络药理学预测四君子汤治疗 2 型糖尿病（T2DM）的主要活性成分和作用靶点，探讨其多成分－多靶点－多通路的潜在作用机制，并选取 AMPK 信号通路中的 InsR、PI3K 进行动物实验验证。通过中医药系统药理学数据库和分析平台（TCMSP）、文献挖掘和本课题组已有研究，收集四君子汤及其 4 味中药党参、白术、茯苓、甘草的化学成分，经口服生物利用度（OB）、类药性（DL）、半衰期（HL）3 个条件筛选得到药物的有效成分，通过 Swiss Target Prediction 数据库进行有效成分靶点预测；同时从 TTD、Drugbank 和 DisGeNET 数据库对 T2DM 的靶点进行检索及筛选；成分靶点与疾病靶点映射后使用 Cytoscape 3.2.1 软件构建药物有效成分 – 靶点蛋白相互作用网络，对该网络进行拓扑学分析，筛选节点自由度（degree）≥ 平均自由度的节点，得到核心有效成分 – 核心靶点网络，同时使用 String 数据库绘制核心靶点蛋白 – 蛋白相互作用（PPI）网络；对核心靶点基因利用 DAVID 数据库进行 GO 分析和 KEGG 分析，构建核心有效成分 – 核心靶点 – 代谢通路网络图，探讨四君子汤治疗 T2DM 的潜在作用机制。采用系统对接网站进行相关度前 3 蛋白对相关度前 5 成分的分子对接，并进一步采用动物实验进行验证。选取 SD 大鼠，运用高糖高脂饲料联合小剂量链脲佐菌素（STZ）诱导 T2DM 模型，5.65g/kg 四君子汤灌胃给药 28 天，检测各组大鼠的空腹血糖（FBG）及口服葡萄糖耐量（OGTT），RT–PCR 法检测 AMPK 信号通路中 InsR、PI3K mRNA 的表达量。结果从四君子汤中筛选出 113 个化学成分，涉及治疗 T2DM 的 47 个靶点；根据节点自由度 ≥ 平均自由度，筛选出核心成分 22 个，核心靶点 27 个；GO 分析结果表明其涉及血糖稳态、脂肪组织发育的正调控等 7 个生物过程，涉及类固醇激素受体活化、药物结合等 4 个分子功能，包括质膜、核常染色质 2 个细胞组成；KEGG 分析结果表明其可能通过 AMPK 信号通路、PPAR 信号通路、胰岛素抵抗等 14 个信号通路治疗糖尿病。分子对接 60% 成分具有强烈的结合活性，40% 成分具有较强的结合活性。四君子汤可显著改善 T2DM 大鼠 OGTT（$P<0.001$），同时降低 FBG（$P<0.01$），显著升高 InsR、PI3K mRNA（$P<0.001$）的表达量，验证了网络药理学的部分预测结果。

2. 治疗阿尔兹海默病潜在作用机制

利用网络药理学技术研究苓桂术甘汤治疗阿尔茨海默病（AD）的潜在作用机制。利用中药系统药理学分析平台（TCMSP）、Swiss、Super Pred 和 Stitch 数据库寻找与苓桂术甘汤中 4 味中药相关的化学成分及其作用靶点，并以口服利用度（OB）≥ 30%、类药性（DL）≥ 0.18 为阈值对化合物进行筛选，再通过文献查找加以补充；通过 OMIM、TTD、GAD、Pharm Gkb 数据库获取与 AD 疾病相关的靶标，并进一步筛选得到苓桂术甘汤治疗 AD 的潜在作用靶点；采用 DAVID6.8 数据库对相关潜在作用靶点进行 GO 分析及 KEGG 代谢通路富集分析；利用 Cytoscape 软件构建"单味药 – 活性成分 – 作用靶点"相互作用网络并进行度值和中介度分析，确认可能的关键靶点和关键通路。结果在苓桂术甘汤中，共筛选出 126 个与 AD 相关的潜在活性成分和 120 个潜在作用靶点；GO 生物功能分析共包含 565 条富集结果，其中生物过程 396 条，分子功能 121 条，细胞组成 48 条，主要涉及蛋白结合、细胞氧化还原过程等；KEGG 富集得到 67 条代谢通路，主要包括神经活性配体 – 受体相互作用通路、癌症通路、5– 羟色胺能突触通路和钙信号通路等。网络药理学研究结果揭示了苓桂术甘汤治疗 AD 的多成分、多靶点、多途径的作用特点，并预测了其可能的活性成分、作用通路和关键靶点，为其药效物质基础和作用机制研究提供了理论基础。

3. 治疗心率衰竭

根据网络药理学方法寻找苓桂术甘汤治疗心血管疾病的潜在靶点。从在线的中医药生物信息学分析网站（BATMAN-TCM）筛查和预见苓桂术甘汤干预心力衰竭的可能的有效成分及其作用于心力衰竭的靶点。使用 Cytoscape 软件建立苓桂术甘汤以及其中所含的单味药针对心力衰竭的靶点 – 成分网络图。采取韦恩图（Venny 2.1）进一步研究苓桂术甘汤中茯苓及甘草治疗心力衰竭的机制。从结果里发现苓桂术甘汤在治疗心力衰竭方面有 79 个活性成分，有 18 个靶点与心力衰竭是相关的，且检索到的靶点和有效成分有紧密的关系，找到的 18 个靶点主要是 ACE、ADRA2A、ADRA2B 等。甘草在苓桂术甘汤中的靶点数最多，占全方治疗心力衰竭总靶点数的 94.4%。苓桂术甘汤改善心力衰竭的机制可能与降低 Ang Ⅱ、抑制 RAS 的活性、调节交感神经系统等具有相关性，其中甘草在治疗心力衰竭方面是苓桂术甘汤中最突出的药物。

第二节　荆防颗粒整方的网络药理学研究

一、荆防颗粒治疗冠状病毒感染性疾病研究

荆防颗粒已在临床中被用于治疗病毒性呼吸道感染疾病，但其作用机制尚不明确。生物信息学技术可以通过多层次网络图模拟中药复方作用于疾病

的复杂机制，分析复方中主要起效成分及关键作用靶点，并以此预测其可能的机制。基于此，本研究利用网络药理学和分子对接方法预测荆防颗粒治疗冠状病毒感染性疾病的主要成分、关键靶点及具体的作用机制，为下一步的动物实验及临床试验提供一定的基础。

在 TCMIP、TCMSP 数据库中查询荆防颗粒药材的性味归经及成分，并通过 Pub Chem、Swiss Target Prediction 数据库得到成分对应的靶点信息；在 Genecards 数据库中收集冠状病毒相关靶点。成分靶点和疾病靶点交集后使用 DAVID 数据库对共有靶点进行富集分析。利用 Cytoscape 3.7.2 软件绘制 "药材 - 成分 - 共有靶点" 网络图，筛选荆防颗粒中的主要活性成分与关键靶点进行分子对接验证。结果：共获得荆防颗粒活性成分 139 个，与冠状病毒共同的靶点 27 个；GO 分析和 KEGG 信号通路发现，荆防颗粒治疗冠状病毒感染性疾病主要涉及癌症信号通路、MAPK 信号通路、PI3K-Akt 信号通路、TNF 信号通路。成功构建了 "药材 - 成分 - 共有靶点" 网络，分子对接结果显示该网络中的关键成分如 β- 谷甾醇、啤酒甾醇、异鼠李素、橙皮素、木犀草素等与关键靶点 VEGFA、IL-6、TNF、PPARγ、APP、ACE2 及 SARS-CoV-2 3CL 水解酶的亲和力较好。结论：荆防颗粒通过多味中药配伍发挥治疗冠状病毒感染性疾病的作用，其抗冠状病毒感染机制可能是通过 β- 谷甾醇、啤酒甾醇、异鼠李素、橙皮素、木犀草素等成分作用于 VEGFA、IL-6、TNF、PPARγ、APP 等靶点，调控癌症信号通路、MAPK 信号通路、PI3K-Akt 信号通路、TNF 信号通路实现。

二、荆防颗粒解酒保肝作用机制研究

饮酒作为世界广泛存在的生活习惯之一，其导致的肝脏问题一直层出不穷。长期过度饮酒导致酒精性肝损伤（alcoholic liver injury, ALI），且持续发展可能引起酒精性肝纤维化、肝硬化甚至肝细胞癌（hepatocellalar carcinoma, HCC）。自 20 世纪 60 年代以来，酒精性肝病（ALD）一直为研究热点，诸多实验模型证明酒精是肝毒素，可引起肝细胞损伤，也证明 ALD 并非仅由营养不良引起。早期研究表明，乙醇代谢相关的氧化应激、谷胱甘肽耗竭、蛋氨酸代谢异常、营养不良、乙醇介导的肠道内毒素渗漏以及随后的 Kupffer 细胞活化在 ALD 的发病机制中具有重要作用。肝细胞中，乙醇主要通过细胞质中的乙醇脱氢酶、微粒体中的细胞色素 P450 和过氧化物酶体中的过氧化氢酶代谢为乙醛，随后乙醛通过线粒体中的醛脱氢酶迅速代谢为乙酸盐。此外，乙醇代谢会产生活性氧，导致脂质过氧化，线粒体谷胱甘肽耗竭和 S– 腺苷甲硫氨酸耗竭。乙醛作为一种反应性化合物，对肝细胞有高毒性，它能形成多种蛋白质和 DNA 加合物，促进谷胱甘肽耗竭、脂质过氧化和线粒体损伤。上述所有代谢物随后均会诱发肝细胞的损伤。

中医学中"毒"邪涉及范围广泛，有内邪和外邪之分。而酒属于湿热之品，饮酒过量，为湿热蓄积，湿热酿痰，会上蒙清窍，引起神志不清醒。《医方集解》记载："过饮无度，湿热之毒积于肠胃。葛花独入阳明，令湿热从肌肉而解。"《四圣心源》记载："酒醴之性，湿热之媒。其濡润之质，入于脏腑，则生下湿；辛烈之气，腾于经络，则生上热。"中医药解酒重在解表发汗、祛风除湿。《本草纲目拾遗》记载："蚌中水也，清热安胎，消痰除湿，解酒积。"

童妍等研究发现饮酒前服用荆防败毒散可降低醉酒率，延长醉酒潜伏期，饮酒后给药可缩短醉酒时间，降低死亡率，具有显著解酒促醒的作用。荆防败毒散加减组可明显升高肝组织和胃组织血浆抗利尿激素（ADH）活性，降低血清乙醇浓度，说明荆防败毒散加减可通过提高肝组织、胃组织 ADH 活性，促进乙醇代谢，降低血清乙醇浓度，可明显升高肝组织超氧化物歧化酶（SOD）活性，降低丙二醛（MDA）含量，调节肝脏自由基代谢，抗氧化损伤，进而发挥解酒促醒作用。

西南特色中药资源国家重点实验室曾南教授团队运用网络药理学和分子对接方法研究荆防颗粒发挥解酒保肝作用的潜在机制，并辅助动物实验对其作用及相关通路进行验证。在中药系统药理学数据库与分析平台（TCMSP）中检索荆防颗粒药材活性成分，通过 Pub Chem、Swiss Target Prediction、CTD 数据库获得药材、疾病相关靶点，对其进行交集处理后利用 STRING 数据库进行蛋白质相互作用（protein-protein interaction, PPI）分析，分别在 Bio GPS、Metascape 数据库中对核心靶点进行筛选、靶器官定位及对交集靶点进行基因本体（GO）富集分析和京都基因与基因组百科全书（KEGG）富集通路分析。构建急性醉酒小鼠模型，观察荆防颗粒对小鼠血清乙醇水平及肝组织磷脂酰肌醇 –3 激酶 / 蛋白激酶 B（PI3K-Akt）信号通路中相关蛋白表达量的影响。分析获得荆防颗粒活性成分 187 个，与酒精性肝损伤病理交集靶点 147 个；GO 富集分析和 KEGG 通路分析发现，荆防颗粒可能通过 PI3K-Akt 信号通路发挥解酒保肝作用；构建"药物 - 成分 - 靶点以及成分 - 靶点 - 通路"网络发现，荆防颗粒发挥解酒保肝的重要活性成分包括 quercetin、5-O-methylvisamminol、glyasperin M、glyasperin B、hederagenin 等；分子对接结果表明上述活性成分与 AKT1、EGFR、ESR1、PTGS2 等亲和力良好。

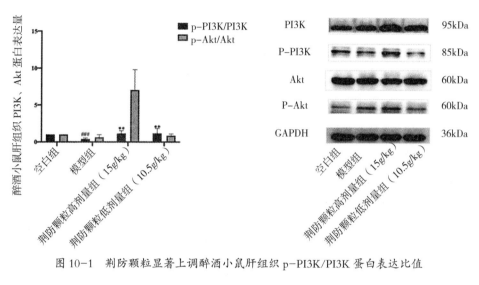

图 10-1　荆防颗粒显著上调醉酒小鼠肝组织 p-PI3K/PI3K 蛋白表达比值

小鼠肝组织 Western blot 实验结果表明（图 10-1），荆防颗粒高剂量组（15g/kg）和低剂量组（10.5g/kg）对此下调均有一定拮抗表现，其中以上调 p-PI3K/PI3K 蛋白表达比值作用显著（$P < 0.01$）。结果表明，激活 PI3K-Akt 信号通路可能是荆防颗粒发挥解酒保肝作用的机制之一。

通过以上机制分析得出，荆防颗粒通过多组分 - 多靶点发挥解酒保肝作用。

第十一章　荆防颗粒质量工艺及药效学研究

第一节　严选药材

荆防颗粒所用药材均选自道地产区，质量上乘，疗效确切，历代医家"用药必依土地"，就是对药材产地的重视。

荆防颗粒投入生产的药材，经过产地实地考察，精选道地或主产区药材，建立高于新版《中国药典》的内控标准，从源头实现"药材好"。建立生产管理档案，做到从药材的采购、检测、入库，到净选、加工、炮制，再到投料的全过程质量控制记录，妥善保存，确保药材质量全过程可追溯。

川芎（图 11-1）：四川省道地药材，生长于气候温和湿润，海拔 700~800m 的冲积平原，土质疏松、肥沃。荆防颗粒选用产自于四川彭州（彭县）主产区的川芎，个大饱满，油性足，气味浓郁，具有良好的活血行气、祛风止痛作用。

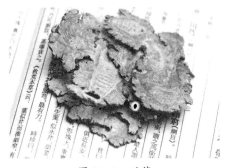

图 11-1　川芎

茯苓（图 11-2）又称云苓、安苓，主产于大别山区，湖北罗田、英山，安徽等地。具有利水渗湿、健脾宁心之功能，已有 2000 多年药用历史，在《神农本草经》中列为上品，是我国古代和现代出口的传统中药，除了药用价值，在食品开发方面应用较多。

前胡（图 11-3）始载于《名医别

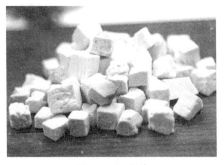

图 11-2　茯苓

录》，列为中品，是散风清热、降气祛
痰常用药，以浙江淳安等新安江地区
所产白花前胡质软、皮黑、体轻、气
香最为著名。

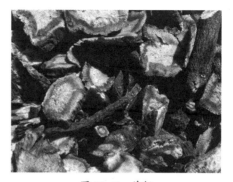

图 11-3 前胡

羌活（图 11-4）之名始见于《神
农本草经》，分布于我国西部高原，为
四川省道地药材，主产于四川阿坝自
治州。根据其形分为蚕羌、竹节羌、
条羌等类型，具有解表散寒、祛风止痛之功效，用于风寒感冒。

枳壳（图 11-5）始载于唐《药性论》，已有 1000 多年药用历史，为传统
常用药材。根据其产地分为江枳壳、川枳壳、湘枳壳，以江西产酸枳壳，皮
青柔白、气香质坚、翻口卷边，品质为佳。

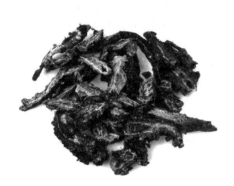

图 11-4 羌活

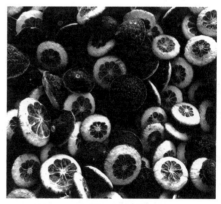

图 11-5 枳壳

第二节 生产工艺革新

鲁南制药集团子公司山东新时代药业有限公司生产的荆防颗粒，通过严
格中药材供应商审计，确保药材质量和批间均一性；加大科研及设备投入，
对提取、干燥、浓缩、制剂全工艺过程进行严格控制，增加指标成分内控标
准，确保产品质量；颗粒生产采用流化床一步制粒，颗粒色泽均匀，流动性
好，溶化性好，含量均一，批间差异小，更好地保证服药顺从性和疗效的

稳定。

在药材前处理过程，引进先进的干洗设备，集药材拣选、清洗、切制于一体，避免了传统加工方式导致的药材有效成分流失，药材浪费，以及加工质量差异性大等缺点。

提取工艺设计科学合理，能保证最大限度地提取药材中有效物质。对于含有热敏性成分的中药材，采用渗漉提取法，避免了常规的煎煮回流提取法对热敏成分的破坏，对提高药材利用率和产品质量起到关键作用。

提取生产过程实现全自动化控制。药材从投料开始，整个操作在连续封闭环境下进行，经切制后的药材定时投入提取设备，提取液连续从提取罐中排出，药液和药渣均在封闭的管道中运行，保持了药品生产环境的整洁，同时其提取效率是常规的3~4倍。设备采用负压低温浓缩，实时监控温度、流量、压力、密度等参数。由于整个生产过程采用计算机控制，保证生产过程稳定受控，减少了因人为因素造成的批间差异，能够得到质量均一、稳定的产品。

荆防颗粒制剂制备工艺先进。辅料处理过程采用全自动无尘称配粉碎系统，上料、称配、粉碎过程均采用管道负压输送，最大可能地减少粉尘扩散，杜绝交叉污染。制粒过程采用流化床一步制粒，成品率高，人为干预环节少，自动化程度高，工艺重现性较好。后道包装采用全自动STICK颗粒充填包装生产线，颗粒充填、条包整理、在线逐条称重、装盒入箱、打包入库，一条生产线高度集成，自动化程度高，极大地降低了产品质量管控风险，确保最终成品质量的稳定性。

当前仍然在开展提升制剂质量标准的相关研究，包括中间体、成品建立了更加严格的内控标准，保证产品质量。新增香豆素类（紫花前胡苷、蛇床子素、白花前胡甲素）和黄酮苷（升麻素苷、甘草苷、橙皮苷、柚皮苷）含量测定，建立了荆芥、川芎、羌活、防风等中药材的显微及高效液相色谱鉴别方法，以及制剂成品的指纹图谱，可以更全面地反映药品质量。同时，可以抵制中成药市场上"以添加成分代替中药材"的假药现象。

第三节 药效学研究

荆防颗粒处方中不含毒性药材，生产工艺的改变不会引起物质基础的改变，对药物的吸收、利用不会产生明显影响，不会引起安全性、有效性的明显改变。为进一步阐述我公司变更工艺的合理性，提供以下必要的药理毒理研究资料。

药理研究发现，荆芥和防风具有抗炎、镇痛和解热作用。荆防冲剂（荆防颗粒最早是山东沂蒙中药厂的生产批文，原名荆防冲剂，转让给鲁南制药集团股份有限公司后更名为荆防颗粒）在体外可以完全抑制小于 80 TCID50 流感病毒所致细胞病变作用，在 5mg/mL 浓度可阻止或延缓病毒对细胞的吸附和感染。体内研究小鼠口服给药大于 10g/kg 剂量时，对流感病毒引起的小白鼠肺炎有抑制或预防作用。

药效学研究：荆防冲剂大、中、小三个剂量及阳性对照药感冒清热冲剂和正常对照组分别给药，分别以小鼠、大鼠、家兔观察药物的药理作用。结果表明，荆防冲剂具有明显的解热、抗炎、抗渗出以及抗病毒作用。

利用荆防冲剂进行毒性试验还发现，小白鼠累计剂量为 315g/kg，停药后观察 7 日内无死亡，也未发现有异常。处死，肉眼尸检心、肝、脾、肺、肾也未见异常。

一、解热作用

荆防冲剂的解热作用实验：

取体温正常的家兔 40 只，按性别、体重随机分成 5 组，每组 8 只，分别口服给药 16%、32%、64% 荆防冲剂与 32% 感冒清热冲剂和生理盐水剂量皆为 10mL/kg（分别相当于临床用量的 2.5 倍、5 倍、10 倍、5 倍），并立即静脉注射脱脂牛奶 1mL/kg，然后分别在给药 1、2、3、4、5、6 小时测家兔体温。实验结果发现，荆防冲剂低剂量组在给药 3~6 小时期间体温下降与生理盐水组比较具有统计学意义；中剂量组在给药 2~6 小时期间体温下降与生理盐水组比较具有统计学意义；高剂量组在给药 1~4h 期间体温下降与生理盐水组比较具有统计学意义；感冒清热冲剂组在给药 1~2 小时、4~5 小时期间体温下降与生理盐水组比较具有统计学意义。综上结果，荆防冲剂具有明显的解热作用。

二、抗炎作用

荆防冲剂对二甲苯致耳郭炎症作用的影响：

取健康小鼠 50 只，雌雄各半，体重 18~22g，随机分成 5 组，每组 10 只，分别口服 16%、32%、64% 荆防冲剂及 32% 感冒清热冲剂和等同剂量的生理盐水，每次 0.2mL/10g（分别相当于临床用量的 5 倍、10 倍、20 倍、10 倍）。连续三天，于末次给药 1 小时后每只小鼠右耳涂 50μL 二甲苯，1.5 小时后处死小鼠，剪下两耳，用直径 7.5mm 打孔器在相同的位置打下耳片，分析天平称重。实验结果显示，荆防冲剂中、高剂量组重量均减轻且具有统计学意义，说明荆防冲剂具有明显的抗炎作用。

三、发汗作用

荆防冲剂发汗实验：

取体重 180~220g 大鼠，雌雄各半，随机分成 5 组，每组 10 只，用棉签蘸取无水乙醇轻轻将足跖部擦洗干净，分别口服 16%、32%、64% 荆防冲剂及 32% 感冒清热冲剂和等同剂量的生理盐水，每次 2mL/100g（分别相当于临床用量的 5 倍、10 倍、20 倍、10 倍）。将大鼠分别固定于大鼠固定器内，仰位暴露双后肢，给药后 45 分钟，将大鼠足跖部汗液拭干，用棉签涂上和田 - 高垣试剂 A 液，待充分干燥后，再薄薄涂上 B 液，然后观察 15 分钟出现的汗滴数。实验结果显示，荆防冲剂中、高剂量组能够增加大鼠的发汗滴数，荆防冲剂具有明显的发汗作用。

四、抗病毒作用

荆防冲剂对流感病毒感染肺指数的影响：

取健康小鼠 50 只，雌雄各半，随机分成 5 组，每组 10 只，分别口服 40%、20%、10% 荆防冲剂与 20% 感冒清热冲剂 0.2mL/10g，以及等同剂量的生理盐水，每日两次（分别相当于临床用量的 10 倍、20 倍、40 倍、20 倍），连续 4 天。于给药的第二天在乙醚浅麻下用 0.25mL 注射器吸取稀释的流感病毒甲液约 15 个 LDs，约 0.15mL 滴鼻，感染后第四天杀剖小鼠，打开胸腔取出全肺称重计算肺指数（肺重 / 小鼠体重）和抑制率（对照组平均肺指数 − 实验组平均肺指数 / 对照组平均肺指数）。实验结果，荆防冲剂中、高剂量组和感冒清热冲剂组小鼠的肺指数显著降低，抑制率分别为 12%、20%、20%，荆防冲剂能明显降低流感病毒引起的肺指数的增加，具有明显的抗病毒作用。

五、毒理学研究

1. 荆防冲剂最大给药量实验

荆防冲剂最大浓度（80%），最大体积（0.2mL/10g）给小鼠灌胃，每日 3 次，给药剂量为 48g/kg，未见明显的毒性反应。荆防冲剂成人临床用量为 45g/ 天，按公斤体重折算相当于临床的 75 倍，未见明显的毒性反应。

2. 荆防冲剂大鼠的长期毒性观察

本实验以荆防冲剂大、中、小三个剂量（分别相当于临床用量的 50 倍、25 倍、6 倍）给药后 30 天和停药后 15 天分别宰杀 2/3、1/3 大鼠。分别观察饮食量、体重等一般指标，8 项血液指标，11 项血液生化学指标和 7 项病理组织切片。结果表明，荆防冲剂三个剂量对饮食、体重无明显影响；对血象无明显影响；对血液生化学、脏器指数等亦未见明显的影响；病理学未见明显变化，停药后亦未见明显变化。

参考文献

［1］姚伟. 晋唐和明清时期瘟疫预防方药及方法的整理研究［D］. 成都：成都中医药大学，2009.

［2］梁峻. 中国古代防疫资鉴［J］. 中国中医药现代远程教育，2003，1（4）：26-27.

［3］郑秋实. 唐代疫灾防治研究［D］. 北京：中央民族大学，2012.

［4］夏晓臻. 唐代病坊考述［J］. 阜阳师范学院学报（社会科学版），1997（2）：108-109.

［5］李昉，扈蒙，李穆，等. 太平广记［M］. 北京：中华书局，1961.

［6］周刚顺. 谈肘后备急方对传染病学的贡献［J］. 湖北中医杂志，1987（3）：54.

［7］陈璞，陈玠. 医法青篇［M］. 北京：中国中医药出版社，2015.

［8］李东垣. 内外伤辨惑论［M］. 北京：中国中医药出版社，2018.

［9］吴仪洛著；李志庸点校. 成方切用［M］. 天津：天津科学技术出版社，1999.

［10］强健著；吉文辉，王大妹点校. 伤寒直指［M］. 上海：上海科学技术出版社，2005.

［11］张剑光. 三千年疫情［M］. 南昌：江西高校出版社，1998.

［12］樊佳新，包永睿，孟宪生，等. 基于微流控芯片技术的荆芥不同药用部位抗肺肿瘤药效关系研究［J］. 中国中药杂志，2017，42（9）：1717-1721.

［13］Emami S A, Asili J, Hossein N S, et al.Growth Inhibition and Apoptosis Induction of Essential Oils and Extracts of Nepeta cataria L. on Human Prostatic and Breast Cancer Cell Lines［J］. Asian Pac J Cancer Prev, 2016,

17（S3）：125-130.

［14］Choi Y Y, Kim M H, Kim J, et al.Schizonepeta tenuifolia Inhibits the Development of Atopic Dermatitis in Mice［J］.Phytotherapy Research, 2013, 27（8）: 1131-1135.

［15］吕红君, 温桃群, 罗杰, 等. 荆芥挥发油抗内毒素中毒小鼠 NLRP3 炎症小体通路的机制研究［J］. 中国药理学通报, 2019, 35（03）: 371-376.

［16］黄晓巍, 刘玥欣, 刘轶蔷, 等. 荆芥化学成分及药理作用研究进展［J］. 吉林中医药, 2017, 37（08）: 817-819.

［17］温子帅, 李新蕊, 范忠星, 等. 荆芥多糖提取物抗氧化活性研究［J］. 河北中医药学报, 2019, 34（01）: 53-56.

［18］Tan J, Li J, Ma J, et al. Hepatoprotective effect of essential oils of Nepeta cataria L. on acetaminophen-induced liver dysfunction［J］. Bioscience Reports, 2019, 39（8）.

［19］辛国, 李鑫, 黄晓巍. 防风化学成分及药理作用［J］. 吉林中医药, 2018, 38（11）: 1323-1325.

［20］刘双利, 姜程曦, 赵岩, 等. 防风化学成分及其药理作用研究进展［J］. 中草药, 2017, 48（10）: 2146-2152.

［21］秦彩玲, 张毅, 刘婷, 等. 中药羌活有效成分的筛选试验［J］. 中国中药杂志, 2000（10）: 63-64.

［22］Wu X, Wei W, Yang X, et al. Anti-Inflammatory Phenolic Acid Esters from the Roots and Rhizomes of Notopterygium incisium and Their Permeability in the Human Caco-2 Monolayer Cell Model［J］. MOLECULES, 2017, 22（9356）.

［23］陈智煌, 廖华军. 羌活挥发油的 GC-MS 分析及其抗炎镇痛的药理作用初探［J］. 海峡药学, 2015, 27（8）: 20-23.

［24］时博, 史晶晶. 羌活药性及功效应用考证［J］. 中医学报, 2017, 32（7）: 1239-1241.

［25］周毅, 蒋舜媛, 马小军, 等. 川产羌活基源及镇痛作用研究［J］. 中药药理与临床, 2003（6）: 22-23.

［26］徐惠波，孙晓波，赵全成，等. 羌活挥发油的药理作用研究［J］. 中草药，1991，22（1）：28-30.

［27］周璐丽，曾建国. 独活化学成分及药理活性研究进展［J］. 中国现代中药，2019，21（12）：1739-1748.

［28］金国泰，李博，王树荣. 柴胡解热的物质基础、药效及机制研究［J］. 西部中医药，2014，27（2）：20-22.

［29］俞年军，刘守金，梁益敏，等. 不同产地白花前胡饮片挥发油化学成分的比较［J］. 安徽中医学院学报，2007，（01）：44-45.

［30］鞠康，赵利敏. 前胡化学成分及其药理作用研究进展［J］. 内蒙古中医药，2017，36（03）：142-143.

［31］李晓强，谭余庆，李慧杰，等. 欧前胡素药理作用及机制研究进展［J］. 中国实验方剂学杂志，2020，26（18）：196-201.

［32］李敏. 枳壳化学成分的研究［D］. 长春：吉林大学，2014.

［33］施学骄，张杰红，樊丹青，等. 枳实、枳壳挥发油化学成分及抑菌活性的比较研究［J］. 中药与临床，2012，3（02）：25-27.

［34］陈希华，张建康，黄检平，等. 枳壳研究进展［J］. 今日药学，2015，25（03）：229-231.

［35］龚斌，李琴，胡小红，等. 枳壳化学成分及药理作用研究进展［J］. 南方林业科学，2019，47（03）：40-45.

［36］李陈雪，杨玉赫，冷德生，等. 枳壳化学成分及药理作用研究进展［J］. 辽宁中医药大学学报，2019，21（02）：158-161.

［37］杨鹏飞，刘超，王洪庆，等. 茯苓的化学成分研究［J］. 中国中药杂志，2014，39（06）：1030-1033.

［38］邓桃妹，彭代银，俞年军，等. 茯苓化学成分和药理作用研究进展及质量标志物的预测分析［J］. 中草药，2020，51（10）：2703-2717.

［39］陈庆. 茯苓质量控制及药理学研究进展［J］. 亚太传统医药，2020，16（08）：154-157.

［40］方潇，丁晓萍，昝俊峰，等. 茯苓皮化学成分及药理作用研究进展［J］. 亚太传统医药，2019，15（01）：187-191.

［41］罗辉，周元科，邓媛媛，等. 茯苓酸性多糖调节免疫功能活性研究［J］.

中药材，2015，38（07）：1502-1504.

［42］崔鹤蓉，王睿林，郭文博，等. 茯苓的化学成分、药理作用及临床应用研究进展［J］. 西北药学杂志，2019，34（05）：694-700.

［43］左军，尹柏坤，胡晓阳. 桔梗化学成分及现代药理研究进展［J］. 辽宁中医药大学学报，2019，21（01）：113-116.

［44］许伟辰，罗子宸，谢彤，等. 中药桔梗研究进展及其质量标志物预测初步分析［J］. 南京中医药大学学报，2021，37（02）：294-302.

［45］张晓娟，张燕丽，左冬冬. 川芎的化学成分和药理作用研究进展［J］. 中医药信息，2020，37（06）：128-133.

［46］张耀峰. 甘草及其活性成分的药理活性研究进展［J］. 中医临床研究，2019，11（09）：141-142.

［47］王桂云. 荆防败毒散加减治疗流行性腮腺炎120例临床观察［J］. 山西中医，2006（02）：22.

［48］窦志强. 荆防败毒散加减治疗甲型H1N1流感8例［J］. 中医药信息，2011，28（01）：67-68.

［49］张燕丽，孟凡佳，田园，等. 炙甘草的化学成分与药理作用研究进展［J］. 化学工程师，2019，33（08）：60-63.

［50］刘劲松，齐云华，贺蕊，等. 荆防口服液抗病毒作用的研究［J］. 中药药理与临床，1998（01）：3-5.

［51］竺来发，李晓如，白娟，等. 药对防风-枳壳挥发油成分的分析［J］. 现代中药研究与实践，2012，26（02）：13-16.

［52］王长林，王秀君，浦仕飞. 荆芥与防风的药理作用试验研究［J］. 郑州牧业工程高等专科学校学报，2009，29（01）：6-8.

［53］刘晓帅，曾南，赵璐，等. 荆防散抗炎、抗过敏作用的实验研究［J］. 中药药理与临床，2007（05）：158-160.

［54］刘晨，王英豪，陈智煌，等. 药对羌活与独活及其单味药治疗佐剂关节炎初步研究［J］. 辽宁中医药大学学报，2015，17（12）：20-22.

［55］黄雪莹，王圣鑫，余爱明，等. HS-SPME-GC-MS联用分析羌活、防风药对配伍前后挥发性组分变化规律［J］. 中药新药与临床药理，2019，30（06）：707-714.

[56] 刘淇，纪雅菲，周洪莉，等. 基于网络药理学探索荆芥－防风药对抗过敏作用的研究［J］. 中药药理与临床，2020（5）：136-143.

[57] 马天翔，顾志荣，孙岚萍，等. 荆芥－防风药对治疗荨麻疹作用机制的网络药理学研究［J］. 中药新药与临床药理，2020，04：435-440.

[58] 许宗钧. 荆防败毒散加减治验4则［J］. 云南中医中药杂志，2011，32（12）：79.

[59] 段凯旋，李跃文，刘和波，等. 基于网络药理学的羌活－独活药对抗炎作用机制研究［J］. 中国药房，2019，09：1241-1246.

[60] 官扬，曾文雪，胡慧明，等. 基于网络药理学探讨甘草－枳壳活性成分抗乳腺癌作用机制［J］. 中国实验方剂学杂志，2020，08：219-227.

[61] 吴嘉瑞，金燕萍，段笑娇，等. 基于网络药理学的"桔梗－甘草"药对作用机制分析［J］. 中国实验方剂学杂志，2017，05：184-188.

[62] 彭旋铃，张志玲，谢更钟. 荆防败毒散加减治疗登革热疑似病例1例［J］. 中医药导报，2018，24（06）：102-103.

[63] 李奕菊，王莹，王琦，等. 刘景源教授治疗外感初期发热临床经验［J］. 吉林中医药，2020，40（06）：748-750.

[64] 刘培，孙芮芮，张莉丹，等. 基于网络药理学的四君子汤治疗2型糖尿病的作用机制研究［J］. 中草药，2020，06：1548-1558.

[65] 汪亚楠，李思齐，岳一强，等. 基于网络药理学的苓桂术甘汤治疗阿尔茨海默病的潜在作用机制研究［J］. 中草药，2019，23：5812-5822.

[66] 谢璇，王青，苏聪平，等. 基于网络药理学的有关苓桂术甘汤干预治疗心力衰竭的作用机制［J］. 世界中医药，2019，05：1110-1115.

[67] 宗阳，姚卫峰，单进军，等. 基于网络药理学和分子对接法探寻清宣止咳颗粒治疗儿童新型冠状病毒肺炎活性化合物［J］. 世界中医药，2020，04：477-483.

[68] LU Y, YU T, JING M, et al. Network pharmacology studies on the effect of Chai-Ling decoction incoronavirus disease 2019. TMR 传统医学研究，2020，5（3）：145-159.

[69] 彭剑虹，郑志文，黄淑玲，等. 基孔肯雅热22例早中期中医辨证论治体会［J］. 新中医，2011，43（04）：68-70.

［70］杜鹏. 荆防败毒散治疗急性病毒性上呼吸道感染的疗效观察［J］. 中国民间疗法，2017，25（11）：57-58.

［71］朱盈盈. 荆防败毒散加减治疗老年人群春季风寒外感疗效观察［J］. 中医临床研究，2016，8（11）：101-102.

［72］张振宇，普勇斌，赵淳，等. 赵淳教授经验方加减荆防败毒散治疗感冒经验［J］. 中医临床研究，2016，8（02）：66-67.

［73］黄惠芬，范良，傅汝梅，等. 荆防败毒散加减联合膀胱经姜疗法治疗急性气管 - 支气管炎所致风寒犯肺证咳嗽［J］. 中国实验方剂学杂志，2018，24（21）：193-198.

［74］尹焕瑾. 荆防败毒散加味治疗夜咳［J］. 山东中医杂志，2004（04）：245.

［75］杨德义. 二麻合荆防败毒散治疗咳嗽变异型哮喘57例［J］. 江西中医药，2006（07）：32.

［76］张德新. 荆防败毒散临床应用体会［J］. 陕西中医，2009，30（10）：1404-1405.

［77］沈开龙. 荆防败毒散治此愈彼验案浅析［J］. 中医药研究，1993（06）：39.

［78］臧新开. 荆防败毒散加减治疗食道重度增生［J］. 现代中西医结合杂志，1996（01）：100.

［79］朱新红. 荆防败毒散临床运用拾零［J］. 浙江中医杂志，2018，53（07）：533.

［80］王慧，王茂泓. 从"风"论治慢性肾炎［J］. 江西中医药，2016，47（05）：30-31.

［81］金灿明. 荆防败毒散加减治疗肾病蛋白尿［J］. 浙江中西医结合杂志，2007（07）：458.

［82］王家兴，赵菁莉. 赵菁莉运用荆防败毒散治疗风水验案1则［J］. 湖南中医杂志，2019，35（08）：79-80.

［83］田运培. 荆防败毒散异病同治举隅［J］. 中医杂志，1993（06）：378.

［84］楚华，李学良. 荆防败毒散治疗类风湿性关节炎20例［J］. 实用中医内科杂志，2009，23（09）：69-70.

［85］杜伟，李澎. 针药为主分期治疗周围性面瘫60例疗效观察［J］. 长春中医药大学学报，2013，29（03）：481-482.

［86］田运培. 荆防败毒散临证一得［J］. 湖南中医杂志，1994（06）：32.

［87］樊旭升. 神经症中医治疗心得［J］. 光明中医，2015，30（04）：869-871.

［88］余幼鸣. 荆防败毒散加减治空调冷气综合征的疗效观察［J］. 辽宁中医杂志，1999（08）：3-5.

［89］赵云长. 痧病的诊治体会［J］. 河南中医，2007（01）：42-43.

［90］甘晓霞，曾庆芳，张黎黎，等. 荆防败毒散加减治疗小儿风寒感冒20例疗效观察［J］. 临床医药文献电子杂志，2015，2（32）：6703-6704.

［91］韩群英，韩亚宇. 荆防败毒散治疗小儿咳嗽的临床观察［J］. 邯郸医学高等专科学校学报，2001（01）：37.

［92］朱晓园，陈东平. 荆防败毒散加减治疗水痘38例疗效观察［J］. 浙江中西医结合杂志，2005（04）：258-259.

［93］梅光桥. 荆防败毒散化裁治疗痄腮的体会［J］. 求医问药（下半月），2012，10（12）：81.

［94］金甬，万全庆. 叶海运用荆防败毒散治疗小儿髋关节滑膜炎的经验［J］. 浙江中医杂志，1999（06）：3-5.

［95］杨晓，董子明，林小琴. 荆防败毒散治疗口腔颌面部炎症106例临床报道［J］. 中国中医药现代远程教育，2008（01）：64.

［96］郑恩红. 荆防败毒散加味治疗牙痛［J］. 世界最新医学信息文摘，2015，15（64）：136.

［97］陈庆国. 荆防败毒散治愈风寒牙痛、外吹乳痈医案2例［J］. 中国乡村医药，2012，19（02）：39.

［98］王淑波. 荆防败毒散加减治疗产后高热［J］. 中医杂志，1986（06）：17.

［99］黄亚黎，武朝莲，魏小萌. 荆防败毒散妇科新用［J］. 国医论坛，1992（02）：33.

［100］侯新珺. 应用中西医结合的方法治疗带状疱疹的临床疗效观察［J］. 求医问药（下半月），2013，11（03）：309-310.

［101］许宗钧. 荆防败毒散加减治验4则［J］. 云南中医中药杂志，2011，32

（12）：79.

[102] 周宝宽，周探. 荆防败毒散治疗过敏性皮肤病验案 [J]. 中国民族民间医药，2012，21（01）：36+38.

[103] 王新明，王晔. 运用汗法治疗湿疮23例体会 [J]. 中医药导报，2011，17（09）：108.

[104] 徐景娜，段岚桦. 荆防败毒散加减治疗痤疮的体会 [J]. 世界中西医结合杂志，2016，11（10）：1451-1453+1460.

[105] 罗齐民，杨梅. 荆防败毒散加苍术治疗扁平疣45例 [J]. 新疆中医药，1998（03）：3-5.

[106] 王邦彦，洪小萍. 荆防败毒散治疗眼疾21例 [J]. 海峡药学，1995（02）：56-57.

[107] 张建亨，凌燕君，骆利芬. 加减荆防败毒散合西药治疗单疱病毒性角膜炎151例 [J]. 浙江中医杂志，2009，44（12）：901.

[108] 陈惠琳，黄瑞静. 荆防败毒散加减联合西药治疗风寒袭耳证分泌性中耳炎疗效及对鼓室导抗图和血清炎性因子的影响 [J]. 现代中西医结合杂志，2017，26（06）：584-586+618.

[109] 李志凌. 荆防败毒散合苍耳散治疗鼻窒54例 [J]. 实用中医药杂志，2005（03）：147.

[110] 冯倩云，程燕. 程燕治疗小儿流感经验方及疗效评价 [J]. 湖北中医药大学学报，2018，20（03）：115-117.

[111] 邹胜. 荆防败毒散治疗急性病毒性上呼吸道感染 [J]. 山西中医，2010，26（03）：11-12.

[112] 陈文璐，张怡萍，张贵民，等. 基于生物信息技术的荆防颗粒治疗冠状病毒感染疾病机制探析 [J]. 中草药，2020，51（15）：3937-3951.

[113] 王庆国. 刘渡舟医论医话100则 [M]. 北京：人民卫生出版社，2013.

[114] 曾勇，潘光华，吴锦波. 妊娠期感冒中医辨证治疗效果观察 [J]. 吉林中医药，2011，31（07）：639-640.

[115] 章孔旭. 儿童感冒药的合理使用 [J]. 海峡药学，2012，24（5）：223-224.

[116] 张治成. 儿童感冒治疗药物应用概述 [J]. 亚太传统医药，2015，11

（11）：68-69.

[117] 钟成梁，沈雯，蔡秋晗，等. 治疗小儿急性上呼吸道感染中成药的研究进展 [J]. 现代药物与临床，2017，32（8）：1600-1604.

[118] 胡浩原，雷威. 荆防颗粒对风寒感冒患儿血清炎性因子水平的影响[J]. 现代医学与健康研究电子杂志，2020，4（14）：125-126.

[119] 李佩璠. 中药荆防败毒散治疗病毒性上感 [J]. 空军总医院学报，1986（02）：70-71.

[120] 季旭荣，刘小秋，周玲玲. 荆防败毒散治疗急性病毒性上呼吸道感染 [J]. 中国社区医师（医学专业），2012，14（14）：235.

[121] 赵琴兰. 玉屏风散合荆防败毒散加减治疗急性上呼吸道感染 [J]. 中国民间疗法，2014，22（06）：38-39.

[122] 林辉煌. 荆防败毒散加减治疗上呼吸道感染（感冒风寒表证）的临床观察 [D]. 武汉：湖北中医学院，2009.

[123] 邵丹，吴晖，文丹，等. 加减荆防败毒散对急性上呼吸道感染患者外周血T淋巴细胞亚群的影响 [J]. 福建中医药，2014，45（02）：18-19.

[124] 段灵芳. 加减荆防败毒散治疗上呼吸道感染104例[J]. 大理学院学报，2007（S1）：186.

[125] 卢云，黄宁，易远宏. 麻黄汤合荆防败毒散治疗上呼吸道感染风寒表实证临床观察 [J]. 中国中医急症，2006（12）：1325-1326.

[126] 邓翠娟. 探究荆防败毒散加减配合拔罐治疗风寒感冒的临床效果 [J]. 内蒙古中医药，2017，36（14）：42-43.

[127] 吴晖，邵丹，文丹，等. 加减荆防败毒散治疗风寒型外感热病疗效观察及对TNF-α、IL-1β的影响 [J]. 福建中医药，2017，48（03）：11-13.

[128] 崔娜娟. 荆防败毒散加味治疗风寒感冒临床疗效观察 [J]. 光明中医，2017，32（01）：60-62.

[129] 徐亚萍. 荆防败毒散加减治疗风寒感冒的疗效分析 [J]. 中外女性健康研究，2016（06）：177-178.

[130] 刘洪玲，王娜. 荆防败毒散加减配合拔罐治疗风寒感冒 [J]. 吉林中医药，2014，34（02）：140-142.

[131] 李良. 荆防败毒散治疗虚寒型感冒临床观察 [J]. 实用中医药杂志，

2013, 29（04）：255.

［132］容永强，高山山，谢新接. 荆防败毒散治疗老年感冒发热 56 例［J］. 实用中医药杂志，2015，31（01）：21.

［133］谭茂卿. 荆防败毒散治疗虚寒型感冒的临床观察［J］. 广东医学院学报，2003（01）：63-64.

［134］李捷. 荆防败毒散加减治疗外感眩晕 40 例［J］. 湖南中医药导报，1997（04）：65-66.

［135］张魁颌. 中西医结合治疗隐匿性肾小球肾炎 40 例［J］. 中国医药指南，2011，9（12）：131-132.

［136］彭世桥. 中西医结合治疗隐匿性肾小球肾炎 40 例［J］. 河南中医，2007（08）：51-52.

［137］刘耀东，郑明常，孙丽萍，等. 荆防败毒散配合针刺治疗面神经炎 34 例［J］. 河南中医，2008（09）：86.

［138］诃培. 荆防败毒散治疗口腔急性炎症［J］. 实用口腔医学杂志，1997（03）：48.